疼痛病学诊疗手册

癌性疼痛分册

总主编　刘延青

主　编　刘小立　王　昆

人民卫生出版社

图书在版编目（CIP）数据

疼痛病学诊疗手册．癌性疼痛分册/刘小立，王昆主编．—北京：人民卫生出版社，2017

ISBN 978-7-117-25063-4

Ⅰ．①疼…　Ⅱ．①刘…②王…　Ⅲ．①疼痛-诊疗-手册②癌-疼痛-诊疗-手册　Ⅳ．①R441.1-62②R73-62

中国版本图书馆 CIP 数据核字（2017）第 219510 号

| 人卫智网 | www.ipmph.com | 医学教育、学术、考试、健康，购书智慧智能综合服务平台 |
| 人卫官网 | www.pmph.com | 人卫官方资讯发布平台 |

疼痛病学诊疗手册
癌性疼痛分册

主　　编：刘小立　王　昆
出版发行：人民卫生出版社（中继线 010-59780011）
地　　址：北京市朝阳区潘家园南里 19 号
邮　　编：100021
E - mail：pmph @ pmph.com
购书热线：010-59787592　010-59787584　010-65264830
印　　刷：北京盛通印刷股份有限公司
经　　销：新华书店
开　　本：850×1168　1/32　印张：16.5
字　　数：333 千字
版　　次：2017 年 9 月第 1 版　2017 年 9 月第 1 版第 1 次印刷
标准书号：ISBN 978-7-117-25063-4/R·25064
定　　价：60.00 元

打击盗版举报电话：010-59787491　E-mail：WQ @ pmph.com
（凡属印装质量问题请与本社市场营销中心联系退换）

编　委

陈家骅	安徽医科大学第一附属医院
刘　巍	北京大学肿瘤医院
宋丽莉	北京大学肿瘤医院
唐丽丽	北京大学肿瘤医院
吕　岩	第四军医大学西京医院
袁宏杰	第四军医大学西京医院
何睿林	广西医科大学第一附属医院
王国年	哈尔滨医科大学附属肿瘤医院
邹慧超	哈尔滨医科大学附属肿瘤医院
刘小立	河北医科大学第四医院
冯艳平	河南省肿瘤医院
刘　畅	河南省肿瘤医院
刘　芳	吉林大学第一医院
李　婕	江苏省肿瘤医院
金　毅	南京军区总医院
邵月娟	天津医科大学肿瘤医院
王　昆	天津医科大学肿瘤医院
陈　磊	武警天津总队医院
王晓东	武警天津总队医院
李　方	中国人民解放军总医院
汪进良	中国人民解放军总医院
赵　书	中国人民解放军总医院

序

2007 年 7 月 16 日，卫生部以卫医发【2007】227 号文件发布通知：在中国二级以上医疗机构里，增加一级诊疗科目"疼痛科"，代码："27"，诊疗范围为慢性疼痛的诊断治疗。至此结束了"慢性疼痛科科治，科科难诊治"的尴尬历史，同时也开创了我国诊治慢性疼痛病的一级诊疗科目"疼痛科"，使其名正言顺的跻身于一级临床科室之列，开启了卫生部领导赋予的"为民除痛，造福社会"嘱托的新纪元。

目前，从事疼痛病诊疗工作的医生，由于历史原因，其中之多数出身于多学科多领域，虽早已获得从医资质，但多来自不同专业，大多数未经过疼痛科专业培训。所以要真正培养成为疼痛专科医师，我国亟需建立新型二级学科——疼痛病学。因为在新形势下，面对占人群 35% 的慢性疼痛病患者的诊治之需，同时要担当如此之大的社会责任，适时的跟进、积极的创新，不断的学习疼痛病学新理论，新知识，掌握新技术，规范行医等实属必要。也唯如此，才能对充满变数的疼痛病症能得心应手的去为患除痛，完成时代赋予我们的历史使命。由此可见，建立疼痛病学是现代医学发展之必然要求，也是培养疼痛专科医师，以诊疗疼痛病患者之必需的学科。尽管在疼痛科建科后，出版了一些有关疼痛病诊疗的专著，适时的指导了临床疼痛工作，也收到了明显的经济和社会效益。但随着疼痛科的不断壮大发展、疼痛科医生队伍的不断扩充、疼痛病诊疗理念的不断更新、疼痛病诊疗技术的不断改进，疼痛病学应用而生。本书正是在这样的背景下，组织了疼痛科一线工作的专家、教授们，着力编写我国第一部疼痛病学诊疗手册，一方面为广大疼痛科医师提供日常工作的案头工具书，另一方面也为我国临床医学增添新的二级学科—疼痛病学奠定理论基础。本书的参编作者多数是国内大型医院疼痛科的一线专家，他们在疼痛科领域都有较深的造诣，分别撰写了各自颇有专长的章节，汇成此丛书，透过字里行间，不难看到他们对疼痛病学事业的不倦追求。

医学是经典的科学，但从来不排斥创新。医学实践的目的之一就是要以最小的代价获得最大的疗效。很多医学上的困惑都是源于实践中需要解决的难题，使有志之士产生解决这些难题的冲动。这种冲动是一种无形的动力，鞭策医生在医学实践中不断探索。多年来一群年轻的疼痛科医生，虽然面临着种种困惑，但却始终保持着一种热情和冲动去解决这些困惑，他们在疼痛病学领域中不停地探索、创新，应该说本丛书涉猎的内容正是这种努力创新的缩影。

编著本书目的是为从事疼痛科工作的医师们和那些关注疼痛病学的相关学科同道们及拟步入疼痛科工作的有志青年们，提供一本内容翔实、简明扼要的手册型读本。以此作为疼痛科医师的案头工具书，更好地服务于广大疼痛病患者。本书力求化繁为简、注重科学实用，参考文献多是近年新作，插图大多是在日常工作中的实例，希望把内容新颖、图文并茂的最新力作奉献给广大读者。在本书即将出版之际，特此致谢为完成本书编写辛勤耕耘，不辞辛苦的广大编著者。同时大力致谢人民卫生出版社给予我们的悉心指导和鼎力支持。

我热切希望本书的出版能加强同行间的学术交流，推动我国疼痛病学的健康发展，最终实现建立我国临床医学二级学科—疼痛病学专业的目标。谨以此序祈盼本书早日与读者见面，愿为我国疼痛病学专业的建设和发展而努力奋斗！

刘延青

首都医科大学附属北京天坛医院

2015 年 9 月 30 日国庆前夕

编委会名单

总 主 编	刘延青	
编 委		
	傅志俭	山东省立医院
	罗 芳	首都医科大学附属北京天坛医院
	刘金锋	哈尔滨医科大学附属第二医院
	陆丽娟	南京大学医学院附属鼓楼医院
	孙永海	中国人民解放军总医院
	陶 蔚	首都医科大学宣武医院
	刘小立	河北医科大学第四医院
	王 昆	天津医科大学肿瘤医院
	金 毅	南京军区南京总医院
	李伟彦	南京军区南京总医院
	程志祥	南京医科大学第二附属医院
	林 建	南京大学医学院附属鼓楼医院
编写秘书	金建慧 王宝凯 范愈燕	

前　言

　　癌痛仍然是癌症患者主要的症状之一，严重影响患者的生活质量，造成家庭和社会的明显负担。随着抗癌治疗的进展，带瘤生存的患者明显增加，患者的生存期明显延长，癌痛也不可避免的成为主要的痛苦之一。自 1986 年 WHO 提出癌痛三阶梯治疗方案以来，近 30 年来癌痛治疗有了明显的进展，尤其是卫生部倡导在全国范围内开展创建癌痛规范化治疗示范病房后，对于癌痛的重视明显提高，癌痛治疗明显改善。目前癌痛治疗仍然需要普及、推广和提高。实际上，规范化癌痛治疗，应用现有的方法和手段，能够使80%的患者疼痛缓解，问题是我们没有规范化治疗和个体化的治疗，使得本应能够缓解的疼痛没有得到缓解。癌痛治疗需要改变观念，以患者为中心，早期筛查，及时评估和诊断，规范化治疗，多模式治疗，减轻痛苦，提高生活质量。

　　本手册以简明扼要的特色，注重临床实际，注重临床应用。较全面地介绍了癌痛的基础知识，癌痛的病因，疼痛机制，临床筛查，诊断，规范化治疗和个体化治疗，副作用防治等内容。适于各个肿瘤相关科室的临床医师，包括肿瘤内科，肿瘤外科，放疗科，介入科，疼痛科，麻醉科等，在临床实践中查阅和参考。

参与本手册编撰的各位作者，包括疼痛基础研究的专家，临床诊疗的专家，肿瘤学专家，他们具有丰富的基础知识和临床经验。撰写过程中，参考了国内外近期的文献，并结合了各位专家的经验。尽管如此，本书仍然会存在一定的问题和不足，衷心期望各位读者提出宝贵的批评与指正，使本书不断完善，最终使得临床患者受益。

刘小立　王　昆

2017 年 9 月

目　录

第一章

总　论

第一节　癌痛治疗的现状与展望

癌性疼痛（癌痛）是肿瘤患者最常见和最痛苦的症状之一，90%的癌症患者在患病期间会发生不同程度的疼痛，其中三分之一会发生中重度疼痛，严重影响患者的精神、心理、躯体功能、社会活动和生活质量。癌痛必须早期筛查，早期治疗和有效的治疗，不应忽视或拖延，事实上癌痛治疗是抗癌治疗的组成部分，癌痛与癌症同属慢性疾病，需要长期和有效的治疗，消除癌痛是肿瘤患者的合理要求和基本权益，控制和消除癌痛同样是我们医护人员的职责。癌痛治疗的重点是普及，推广，提高，普及癌痛诊疗基本知识，推广癌痛的规范化治疗，提高顽固性癌痛的治疗效果。

1986 年世界卫生组织（WHO）提出了癌痛的"三阶梯"治疗方案，为改变癌痛治疗的观念、有效的治疗癌痛奠定了基础。按照"三阶梯"治疗方案，合理地应用现有的药物和治疗方法，可使 80% 左右癌症患者的疼痛得到缓解或控制。但实际治疗情况很不满意，关键问题是现有的治疗药物和方法虽然能够使绝大部分患者的疼痛减轻或缓解，但临床上仍然有相当数量的癌痛患者没有得到应有的诊疗，这里有医护人员的原因，有患者和家属的原因以及医疗体制的原因。缺乏疼痛的相关知识、忽视疼痛治疗、误解疼痛治疗、恐惧阿片类药物、缺乏专业的人员、场所和设备等原因，严重阻碍着癌痛的诊疗，癌痛诊疗的任务仍然很艰巨。癌痛的规范化治疗（good pain management）需要医护人员、患者和家属共同参与，共同制订治疗方案，以便采取综合措施，有效地控制疼痛，防治毒副作用，提高患者的生活质量。

WHO 推广癌痛三阶梯治疗方案以来已 30 年，癌痛治疗已取得了显著的进展。癌痛治疗目前面临着普及规范化治疗和提高治疗效果的问题。普及癌痛治疗的规范化，提高癌痛的疗效，目前仍然是癌痛诊疗的重要内容。这不仅要求研究阿片类药物的剂量滴定及维持方法，研究癌痛的原因、疼痛机制、联合用药的原则及介入治疗的方法；更需要普及和推广癌痛的规范化治疗，为癌痛治疗，尤其是顽固性癌痛治疗提供综合治疗方案和安全有效的方法。卫生部在开展癌痛规范化治疗示范病房活动以来，对癌痛诊疗起到了明显的促进作用，包括对癌痛的重视程度，癌痛的筛查与评估，规范化癌痛治疗，癌痛的管理，患者的教育，药品的供给等。但在不少科室仍然未按照规范化治疗癌痛，突出的表现是知识陈旧，不知道阿片类药物的剂量滴定方法，不首选无创给药途径，而是首选肌内注射，不选择控缓释剂维持镇痛，不能按时、按需给药，而是非个体化给药，忽视药物副作用的防治等。仍然凭"经验或想象"给予"哌替啶"肌内注射，不知道合理的临床用药原则，不知道联合辅助镇痛药物，不知道综合治疗和介入治疗的方法。致使许多能够得到有效治疗的患者，没有得到应有的治疗。

癌痛治疗方法主要包括两大类，药物治疗和微创介入治疗。药物治疗是治疗癌痛的主要方法，其中阿片类药物是治疗癌痛的基石。药物治疗又包括无创给药和微创给药两种方法，无创给药方法为首选，给药途径有口服、经皮肤、经黏膜等，针对癌痛目前有许多治疗指南，包括NCCN成人癌痛临床实践指南、欧洲肿瘤内科学会癌痛诊疗临床实践指南、欧洲姑息治疗学会阿片类药物癌痛治疗指南和中国抗癌协会的癌痛治疗指南等，临床实践也积累了相当多的经验。这些指南具有重要的临床意义，是癌痛诊疗的原则和规范。然而，个体化治疗是提高疗效的重要措施，阿片类药物的剂量滴定可应用即释剂型，也可以应用控缓释剂，皮下和静脉输注也可用于滴定，也有人提出淡化滴定，个体化滴定的概念。滴定出合适的剂量后，应及时换算成控缓释剂维持镇痛。肌内注射一般只用于防治爆发痛，维持镇痛不应当使用肌内注射制剂。控制爆发痛后，应当根据爆发痛的病因进行治疗，及时调整维持剂量，不要等待再次发生爆发痛后，再次应急使用肌内注射剂来解救。根据疼痛机制和病因选择治疗方法和药物多可提高治疗效果，尤其是神经病理性疼痛和内脏疼痛。

微创给药系指经皮下、静脉给药，包括持续

输注和患者自控镇痛（PCA）两种方法，这些给药方法可以维持稳定的血药浓度，持续的镇痛，同时减少了副作用。PCA 不仅用于难治性癌痛的治疗，还可用于癌痛患者的阿片类药物滴定，快速调整剂量，及时和个体化的治疗爆发痛。肌内注射不属于微创给药途径，不符合临床药理学原则，此外出现恶病质的或老年肿瘤晚期患者缺乏肌内注射的部位。

介入治疗的发展为癌痛治疗提供了新的方法和选择，例如神经毁损（包括物理和化学方法），粒子植入、骨成形等。内脏疼痛可阻滞内脏神经如腹腔神经丛，内脏肿瘤累及体壁导致疼痛时应同时阻滞脊神经。原则上，凡是能够经皮肤穿刺到达的神经、神经干、神经节、神经丛均可进行微创介入治疗。

难治性或顽固性癌痛仍然是我们面临的棘手问题，难治性或顽固性癌痛系指按照规范化癌痛治疗镇痛效果欠佳或副作用明显不能耐受的癌痛。针对难治性癌痛的药物治疗，必须个体化选择安全有效的药物和适当的给药途径，一般来说，可更换不同的阿片类药物，或改变给药途径。微创给药是常用的替代途径，改变给药途径可提高镇痛效果，减少副作用，尽管机制不十分清楚，但至少临床药理学的改变，包括药物的生物利用度，首过效应，分布，代谢产物，排泄等，会影响镇痛效果与副作用的平衡。

有些癌痛患者需要多模式镇痛，既要治疗患者躯体的"疼"，同时也要治疗患者心理的"痛"，当然临床上仍然以有效治疗躯体的"疼"

为重点，从末梢神经、脊髓，到大脑，多部位、多作用机制镇痛，无创与有创方法结合，躯体与心理治疗结合。现今药物的发展和方法学的进步，使多模式镇痛成为可能。例如阿片类吗啡、芬太尼、羟考酮、氢吗啡酮与非甾体类布洛芬、氟比洛芬，以及对乙酰氨基酚联合应用，对骨转移性疼痛和炎性疼痛可增加疗效。联合阿片类药物与抗惊厥药加巴喷丁或普瑞巴林用于神经病理性疼痛的治疗。联合抗焦虑、抗抑郁药物治疗患者心理障碍。联合不同的治疗方法包括药物治疗与介入治疗，姑息性抗肿瘤治疗等。有些患者的顽固性癌痛可联合应用大剂量镇静药物和麻醉性药物氯胺酮、右美托咪定等，还可考虑应用持续镇静治疗。

总之，要治疗患有癌痛的患者，而不仅仅是治疗患者的癌痛，癌痛诊疗需要早期筛查，及时和全面的癌痛评估，准确的癌痛的诊断，规范化和多模式癌痛治疗，防治各种治疗带来的副作用和并发症，最终减轻患者的痛苦，提高患者的生活质量。

（刘小立　史学莲）

第二节　癌痛的流行病学

癌症患者虽然有许多症状，但疼痛是患者最惧怕、影响生活质量最明显的症状之一。流行病学资料对于了解肿瘤患者癌痛的患病率、病因、疼痛机制、制定治疗计划、改进治疗效果、提高生活质量具有重要意义。癌痛的流行病学资料因不同医疗机构调查的人群、范围不同，疼痛的评估方法不同，流行病学研究设计，统计学方法不同，加之癌痛的分类及诊断不统一，癌痛的流行病学数据不一致。总体来说，肿瘤患者在整个疾病过程中，疼痛的患病率很高，包括肿瘤早期的疼痛，抗肿瘤治疗期间的疼痛，尤其是肿瘤晚期患者患病率可高达80%以上，肿瘤晚期患者的疼痛大部分为中重度疼痛。

北京地区曾进行一项癌痛调查，包含215例患者，其中男性129例，女性86例，年龄14~88岁。消化道肿瘤最多，其次为肺癌，乳腺癌。215例患者中，初诊时有94（43.7%）例患者伴有疼痛，70%患者有中、重度疼痛，三分之二为持续性疼痛，60%为剧烈疼痛。癌痛明显影响患者的日常生活、情绪、行走能力、社交活动、睡眠以及对生活的兴趣等。而且，有一半的疼痛患者仅应用一般止痛药物，三分之一患者仅在"必要时"应用强阿片类药物。在北京、上海、天津、江西四个地区9家三甲医院的癌痛问卷调查共568例患者，年龄12~93岁，男性54.5%，女性45.5%，93.4%的患者接受过疼痛治疗，其中523例（92.9%）患者的疼痛（多项选择）由于肿瘤进展所致，124例（23.6%）与肿瘤治疗有关，22例（3.9%）由肿瘤并发症引起，34例（6%）由精神因素所致。疼痛分类中内脏疼痛最高282例（49.7%），其次躯体疼痛269例（47.4%），神经病理性疼痛70例（12.3%）。疼痛特点为急性疼痛16例（2.8%），慢性持续性疼痛344例（60.9%），间歇性疼痛105例（18.6%）。使用弱阿片类药物治疗疼痛者53%，强阿片类药物者45.6%，非甾体类药物24.6%。

我国癌症发病率和死亡率呈上升趋势，2014年全国肿瘤登记中心发布的显示，我国每年新发肿瘤病例约为312万例，平均每天8550人患病，每分钟有6人被诊断为癌症，有5人死于癌症。其中，肺癌、胃癌、肝癌成为发病与死亡率最高的癌症，而乳腺癌、结直肠癌、宫颈癌使女性健康受到威胁。我国城市的肿瘤发病率高于农村，而农村死亡率高，与医疗资源、诊治水平差有关。2015年WHO发布的信息显示癌症是全球发病和死亡的主要原因，2012年约有1400万新发癌症病例和820万例癌症相关死亡。预计今后二十年新发病例数将增加约70%。全世界每年逾60%的癌症新病例发生在非洲、亚洲和中美洲及南美洲，这些地区约占全世界癌症死亡数的70%。在未来20年中，估计每年癌症病例将由2012年的1400万上升到2200万。如果按照80%的癌症患者发生疼痛，则患病人数非常可观，癌痛治疗更是任重道远。

癌症疼痛主要表现形式为急性疼痛，慢性疼痛和爆发痛，以持续性疼痛为主。疼痛机制则分为感受伤害性、神经病理性以及混合性疼痛。癌性疼痛综合征可以是急性，也可是慢性。急性疼痛通常是与癌症诊断和治疗有关。诊断时直接损伤神经引起疼痛。化疗、放疗可在治疗的早期，或作为副作用引起急性疼痛。慢性疼痛可以是肿瘤相关的直接损伤或治疗导致的损伤。慢性疼痛多少都有神经病理性疼痛的因素，肿瘤患者的疼痛很多是混合机制，但可以感受伤害性或神经病理性疼痛为主。一项11063例癌症患者疼痛调查显示，其中 6569 例（59.1%）为伤害感受性疼痛，2102 例（19%）为神经病理性疼痛，2227例（20.1%）为混合机制的疼痛，165 例（1.5%）为机制不明或其他原因的疼痛。以此推测肿瘤患者神经病理性疼痛的患病率为 19%~39.1%。另一项 8174 例患者中，有 4049 例患者分析了疼痛机制，其中，为带有神经病理性机制的疼痛患病率为：18.7-21.4%。神经病理性疼痛的病因：有 4 个临床研究，1674 例神经病理性疼痛的患者，其中 1071 例（64%）系肿瘤直接引起，340 例（20.3%）系抗肿瘤治疗所致，59 例（3.5%）与肿瘤相关，170 例（10.2%）与肿瘤无关，34 例（2%）病因不明。75.5%（肿瘤所致），11.4%（治疗所致），4.9%（伴发疾病），2.1%（病因不明）。总之，从 13683 例大样本的调查中表明，20% 的癌痛患者源于神经病理性，如果包括混合性疼痛在内，则有 40% 的患者有神经病理性疼痛。

神经病理性疼痛的诊疗比较困难，而肿瘤患者的神经病理性疼痛呈动态变化，涉及多个病因，很难区别单纯的感受伤害性或神经病理性疼痛。按照等级分类方法，肿瘤患者的神经病理性疼痛可分为确诊（definite），可能（probable，possible）和不可能（unlikely）三个等级。这种等级分类看似不确定，但比较适于肿瘤患者的特点。肿瘤患者的神经病理性疼痛有时首发的病因随着时间已经消失，而疼痛却仍然持续。通常认为可能这是疼痛记忆的原因。随着对神经病理性疼痛的研究深入，认识到神经系统的兴奋性和可塑性非常重要，因而治疗方法主要集中在病理生理学，而非病因学。

（刘小立 陈 丽）

第三节 癌痛的发病机制

癌痛几乎可发生于任何人体组织和器官，临床表现多样，其机制也异常复杂。癌痛具有其独特的机制，包括伤害性感受性疼痛、神经病理性疼痛、炎性疼痛和功能失调性疼痛机制。同一肿瘤患者在疾病的不同阶段，这些机制相互影响、相互转化，难以完全区分。晚期癌痛多表现为混合性疼痛。

一、癌痛的伤害感受性机制

（一）直接由肿瘤引起的疼痛

1. 躯体疼痛　传导痛觉的躯体感觉传导通路由三级神经元组成。一级神经元位于背根神经节和脑神经感觉神经节内，其外周突与伤害性感受器相连，广泛分布于身体表浅或深部的组织，如皮肤、肌肉、骨骼等。当外周伤害性感受器受到伤害性刺激时，产生痛觉信号。痛觉信号经脊神经背根神经节或脑神经节神经元及其中枢突，传递到位于脊髓或脑干的二级感觉神经元，再通过位于丘脑的三级神经元投射到大脑皮层感觉区产生痛觉。肿瘤通过以下各种途径，对组织造成损伤，激活伤害性感受器。

首先，一些良性肿瘤组织，有完整的包膜，通过膨胀性生长，达到一定程度后，对周围组织产生机械压迫，激活周围的机械性伤害感受器。

其次，对于恶性肿瘤，呈浸润性增长，肿瘤

细胞分裂增生，侵入周围组织间隙、淋巴管或血管内。无序增生和高代谢的肿瘤细胞消耗了大量的血供和氧供，造成邻近组织缺血缺氧，形成组织破坏。同时，位于肿瘤组织中央的肿瘤细胞也由于相对缺血缺氧，发生坏死。组织的坏死，细胞的崩解，以及继发的炎症反应，释放 5-羟色胺、缓激肽、前列腺素等疼痛介质，激活并敏化伤害性感受器。

再次，肿瘤细胞表面可表达肿瘤抗原，激活人体细胞免疫。T 淋巴细胞、NK 细胞、巨噬细胞等免疫细胞，释放肿瘤坏死因子等细胞毒性因子，介导肿瘤细胞崩解和凋亡。在这些免疫性炎症反应中，大量疼痛介质释放，激活并敏化伤害性感受器。

此外，有研究表明，肿瘤细胞还可直接损伤周围健康组织，而激活伤害性感受器，产生疼痛。例如一些肿瘤细胞，能够产生酶类物质，溶解血管基底层和结缔组织，使肿瘤细胞便于扩散。在骨癌痛模型中，还发现肿瘤细胞可分泌很多细胞因子，介导骨组织破坏和痛觉的产生（见骨癌痛）。

2. 骨癌痛　肺癌、前列腺癌、乳腺癌、肾癌、甲状腺癌均易发生骨转移。由于有了相对成熟的骨癌痛动物模型，骨癌痛的机制研究相对深入。除了上述机制外，骨癌痛有其独特的机制。包括骨代谢的失衡，骨肿瘤组织及周围组织微环境的改变，以及中枢神经和外周神经系统的改变等。

骨膜、骨皮质、骨髓中均含有 Aβ、Aδ 和 C 纤维，以及一些交感纤维，这构成了骨癌痛伤害感受性机制的解剖学基础。正常人体骨骼，成骨细胞的骨合成与破骨细胞骨溶解处于平衡状态。肿瘤细胞可分泌 RANK 受体配体，作用于破骨细胞及其前体表达的 RANK（Receptor activator of nuclear factor kappa β）受体，从而激活破骨细胞活性，产生骨溶解。大量研究表明，破骨细胞介导的骨溶解，是导致骨癌痛的重要因素。因此临床上，给予双磷酸盐类药物抑制破骨细胞活性，即可一定程度上缓解骨癌痛。此外，骨肿瘤细胞可分泌前列腺素、神经生长因子等疼痛介质，刺激伤害性感受器，产生疼痛。由于炎症反应、破骨细胞骨溶解等因素，肿瘤组织及附近组织微环境发生改变。例如，邻近组织微环境呈酸性，H^+ 激活初级感觉神经元上的酸敏感性离子通道（acid sensing ion channels，ASICs），从而引起痛觉过敏。

（二）内脏痛

内脏痛觉的初级传入神经的神经元位于脊髓胸 7~腰 2 和骶 2~4 后根神经节，以及Ⅶ、Ⅸ、Ⅹ对脑神经节内。其外周突随舌咽、迷走、交感和骶部副交感神经分布于内脏器官，中枢突一部分随舌咽、迷走神经终止于孤束核，另一部分随交感和骶部迷走神经终于脊髓灰质后角。痛觉信号在脑干和脊髓内的神经元中继后，沿脊髓和脑干内的感觉神经通路，经由丘脑，传导到大脑皮层，产生痛觉。

内脏肿瘤疼痛有其自身特点。内脏感觉传入途径比较弥散，一个脏器的痛觉传入纤维可以经过几个脊髓节段传入中枢，而一根脊神经又可包含几个脏器的传入纤维，所以区别于躯体痛觉，内脏痛往往定位不清。例如,胃传入节段包括胸 6~9,与肝、胆、胰、脾、十二指肠等重叠。且内脏痛觉感受器分布较躯体稀疏的多,因此内脏疼痛表现为定位不清的钝痛。

内脏中的痛觉感受器对机械性牵拉、痉挛、缺血和炎症敏感。因此内脏癌痛,更多的是由于肿瘤占位压迫,空腔脏器梗阻或实质性器官包膜牵拉导致的疼痛,以及继发的炎症和功能障碍导致的疼痛。正是上述的生理学原因,大部分肿瘤导致的内脏痛,有其共同特征:早期,未形成空腔脏器梗阻或实质性脏器包膜牵拉时,仅表现为轻度定位不清的钝痛甚至无痛。中晚期,形成梗阻、压迫甚至出现其他并发症时,会表现为剧痛。而且随着肿瘤的增大、疼痛日益剧烈。例如,肝肿瘤生长迅速时,肝包膜受到较大张力,便可出现右上腹剧烈胀痛。子宫癌、卵巢癌压迫和侵犯输尿管也可引起难忍的绞痛。胆囊癌、胰腺癌,造成胆道梗阻,引起剧烈上腹痛。颅内肿瘤造成颅内高压引起的疼痛。

由于内脏痛传导通路与自主神经反应的通路之间存在密切联系,内脏系统的肿瘤疼痛,往往会伴有恶心、呕吐、心血管、呼吸系统以及情绪方面的变化。同时,内脏痛觉信号易与躯体痛觉传入纤维在脊髓层面发生汇聚,故内脏痛经常出现躯体牵涉痛的现象。

(三)肿瘤并发症引起的疼痛

肿瘤,尤其是恶性肿瘤,可发生很多并发症,从而引起疼痛。常见的有,肿瘤导致机体免疫力下降,诱发带状疱疹;肿瘤骨转移,引起病理性骨折;肿瘤侵犯脉管系统,压迫、堵塞或浸润动脉、静脉、淋巴管；肿瘤患者血液高凝状态，引起静脉血栓；一些内分泌系统的肿瘤和肿瘤异位内分泌综合征，可形成人体内环境的紊乱，继而形成疼痛性并发症，如高钙血症所致结石、痛风等。

肿瘤进展过程中，若发生侵犯内脏神经系统，会出现剧烈疼痛、自发痛、爆发痛等表现。最常见的是胰腺癌侵犯腹腔神经丛引起的剧烈腹痛。

（四）肿瘤治疗所致的疼痛

肿瘤治疗所致的疼痛常见的有：①外科手术后疼痛：外科手术以及一些创伤性操作，损伤神经以及术后瘢痕形成微小神经瘤可引起疼痛；术后瘢痕的挛缩牵拉、癌瘤复发牵拉组织都可产生疼痛。②放射治疗后疼痛：放射治疗可使组织发生纤维化，压迫或牵拉神经和疼痛敏感组织而产生疼痛。常见的放射治疗后疼痛综合征有放射性神经丛病和放射性脊髓病、黏膜炎、皮炎、肠炎、肺炎等。③化学治疗后疼痛：肝动脉灌注化疗和腹腔内化疗后引起的弥漫性腹痛；化疗后引起的静脉炎、黏膜炎、肠炎、出血性膀胱炎、多发性神经炎等。④其他一些肿瘤治疗药物也可引起疼痛。例如干扰素引起的急性疼痛，这种疼痛表现为发热、寒战、肌痛、关节痛和头痛。

二、肿瘤疼痛的神经病理性机制

（一）急性神经系统损伤

肿瘤侵犯神经组织：癌细胞通过神经鞘周围淋巴路或沿着神经周围抵抗力较弱的部位浸润，然后再向神经轴索侵入。癌症侵犯神经所引起的疼痛有三个原因：①神经鞘内的神经纤维被浸润绞窄所致；②癌细胞释放某些致痛物质，如5-羟色胺、缓激肽、组胺等作用于周围神经引起疼痛；③营养神经的血管被癌细胞所堵塞，神经纤维处于缺血状态导致疼痛。临床上，肿瘤侵犯神经引起的疼痛，往往非常剧烈、呈锐痛、爆发痛，常向体表神经分布区放射。例如，当癌瘤浸润到臂丛神经或骶神经丛时，疼痛异常剧烈，且向上肢或下肢放射。

此外肿瘤治疗过程中也会引起神经损伤。最常见的是化疗药物引起的化学性神经炎。临床上常见的化疗药物，如顺铂、奥沙利铂、紫杉烷、长春碱类等，能通过损害神经元胞体、轴浆运输系统、神经纤维髓鞘和激活神经胶质细胞而导致化学性神经炎。目前，对化学性神经炎，尚无有效治疗药物。

（二）神经病理性疼痛的外周机制

伤害感受器和脊神经背根神经节的激活和致敏。肿瘤侵犯人体组织，通过如前所述的各种机制，释放大量的疼痛介质，如 K^+、H^+、5-羟色胺、组胺、前列腺素等。此外伤害性感受器本身可释放 SP、钙基因相关肽等致痛物质。这些疼痛介质可激活伤害性感受器，同时可激活沉默伤害性感受器（silent nociceptor），最终表现为痛阈降低和痛觉反应增强（痛觉过敏）和非伤害性刺激引发疼痛（痛觉超敏）。例如，在骨癌痛中，轻轻搬动患者的患肢，即可诱发剧烈爆发痛，即为典型的痛觉超敏。此外，由于长期的伤害性刺激，伤害性感受器可发生可塑性改变，例如，在肿瘤及其附近组织，C 纤维可显著增生，参与了痛觉敏化的形成。

1. 异位放电和自发放电 正常的神经纤维和神经元只有在受到伤害性刺激时才会产生电活动。但由于肿瘤侵犯了神经组织，或局部疼痛介质刺激，神经元兴奋性增高，造成神经损伤区或神经元自发放电，从而产生爆发痛。这种不产生于痛觉感受器的放电，属于异位放电。异位放电和自发放电，是癌痛神经病理性痛的重要机制。

2. 参与外周敏化的受体和通道 在脊神经背根节和其外周突，分布有多种受体和离子通道，接受多种形式的伤害性刺激。肿瘤侵犯组织后，生成大量的疼痛介质，激活 DRG 神经元内的蛋白激酶如 PKA、PKC 等，使局部受体和通道磷酸化而结构改变，或在转录水平进行上调，从而使其敏化。例如，蛋白激酶可磷酸化位于伤害性感受器的瞬时电位阳离子通道 V1（TRPV1），从而使其活性增强。河豚毒素不敏感型钠通道（TTX-R）参与痛觉感觉冲动的发放，而肿瘤组织中的疼痛介质，PGE2，5-HT 和腺苷能增加其表达，提高其活性。持续性的伤害性刺激，使 $\alpha2\delta$ 钙通道表达增加、活性增强，参与了外周敏化。临床上使用的一线神经病理性疼痛治疗药物，如普瑞巴林，就是阻断电压依赖性的钙通道的药物。

（三）神经病理性疼痛的中枢机制

脊髓背角是接受外周感觉传入纤维和下行控制系统的初级整合中枢。由于外周长时间高阈值的痛觉信号传入，脊髓背角神经元、突触传递、脊髓背角抑制性神经环路以及胶质细胞均可发生可塑性改变。

1. 脊髓背角神经元的可塑性改变　DRG 传入纤维末端释放大量的谷氨酸，同时神经损伤还可抑制脊髓内谷氨酸转运体的功能，导致脊髓背角谷氨酸增加，兴奋 NMDA 受体和 AMPA 受体，导致脊髓背角神经元兴奋性增加和对疼痛刺激阈值下降。NMDA 受体的激活，会导致脊髓背角神经元敏化，即神经元向上游传递更高频率和更高强度的痛觉信号。此外，NMDA 受体的激活，还可启动 PKC 介导的细胞内的联级反应，从而产生长期的脊髓背角神经元可塑性变化。

2. 突触可塑性改变　神经系统的突触传递效能，一般是不会变化的。在病理状态下，突触效能发生改变。突触传递效能长时间增强，时间可长达数小时或数周，称之为长时程增强（long-term potentiation，LTP）。而突触效能长时程的减弱，称之为长时程抑制（long-term depression，LTD）。由于长时间的痛觉传入，脊髓痛觉传导通路相关突触的长时程增强，参与了中枢敏化。有研究表明，初级传入纤维与脊髓背角神经元之间的突触传递效能长时程增强，是中枢敏化的主要原因。

3. 胶质细胞的参与和炎症因子的释放　神经损伤后，脊髓内的部分胶质细胞被激活。星形胶质细胞可释放疼痛介质，如前列腺素、兴奋性氨基酸等，小胶质细胞可激活补体系统，生成炎症因子，如 NO，氧自由基等。这些疼痛介质的释放，作用于神经元，从而介导了脊髓的痛觉敏化。

4. 脊髓内源性抑制功能的减弱　脊髓除了存在痛觉的兴奋性传导通路，也存在抑制性通路。两者共同参与维持痛觉的正常传导。神经损伤后脊髓内 GABA 能和甘氨酸能抑制性神经环路功能的降低，是诱发痛觉过敏和痛觉超敏的主要原因。此外，由于脊髓背角抑制性回路功能的减低，可促使来源于 Aβ 纤维的非痛觉传入信号，传入到痛觉通路，从而介导痛觉超敏。

5. 脊髓下行痛觉调制系统的功能改变　痛觉信号传导通路还受到脊髓上位脑中枢的调控。丘脑和扣带回均参与疼痛信号传递的调控。有研究表明，脊髓下行痛觉抑制系统功能的减弱，与神经病理性疼痛的产生有密切关系。

三、癌痛的心理因素

严重疼痛，加上对疾病治疗、转归的失望和无助感，以及肿瘤对患者生活及各项功能的严重损害，肿瘤患者多患有焦虑、抑郁、多疑等心理、精神方面的反应。这些心理因素，又可加重肿瘤疼痛的程度，形成恶性循环。因此，心理治疗，以及抗抑郁等药物治疗也非常重要。

（吕 岩　袁宏杰）

第四节　癌痛的分类

分类是一个来源于希腊语的复合字，含义为排列，以及 nomos（内在规则），是一种科学的系统分类方法。分类的建立，或癌痛等级分类的建立对临床具有重大的意义。一种得到广泛接受的组织分类方法可以提供一种标准系统，对于临床医生和科学家可以共享在流行病学、生理学上研究成果，并且反映出对不同肿瘤治疗的效果。在另一方面，便于收集、分析、讨论科研信息。很明显，涉及癌痛的病因学和病理生理机制变化的信息将影响临床抗肿瘤治疗和基于癌痛机制为基础的治疗方法的选择。然而，由于癌痛是感觉和情绪上的体验，没有大小、形状、或组织来源以及缺乏个体发生学的特点，分类面临着很大的障碍。

目前，临床医生仍依赖于仔细评估症状和体征来分类。本章主要阐述目前几种常用的癌痛分类方法，探讨相关这一领域有价值的临床经验和教训，组织结构相关的问题，以及所面临的在技术资源上的局限性。目前全部的疼痛分类方法都是由国际疼痛学会所提供 1994 年更新的分类方法，疼痛分为 5 个轴线：①疼痛的部位；②涉及的组织和器官；③疼痛的时间类型；④疼痛的强度和持续时间；⑤疼痛的病因。然而，IASP 的疼痛分类方法并没有从形式上区别出肿瘤与良性疾病导致的慢性疼痛，在病因和病理生理资料不能通过 IASP 的分类方法获得。因此癌痛分类的特点不能被充分证明，在这一背景下癌痛可依据其特点进一步依据症状、疗效、及病因分类。本章将讨论目前常用的几种不同的癌痛分类方法，几种癌痛分类表被集中总结在表 1-1，包括病因、病理生理、疼痛部位、疼痛发作特点、疼痛强度等，癌痛的分类可能具有重要的诊断和治疗价值。例如，疼痛机制是选择治疗方法的基础，依据疼痛病因决定给予镇痛药物的顺序，这是治疗癌痛的基本概念。

表 1-1　癌痛不同分类方法图表

病因学分类	肿瘤导致的疼痛
	抗肿瘤治疗导致的疼痛
	衰弱引起的疼痛
	并发疾病
病理生理分类	伤害性疼痛（躯体痛、内脏痛）
	神经病理性痛
	混合性疼痛（上述二种类型同时存在）
	心理性疼痛
按癌痛的部位分类	头颈部痛
	胸壁疼痛
	脊柱性痛
	腹部和盆腔疼痛
	肢体疼痛
按时间特征分类	急性疼痛
	爆发痛
	慢性疼痛
按疼痛的程度分类	轻度
	中度
	重度

一、癌痛的病因分类

癌痛四个主要病因包括：①由肿瘤直接导致的疼痛；②由不同的抗肿瘤治疗引起的疼痛；③与持续虚弱相关的疼痛；④与肿瘤无关的，同时发病的疼痛。在临床上区别导致疼痛的不同原因是十分重要的，其是决定治疗方案的前提要素。

（一）肿瘤相关的疼痛

许多肿瘤相关的疼痛是由肿瘤自身直接造

成的,肿瘤可能扩展到周围的组织或直接压迫到不同器官上的伤害性感受器。肿瘤侵及空腔脏器可能引起肠梗阻造成的内脏痛,当肿瘤在局部侵袭和侵蚀时,可以直接产生组织的破坏。此外,最近的研究证据表明,引起疼痛的递质可直接由肿瘤释放,或者由被肿瘤侵袭或转移的周围组织释放,比如骨转移。值得注意的疼痛物质包括:前列腺素、细胞因子、白介素、P物质、组胺、肿瘤坏死因子、内皮因子,这些致痛因子导致外周神经敏化,痛阈下降。另外肿瘤侵入神经,导致神经的完整性破坏,伤害性冲动反复刺激中枢神经系统,中枢神经发生塑性变化或记忆,这是难治性癌痛的机制之一。如果既有神经压迫或侵入,又有痛性递质释放,将使得疼痛剧烈且治疗困难。

(二)与治疗相关的疼痛

抗肿瘤治疗可以引起不同形式的疼痛,肿瘤患者会因外科手术或介入治疗而经历急性疼痛。当然,也会出现慢性术后疼痛综合征,包括乳房切除术后疼痛综合征、开胸术后疼痛综合征、幻肢痛、外周神经损伤。化疗也可以导致短暂的急性疼痛(例如静脉输注导致的疼痛、腹腔灌注导致的腹痛),或疼痛后遗症,例如黏膜炎、关节痛及头痛。此外,化疗药物包括长春生物碱、顺铂、及紫杉醇,可以诱发末梢神经炎。放射治疗可能损伤软组织或神经元结构,导致黏膜炎、直肠炎、小肠炎、骨坏死、末梢神经病变、神经丛病变。此外,新型抗肿瘤制剂如激素或免疫治疗可能会引起疼痛。治疗相关性疼痛大多数可以在治疗结束后逐步减轻,但是与神经损伤相关的疼痛会逐渐加重，持续不能缓解的疼痛可导致患者出现自杀倾向，应该引起高度重视。

（三）虚弱相关的疼痛

许多肿瘤患者可能在伴随疼痛的条件下，活动能力下降或患有衰弱。例如，接受免疫抑制治疗或患有血液恶性肿瘤的患者，治疗后神经痛的风险增高。恶性肿瘤伴随血栓发生率增加，血栓可以引起疼痛和阻塞部位的肿胀。此外，营养不良患者的痛阈下降，对伤害性感受更加敏感，增加了疼痛的程度。

（四）非恶性并发慢性疼痛

部分肿瘤患者尤其是老年患者常常伴有退行性疾病（例如，退行性关节疾病、糖尿病性神经病），感到相应部位的疼痛，需要及时给与鉴别诊断和治疗，并且告知患者疼痛与肿瘤无关，消除患者的恐惧和不安。

二、癌痛的病理生理分类

癌痛病理生理三种分类方法已经总结于表1-2，包括伤害性疼痛、神经病理性痛以及心理性疼痛。伤害性疼痛来源于内脏或躯体软组织内的伤害性传入通路受到的刺激，包括炎症刺激。神经病理性痛是中枢或外周神经功能障碍或损失所引起的疼痛。心理性疼痛最初是来自心理因素，并且在肿瘤患者中比较少见。正确评估和鉴别癌痛的病理生理类型是选择有效的特异治疗方法的基础。

表 1-2　癌痛病理生理分类的临床特点

伤害性疼痛	躯体痛的特点：尖锐痛、酸痛、跳痛
躯体痛	疼痛通常局限在局部
内脏痛	当空腔脏器障碍时，内脏痛的特点包括咬痛或绞痛
	当肿瘤侵及脏器的被膜时，典型的疼痛被描述为酸痛、锐痛、及跳痛
	疼痛通常是模糊的、难以定位
	内脏痛可以放射到躯体的表面
神经病理性痛	疼痛特点常常被描述为烧灼样痛、刺痛、放电样痛
神经压迫	疼痛常局限在受压的外周神经、神经丛、及神经的支配区域
	放射影像学检查可以发现肿瘤压迫神经
传入神经损伤	痛特点类似于神经压迫性疼痛，本质上可能表现为放散性痛、刺痛
	可能出现感觉迟钝或异常性疼痛
	在疼痛区域伴随传入感觉功能缺失
交感神经相关痛	异常性的浅表样烧灼痛可能伴随着深部的酸痛成分
	伴随症状包括皮肤血管扩张、皮肤温度升高、异常性的出汗、营养变化和异常性疼痛
	标志性的特点是非皮区类型的疼痛
	可以采用交感神经阻滞来证实诊断

（一）伤害性躯体痛

躯体痛源于软组织结构，没有神经病理性改变，也没有内脏器官的损伤，包括骨、肌肉、皮肤和关节，疼痛常常局限在损伤的局部，不适的感觉可以描述为：锐性痛、酸痛、跳痛。躯体痛通常与存在的软组织损伤密切相关，其可以进一步分为深部痛和浅表痛。

（二）伤害性内脏疼痛

内脏痛来源于胸部、腹部和盆腔组织器官，对其确切的机制的了解不如躯体疼痛。内脏痛是典型的定位模糊的钝痛，对疼痛的定位困难，并且疼痛可以反射到躯体表面。恶性肿瘤可以由于空腔脏器功能障碍，或器官表面扩张，或由于实体器官如：肝脏、胰腺等被膜的拉伸，或肠系膜被牵拉（有时会因为肠系膜炎症）而引起疼痛。通常来自腹腔或盆腔的肿瘤可以引起腹膜转移，这是内脏痛一个最为常见的原因，另外，食管癌导致的胸骨后疼痛是一种非常严重的问题，严重的疼痛导致患者抑郁状态，明显降低了患者的生活质量，容易出现自杀倾向。其他常见导致内脏痛的病因还包括：肝脏肿大、腹膜后正中综合征、肠梗阻、尿道梗阻及会阴痛。

（三）神经病理性癌痛

神经病理性癌痛是由神经系统病理性反应所引起，而不是伤害性刺激伤害性感受器激活的结果。这种功能障碍可以发生在中枢神经系统（如大脑、脊髓），也可能涉及外周神经系统（脊神经根、神经丛、末梢神经）。神经病理性疼痛是一种由多种病因产生的特异性现象，在恶性肿瘤发生的部位，神经病理性疼痛一般是由于肿瘤压迫，传入神经损伤，以及交感神经损伤性疼痛所致。有临床研究发现，在癌痛患者中肿瘤压迫时引起神经病理性疼痛是主要原因（79%），其次是神经损伤（16%），交感神经相关的疼痛最少见（5%）。

神经病理性痛与伤害性疼痛在临床上的表现不同，神经病理性痛的特点常常被描述为烧灼样痛、电击样痛、放电样痛、刺痛或放射样痛。也可能伴有运动、感觉及自主神经功能减退。特异性感觉异常，包括感觉迟钝、痛觉过敏、或异常性疼痛可能会存在。神经病理性痛按传统的皮区模式，或依据损伤的神经根或神经丛分布区域来定位。与癌痛相关的三种神经病理性痛的特点在表1-2中给予了描述，这些癌性神经病理性痛在概念上三种不同的分类在临床上常常相类似，因此对区别这种分类是一种挑战。神经病理性痛被认为对阿片药物的效果反应较差，非阿片类辅助药物包括非甾体（或甾体）抗炎药物、抗癫痫药物、抗抑郁药物及抗心律失常药物是神经病理性疼痛的重要的治疗方法。

1. 神经压迫或浸润 肿瘤可以浸润或压迫外周神经系统，其结果导致显著的疼痛和神经功能缺失。肿瘤可能侵入或压迫脊神经根，产生放射性疼痛症状。进而，肿瘤可能延伸到神经系统末梢的部位，包括不同神经丛（如颈丛、臂丛、及腰丛），神经末梢、及脑神经。一些作者认为，肿瘤压迫和侵入神经常常伴有神经周围的炎性反应，最初发生伤害性疼痛。然而，一旦肿瘤压迫或损伤神经系统后，神经病理性痛就一定会发生。术语"伤害性神经痛"和"神经病理性痛"已经被建议用于描述神经病理性癌痛的二种不同类型。

2. 传入神经损伤 肿瘤患者的神经损伤是一种复杂的过程，由多种机制所引起。肿瘤持续的浸润和压迫神经组织，最终损伤神经纤维，引起变性改变和传入神经阻滞。在肿瘤患者，许多非压迫神经引起神经损伤实际上是医源性问题，包括在外科手术中不经意引起的神经损伤，幻肢痛，或治疗引起的神经病理性痛。同时，恶性肿瘤可以侵入中枢神经系统，脊髓压迫、或肿瘤直接转移到大脑或脊髓。

去神经损伤典型的结果包括在损伤的神经末梢、神经丛、或脊神经根支配区内的感觉缺失。神经损伤可以引起外周神经末梢和中枢神经系统的一系列改变，神经损伤后伴随着外周感觉神经系统的改变，在损伤了的神经束和脊神经后根上的离子通路增加，疼痛敏化。

在损伤的神经轴突上存在一个异位的兴奋灶，并且产生膜去极化的的刺激阈值也被降低，从外周激活的伤害性感受器被释放的兴奋性氨基酸（如谷氨酸）和神经递质。兴奋性神经递质引起细胞内的钙增加，随之出现 NMDA 受体的上扬（表达增强）。进而，细胞内增加的钙离子激活了酶反应，引起了基因表达最终导致了脊髓后脚神经兴奋阈值的降低，增加了对伤害性刺激的反应，并且增大了感受区域的范围。

3. 交感神经系统介导的癌痛 肿瘤由于直接或间接侵及交感神经链而导致交感神经系统的疼痛，交感依赖性疼痛可能伴随血管扩张、皮肤温度增高、不正常的出汗、营养改变、异常性疼痛等。与其他类型的神经病理性疼痛相比较，交感神经介导的疼痛感到不适的区域与相关的外周神经支配区和皮区无重叠。更确切的说，交感神经介导的疼痛被认为是依据交感神经血管支配形式，可以通过选择性交感神经阻滞来明确诊断，同时也可用于治疗。

4. 混合性疼痛病理生理分类 一项研究报道31%的患者是复合了伤害性疼痛和神经病理性疼痛，并认为70%晚期癌痛患者同时伴有二种或二种以上的病理生理类型的疼痛。

5. 心理性疼痛 心理性疼痛在除外了躯体病理生理性疼痛后才能做出诊断，虽然心理因素可以增加疼痛和不适的程度，但在肿瘤患者中，单纯心理因素导致的疼痛比例还是很少的。通过病情检查和评估，常常发现患者的疼痛与肿瘤相关。由于癌痛与社会心理相关密切，很多患者由于社会相关因素表达的疼痛程度和问题与医者看到的状态不一致。有时患者将生活、家庭、经济等相关压力导致的内心痛苦以疼痛的方式表达，医务人员应该整体评估患者的疼痛情况，及时疏导，并给予有效的疼痛治疗。

三、癌痛的解剖学分类

癌痛可能会涉及身体实际解剖部位的分类，几位作者已经将源于恶性肿瘤导致的不适部位，依据所涉及的身体结构和组织而分类。癌痛可能来自于头部或颈部、胸壁、腹部或盆腔、椎体结构或四肢等。由于解剖分类不具备癌痛机制的特异性，所以缺少临床使用价值。虽然如此，起源的部位对癌痛也会有明显的影响。而且，某些有创治疗，如体外放疗、神经阻滞、电刺激、及靶向药物输注系统可以更好的应用。

四、癌痛的时间分类

正如前面所提到的，肿瘤患者在不同环境和

情况下都有可能引起急性疼痛，包括诊断或治疗过程（如化疗、放疗）中。急性疼痛可能是单一的新的转移病灶，或一系列与肿瘤相关的并发症所引起的，如病理性骨折。然而，对于肿瘤患者而言，综合评估以确定急性癌痛的来源是必要的。急性癌痛的重要类型是爆发痛，是指在通过定时给药可以控制的基础疼痛的背景下，患者出现突发的不适（疼痛）。癌痛患者有比较高的爆发痛发生率。而且，未能有效控制的爆发痛会伴随着明显的不适和身体功能障碍。疼痛如果持续存在超过 3 个月，可称为慢性疼痛。典型的慢些癌痛是直接由肿瘤造成的，也可由慢性治疗后疼痛综合征包括幻肢痛（乳房切除后痛），放疗后直肠炎或肠炎，慢性化疗后神经末梢炎等造成。肿瘤患者的慢性疼痛常常伴有心理或身体功能障碍。

五、疼痛程度的分类

癌痛的严重程度可反映出肿瘤的大小，组织损伤的程度。癌痛的机制也是重要的决定性因素，骨转移损伤和肿瘤损伤了神经，比源于肿瘤在软组织内生长导致的疼痛程度更为严重。而腹膜后肿物不存在神经压迫和肠道功能障碍，可能会生长的很大才会出现不适的症状。

疼痛程度常常被用来指导镇痛治疗，WHO三阶梯癌痛治疗方案，推荐的使用镇痛药物是基于最初疼痛的程度。实用的量化的疼痛强度评估工具包括视觉模拟法（VAS）、数字评估法、疼痛程度描述法、及脸谱法等。由于患者和医护人员之间的不一致性，癌痛的疼痛程度应该采用患者自己主观的评分方法。癌痛是主观的，常常受到患者病情和所给予治疗效果的影响。因此，必须反复评价和确定疼痛的程度，并作为治疗的基础。

（王 昆）

第五节 癌痛的诊断与评估

癌性疼痛，是癌症患者的主要痛苦之一，约80%的晚期癌症患者有剧烈疼痛，癌痛仍然是严重影响癌症患者生活质量的一个重要问题。虽然WHO提出到2000年达到在全世界范围内"使癌症患者无痛"的目标，目前尚未实现。癌痛不仅使患者本人遭受巨大的痛苦，而且给家庭和社会造成很大的影响。随着肿瘤治疗效果取得进展，延长生命，减轻症状，提高生活质量，是癌痛治疗的目的。

癌痛的诊断与疼痛评估是治疗癌痛的基础，包括癌痛的发生机制，癌痛的性质和特点，癌痛的诊断步骤，癌痛的分布与强度的评估，癌痛综合征，癌痛患者生活质量评分及疗效的评价。

一、全面疼痛评估

（一）肿瘤病史

包括目前的肿瘤治疗状况和既往的化疗、内分泌治疗、生物靶向治疗、外科手术史、放射治疗、介入治疗、放射性核素治疗等。因为癌性疼痛包括癌症、癌症相关病变及癌症治疗所致的疼痛，因此应全面了解肿瘤病史及肿瘤治疗史至关重要。

（二）疼痛病史

1. 疼痛位置

（1）包括疼痛部位及范围、牵涉痛的位置以及疼痛有无放射，并在人体示意图上标明。

（2）疼痛区域的分布可为诊断与治疗提供依据。区别局限性、多发性与普遍性疼痛对选择治疗方法，包括神经阻滞、放射治疗或外科手术，有重要意义。

2. 疼痛强度评分　包括当前疼痛评分，过去 24 小时最严重和最轻的疼痛评分，过去一周最严重的疼痛评分，静息时和活动时的疼痛评分。对于无语言表述能力的患者，应通过多种途径进行疼痛评估，包括面部表情及行为观察、家属或护理员描述、对镇痛药物和非药物治疗反应的评估等。评价癌痛患者的疼痛的强度对决定治疗方案至关重要。镇痛药物、给药途径和用药剂量都需要据此做出选择。

根据患者的主诉、镇痛药服用情况、睡眠状况及某些客观体征，将疼痛分为 4 级三度。

（1）0 级　无痛

（2）1 级（轻度疼痛）　虽有疼痛但可忍受，要求服用镇痛药物，睡眠不受干扰。

（3）2 级（中度疼痛）　疼痛明显，不能忍受，要求服用镇痛药物，睡眠受干扰。

（4）3 级（重度疼痛）　疼痛剧烈，不能忍受，需用镇痛药物治疗，睡眠受到严重干扰，可伴有自主神经功能紊乱现象或被动体位。

3. 疼痛性质评估　癌痛的性质可供诊断肿瘤部位参考。根据患者的主观感受，癌痛的性质大致有：锐痛、钝痛、酸胀痛、持续性痛、间歇性痛、电击样痛、烧灼样痛、穿透样痛、疲劳样痛、烦恼性痛、麻木样痛、痛觉过敏等。

（1）伤害感受性的躯体性疼痛能精确定位，常表现为酸痛、刺痛、搏动样疼痛和压榨性疼痛。

（2）伤害性感受性的内脏性疼痛一般为弥漫性，常表现为痉挛样、绞痛、胀痛、牵拉样、钝痛、游走样痛，肿瘤组织侵及器官被膜或肠系膜及空腔脏器梗阻时疼痛性质变为呈痉挛性或口咬样疼痛。

（3）神经病理性疼痛周围神经主干或其分支受累所形成的神经病变性疼痛常表现为呈烧灼性、针刺样、刀割样、麻刺样、撕裂样、束带样、电击样痛。

4. 疼痛时间因素

（1）疼痛时间：持续性还是间歇性或持续性疼痛间歇性加重。

（2）疼痛发作时间、持续时间、缓解时间、发作频率等因素。

5. 疼痛对生活的影响 包括 6 方面（日常活动、情绪、与他人的关系、睡眠、生活享受）。

6. 疼痛加重与缓解因素

（1）时间、体位、活动或静止、用药等因素；

（2）其他导致疼痛加重的因素：全身不适、失眠、乏力、焦虑、精神孤独、社会隔离、恐惧、愤怒、悲观、抑郁、厌倦等；

（3）其他导致疼痛减轻的因素：睡眠改善、友谊、精神放松；

（4）其他症状缓解、积极主动活动、焦虑

减轻、情绪改善。

7. 疼痛治疗史

（1）目前的疼痛治疗计划：包括药物和非药物治疗手段。如正在用药，应了解镇痛药的种类、剂量、给药途径、用药间隔、治疗效果和相关不良反应等。

（2）既往的疼痛治疗经过：包括药物和非药物治疗手段。了解用药原因、持续时间、镇痛药的种类、剂量、给药途径、用药间隔、治疗效果、相关不良反应和停药原因等。

8. 社会心理因素对疼痛的影响 包括患者的精神压力、家属和其他人员的支持、精神病病史、镇痛药物使用不当或滥用的危险因素以及镇痛不足的危险因素等。

9. 其他与疼痛相关的问题 疼痛对于患者及家属的影响，患者及家属对疼痛和镇痛用药相关知识的了解和看法，社会文化或患者宗教信仰对疼痛的影响，精神上的痛苦，患者对疼痛治疗的目标和期望，包括舒适度和功能需求。

二、疼痛评估要点

癌痛的表现个体间有较大的差异，与肿瘤的种类、发病部位、发展程度、对重要脏器的影响、全身状况、心理素质及经济因素等均有关。

（一）疼痛主诉

相信患者关于疼痛的主诉，并请患者对疼痛的性质和强度进行详细的描述，如：

1. 用视觉模拟评分法（VAS）表示疼痛的强度。

2. 用不同符号或颜色标出疼痛的性质及疼

痛的部位的深浅程度。

3. 请患者对疼痛的强度进行描述，如："轻度疼痛"、"中度疼痛" 或 "重度疼痛"。

4. 对目前的疼痛程度和以前的进行比较，如 "加重" 或 "减轻"。

（二）疼痛病史

详细询问病史，除肿瘤的有关情况外，还应包括疼痛：

1. 疼痛开始和持续的时间。

2. 疼痛的部位。

3. 疼痛对身体活动的限制程度。

4. 疼痛对睡眠的影响程度。

5. 曾经用过哪些止痛药或采用过哪些治疗措施，以及这些药物或治疗措施的疗效如何。

6. 除肿瘤以外的其他疾病。

（三）体格检查

进行详细的体格检查，包括神经系统检查，功能检查对确定导致患者疼痛的原因和选择合适的治疗措施是必要的。

（四）特殊检查

选择有限的特殊检查，对于确定肿瘤的播散范围和疼痛的器质性原因是必不可少的。包括疼痛部位的 X 线片、CT、ECT、B 超、MRI 等。

（五）心理状态的评估

了解患者过去患病情况及目前疾病的发展对其心理的影响；对疾病和治疗的态度；是否存在焦虑和抑郁症状。

（六）社会状态的评估

请患者家属回忆并协助记录癌痛患者的身体和活动情况，说明疼痛是否影响患者的工作、社会活动和日常生活，以及食欲、睡眠、性功能、情绪及与同事、亲属间的关系等。

三、癌痛的分类

癌痛相关疼痛可分为急性与慢性两种。急性疼痛的特点是近期发作，病史短暂，有明确的发生时间，并能确认原因，这种疼痛可伴有或不伴有明显的疼痛行为，如呻吟、痛苦表情或活动受限，以及心情焦虑或全身交感神经功能亢进的体征，包括出汗、血压升高和心动过速。慢性疼痛是指疼痛持续 3 个月或更长时间，超过急性疾患或损伤的一般病程，或合并慢性病变，在数月或数年内间断复发的其他慢性疼痛性疾病。

（一）急性癌痛

可因病情突然变化而产生，也可由于诊断治疗措施所引起。

1. 化学治疗引起的急性疼痛　由抗癌药物引起的疼痛，除注射化学治疗药物时静脉痉挛与化学性静脉炎引起的疼痛外，腹腔内注射化学治疗药物时有些患者诉腹痛，系化学性浆膜炎或感染的缘故。肝动脉输入抗癌药物时常伴有弥漫性腹痛。若不是由于胃溃疡和胆管炎的原因，则停药后疼痛可缓解。减小剂量后再输入便能耐受，提示疼痛与剂量有关。

2. 放射治疗引起的急性疾病　放射治疗疾病区的感染与黏膜溃疡可造成疼痛，例如头颈部照射后的口腔炎和咽炎，胸部与食管照射后的食管炎，盆腔照射后的直肠炎、膀胱尿道炎及阴道溃疡。腹部或盆腔放射治疗可引起 50% 的患者发生急性放射性肠炎，出现痉挛性腹痛、恶心和腹泻等症状，停止治疗后 2～6 个月消失。乳腺癌照射胸壁与邻近的淋巴结后可引发短暂的臂丛损伤，发病率约 1.04%～20%，感觉异常、疼痛与上肢无力是其主要症状，多能自愈。此外，头颈部癌和并发脊髓压迫病变，可出现呈休克样剧痛，沿脊柱向下或向肢体放射疼痛。

3. **免疫治疗引起的急性疼痛**　用大剂量干扰素治疗的患者几乎都会出现发热、寒战、肌痛、关节痛与头痛综合征。用药后很快出现，重复给药后则渐轻。严重程度与剂量有关，应事先给予对乙酰氨基酚可减轻症状。

4. **感染引起的急性疼痛**　癌症患者免疫力低下，淋巴细胞增生性恶性肿瘤及曾接受免疫抑制剂治疗者，易患急性疱疹性神经痛。

5. **硬膜外注药时疼痛**　发生率约 20%，注药时出现后背、盆腔或大腿疼痛，系因注入的药液压迫神经根的缘故，停注后逐渐消失。

（二）癌痛综合征

癌痛综合征是癌症患者疾病发展过程中具有一定特点的各种疼痛症状与体征的暂时性聚合。这种综合征常提示特定的病因、病理、预后与应采取的治疗方案，故癌痛综合征的定义是：在癌症的基础上所出现的剧烈疼痛，而且具有明显体征与特殊并发症的一组相关症状。身体各部位疼痛综合征，绝大多数与癌相关的慢性疼痛系直接由肿瘤所造成，主要是骨骼与神经组织受压的缘故。

1. **骨转移癌痛综合征**　恶性肿瘤晚期产生疼痛的最常见原因之一是癌侵蚀或转移至骨骼，约占癌痛的 85%。骨转移骨痛综合征的原发性癌依次为乳腺癌、支气管癌、前列腺癌、膀胱癌、食管癌、颈部癌及其他癌。癌性骨痛的疼痛性质多为中度至重度胀痛、刺痛、撕裂痛，持续存在或阵发性加剧。癌痛转至骨骼后，分泌前列腺素等物质促使癌周围骨质破坏吸收，致敏神经末梢而产生疼痛。因此，尽管发现骨浸润灶或转移灶尚很小，但临床上已产生剧烈疼痛。癌生长迅速浸润和癌转移的常见部位，可产生相应的头痛、腰腿痛和根性脊神经痛。

2. 盆腔癌痛综合征 盆腔癌痛综合征占11.4%，这种痛多起源于盆腔软组织。而最常见的原发肿瘤为结肠直肠癌，其次为妇科恶性肿瘤，少数来源于腹腔外肿瘤。即使直肠癌已手术切除，患者仍经常主诉直肠涨满痛或烧灼痛、出血或梗阻时疼痛加重，坐位或便秘时疼痛加剧。物理学检查可发现盆腔内包块，甚至有瘘管形成。

3. 癌性肝痛综合征 原发性肝细胞癌患者主诉肝区疼痛者占10%左右，疼痛起始部位是右季肋部，向两侧有时向背部放射，患者时有胀痛窒息感。厌食和消瘦也是常见症状，多数患者肝区有压痛，可伴有黄疸。

4. 癌性肠绞痛综合征 腹腔或盆腔肿瘤压迫或粘连或侵蚀平滑肌、静脉、淋巴道或自主神经或引起肠梗阻时也可发生。通常是脐周围或上腹痛，当局部肠管有较窄或坏死时，相应部位有疼痛。疼痛一般为间歇性，进食可加剧。腹部按压或热敷略有缓解。机械性梗阻时可发生肠鸣音亢进。

5. 癌性胸痛综合征 原发癌多为支气管癌

和乳腺癌。常因为胸壁转移或胸膜侵犯较严重的疼痛多见，有诉肋骨痛和胸膜痛者。胸腔脏器感觉神经来自上四对胸神经，因此，这些脏器的疼痛反应在胸壁的相应神经支配部位。胸部 CT 可以确定癌的部位和大小，但不能确知疼痛部位。

6. 癌性臂丛神经痛综合征 硬脊膜或硬膜外癌侵犯，或椎体破坏，肺尖部肿瘤牵拉臂丛神经以及颈部、锁骨上窝或腋窝淋巴结癌转移等均可造成癌性臂丛神经痛综合征。最常见的原发癌仍为支气管癌和乳腺癌患者。严重者可见臂丛神经支配区的感觉丧失和运动障碍。

7. 脑瘤所致的头痛综合征 原发性脑瘤多见，继发性脑瘤也可发生。脑实质对疼痛并不敏感，头痛可能来源于颅内血管扭曲或脑膜受压以及颅内压升高。多数为全头痛，少数为局部性头痛，部分为间歇性头痛。

8. 颅底转移癌症疼痛综合征 颅底是指鼻以下咽以上的区域。鼻咽癌患者容易出现颅底转移。脑神经穿出颅底的癌症疼痛综合征；感觉障碍，感觉迟钝或疼痛；单个或多个脑神经功能障碍；颅底 MRI、CT 对诊断有帮助。

9. 颈髓或腰髓压迫癌痛综合征 颈髓或腰髓压迫的常导致根性病变的疼痛，通常有单侧或双侧的。伴有硬脊膜外扩散时，患者平卧时疼痛加剧。当伴有周围神经受压时，休息常能减轻疼痛的强度（夜间不被疼痛困扰）。几乎所有患胸髓压迫症的患者都有伸性足趾反射。

10. 脑脊膜癌痛综合征 是癌细胞转移扩散到脑脊液所引起的，转移灶出现在脑膜和脊膜上。可伴有中枢神经系统受累。大多数患者早期出现症状和体征。早期脑脊液细胞学检查，半数病例可做出诊断，而晚期则阳性率超过 90%。头痛和背痛是最常见的起始症状，且可伴有脑膜刺激的症状和体征（即恶心、呕吐、畏光和颈强直）。

（李 婕）

第二章

药 物 治 疗

第一节　癌痛治疗的一般原则

疼痛是最常见的肿瘤相关症状之一。癌痛或癌症相关性疼痛与非恶性肿瘤相关性疼痛对患者生理和心理的影响均有所不同。一项 meta 分析结果显示，59%的患者在肿瘤治疗过程中会出现疼痛症状，而在晚期肿瘤患者中这一比例达 64%，在根治性治疗患者中约占 33%。而且，疼痛是患者最恐惧的症状之一。如果疼痛得不到缓解，将令患者感到不适，并极大地影响他们的活动能力、与家人和朋友的交往，以及整体生活质量。众多的证据显示肿瘤患者的生存与疼痛症状的控制相关。

令人遗憾的是癌痛控制明显不足，回顾性研究发现，大约有 1/3 的患者疼痛控制不足，在偏远地区，由于不能获得足够的药物，疼痛未能获得缓解的比例会更高些。不能足量用药的原因主要包括：①癌痛的评估不足；②医生管理癌痛的知识不足，没有获得足够的癌痛治疗相关教育；③患者不愿意主诉疼痛（担心抱怨疼痛影响抗肿瘤治疗、不愿意家属担忧、英雄主义）；④医护人员、患者或家属担心成瘾或副作用；⑤费用、阿片类药物管制过严、基层医院不能获得相关药物；⑥没有给予患者和家属相关癌痛管理的教育，患者不会报告疼痛和不能严格按照医生处方用药。改善这种局面的方法是给予系统全面的专业培训，尤其接触癌痛患者的临床医生必须接受专科基本培训。癌痛治疗需要一个团队，除专科医生外，还需要一支经过癌痛管理培训的护理团队，在癌痛患者入院时，责任护士应该给予入院患者疼痛筛查，如果有疼痛，进一步给予疼痛的评估。教育患者学会报告疼痛，理解疼痛评分的方法，正确面对癌痛。

在癌痛没能有效缓解的患者中，疼痛控制困难与癌痛机制相关。例如，癌性神经病理性疼痛、肿瘤导致的肌肉痉挛性疼痛、骨结构破坏导致的事件性暴发痛、伴有暴发痛的内脏痛、肠梗阻痉挛疼痛等均对阿片类镇痛药物不敏感，单用阿片类镇痛药物效果不佳。有些疼痛与人体的生理功能相关，镇痛药物不能改善人体的功能，这些均需要联合介入治疗。使用介入治疗的目的不是用来替代药物治疗，而为了改善镇痛效果，减少因药物增加剂量或种类所引起难以耐受副作用的风险。有效的介入治疗可以减少镇痛药物的剂量，减轻副作用，改善了人体的生理功能，提升了患者的生活质量。因此，在评估癌痛的过程中，明确疼痛机制非常重要，对选择疼痛治疗方案起着决定性的作用。

在临床上，难治性癌症疼痛是治疗的难点和重点，也是医生面临的挑战和责任，也是病人和家属对我们医务的最基本的要求。导致难治性癌症疼痛的原因很多，其中主要的原因包括：①疼痛的病因难以去除，如晚期肿瘤已扩散，肿瘤难以消除或控制。②与疼痛的病理分型有关，如神经病性疼痛，一般肿瘤侵犯神经丛或神经干，或与交感神经相关的疼痛均较难以治疗。③病人的痛阈下降，感觉倒错等。④疼痛对阿片类药物不反应或部分反应。⑤疼痛与肿瘤危象有关，如病理性骨折、肠梗阻等。⑥肿瘤导致的部分疼痛综合症，如臂丛神经综合症、颅底转移癌症疼痛综合征、盆腔癌症疼痛综合征等。⑦严重的疲劳和衰弱。根据致痛原因的不同而治疗方法的选择也随之不同，基本的原则是最大限度的缓解疼痛，对病人的伤害最小，可以提高病人的生活质量，不会给病人带来新的痛苦或不便。

一、癌症疼痛治疗的基本流程

癌症患者伴有疼痛就诊时，接诊医生应首先考虑的是肿瘤对疼痛的影响。区别癌症疼痛的原因是有效控制疼痛的第一步，也是制定治疗方案的重要参考因素之一。疼痛的程度、性质、部位、影响因素、范围等均必须了解，这有助于确定疼痛的病理类型，神经源性痛与内脏痛的治疗方法和效果会有明显的不同。以往的疼痛治疗的结果是重要的参考因素之一。在初步确定治疗方案后，对疼痛治疗效果的再评价是非常重要的步骤，只有反复评价才能得到适合病人的药物和药物剂量，对副作用的评价，可以及时治疗影响病人生活质量的症状，增加病人用药的顺应性。对难治性癌症疼痛应有明确的估计，根据导致顽固性癌症疼痛的原因，有目的选择辅助治疗或非药物治疗，在提高镇痛效果的同时，将对病人的伤害降到最低。下面将癌症疼痛治疗的基本流程列图 2-1 如下：

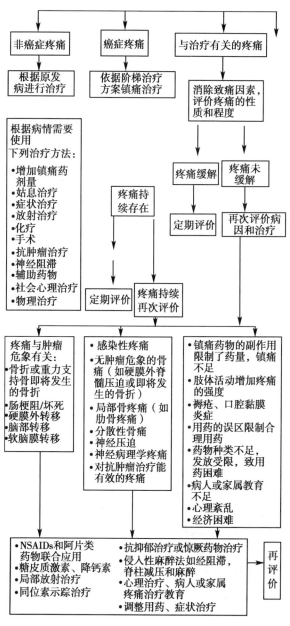

图 2-1 癌症疼痛治疗的流程

二、镇痛药物的合理使用

（一）阿片类镇痛药物

阿片类镇痛药物是癌痛治疗必不可少的基本药物，自 20 世纪 70 年代后，没有新的阿片类药物供临床应用，而是药物的剂型有新的改进。对于癌痛治疗而言，控缓释制剂的出现提升了镇痛效果。控缓释制剂是通过制剂技术使药物缓慢释放，维持相对平稳的血药浓度。如果定时给药可以满足维持在有效血药浓度以上，患者可以享受无痛的生活。控缓释剂可以有效镇痛持续 12-72 小时，具有满足患者足够的睡眠，减少或推迟患者药物耐受，规范给药可以避免药物成瘾。因此，控缓释剂应该是癌痛治疗的基础药物。近年来国内学者建议在轻、中度癌痛患者中，可以应用强阿片类药物的控缓释制剂。并且可以采用小剂量的控缓释剂给予药物滴定。临床与基础研究发现，癌痛需要及早有效治疗。持续未能缓解的癌痛，随着持续时间的延长，外周和中枢神经系统发生一系列的变化，包括外周和中枢神经系统的敏化。临床表现为疼痛加重，阿片类药物效果下降，需要快速增加镇痛药物的剂量，药物不良反应难以耐受。早期使用强阿片类控缓释剂能有效控制癌痛，稳定的血药浓度有效镇痛维持时间长，药物增加缓慢，不良反应容易耐受，推迟或减少了药物耐受以及外周和中枢敏化，增强了镇痛的效能。所以癌痛治疗应该强调早期使用控缓释制剂的强阿片类镇痛药物，在达到有效控制疼痛的同时，不良反应较低，达到镇痛和副作用的平衡。

（二）辅助药物的临床应用

辅助药物的概念指的是与阿片类药物联合应用的药物，它可以是治疗阿片类药物副作用或辅助增加阿片类药物疗效的药物。对于那些对阿片类药物部分反应的患者，增加辅助用药可能带来更多的好处。

1. 神经病理性疼痛　神经病理性疼痛作为一种难治性癌痛是目前研究的热点之一。IASP（international association for the study of pain，国际疼痛研究学会）把神经病理性疼痛定义为"由神经系统原发性损害或功能障碍引起或导致的疼痛"。美国纪念斯隆—凯特琳癌症中心（Memorial Sloan Kettering Cancer Center）研究认为15%~20%的乳腺癌患者会遭受臂丛神经疼痛的困扰，其中30%-40%的患者是由于肿瘤直接侵袭或转移造成的臂丛神经压迫。在肿瘤医院中78%的住院患者及62%的门诊患者的疼痛是由于肿瘤侵袭压迫造成的，经过积极化疗、放疗、手术后仍有19%住院患者及25%门诊患者存在严重的神经病理性疼痛。对于这些由于肿瘤压迫造成的且不能手术、放化疗治疗后效果差的治疗是癌性神经病理性疼痛研究中的难题。

肿瘤患者的神经病理性疼痛包括肿瘤相关和抗肿瘤治疗相关的疼痛问题，另外肿瘤患者由于免疫功能低下的因素，发生带状疱疹的几率较高，而带状疱疹后神经痛也是困扰肿瘤患者的神经病理性疼痛因素之一。由于导致神经病理性疼痛的病因不同，神经损伤方式不同，疼痛感受和治疗效果也因此不同。肿瘤导致的神经病理性疼痛一般分为肿瘤压迫、肿瘤侵入神经（破坏了神经完整性），肿瘤释放痛性递质刺激神经、联合因素-既压迫（或侵入）又有痛性递质刺激。从病理机制分析，破坏了神经完整性的疼痛是最为剧烈而且治疗困难，胰腺癌具有嗜神经性，导致的剧烈疼痛和不适难以单一药物获得有效缓解。神经被束缚后的压迫也是剧烈疼痛的因素，例如椎间孔处的神经根压迫、瘢痕组织内的神经压迫等。痛性递质具有降低痛阈，神经敏化的效能，同时合并神经压迫或侵入，往往疼痛剧烈治疗困难，形成难治性疼痛。因此，神经病理性疼痛的治疗因肿瘤对神经影响方式不同而效果各异。

神经病理性疼痛的治疗以联合抗惊厥药物为主。目前越来越多的研究认为神经痛患者对阿片类药物存在拒抗现象，而像其他非甾体类药物及弱阿片类药物治疗的效果也不是很明显。最近证据显示加巴喷丁或普瑞巴林作为一种新型抗惊厥药物，除治疗带状疱疹神经源性痛及糖尿病神经病变有效外，对癌性神经病理性疼痛也有很好的疗效。神经系统的钙通道电压门是加巴喷丁和普瑞巴林作用的靶点。一般是安全可靠的，副作用少，主要副作用包括头晕、嗜睡、腹泻，共济失调。

此外，FDA 已经批准文拉法辛和度洛西丁治疗带状疱疹神经病理性疼痛及糖尿病末梢神经病理性疼痛的适应症。有临床研究使用文拉法辛或度洛西丁治疗癌性神经病理性疼痛也获得较好的效果，对于难治性癌性神经病理性疼痛可以考虑多药物联合，阿片类镇痛药物、非甾体抗炎镇痛药物、抗惊厥类药物、抗抑郁药物。一般原则是逐一增加联合药物种类，注意平衡好镇痛效果与不良反应之间的平衡。

2. 内脏痛　内脏痛目前没有比较精准的定义，一般认为肿瘤侵及内脏器官引起的疼痛问题，肿瘤侵犯交感神经或副交感神经也会表现出内脏痛的特点，应该也属于内脏痛。内脏器官由于缺血、阻塞、炎症、扩张及牵拉等刺激产生疼痛，一般会引起伴随症状，例如恶心、发热、不适、大汗和疼痛，内脏痛可能传达了生命正面临死亡威胁的信息。内脏痛可以表现为急性、慢性、反复发作性等多种形式，大多数的肿瘤逐渐扩展，疼痛程度加重，范围增加，疼痛性质多变。临床特点包括疼痛部位多变、难以精确定位，往往伴有难以用语言描述的不适，持续的疼痛可以出现牵涉痛，持续不能缓解的内脏痛可以导致患者的情绪障碍，包括焦虑、恐惧、濒死感、严重的抑郁及自杀倾向。伴有消化道功能障碍的内脏痛是临床治疗的难点，也是难治性癌痛的主要问题之一。

内脏痛治疗的联合方案已经获得多项临床指南支持，联合方案包括阿片类药物和抗抑郁药物。在抗抑郁药物中，三环类药物由于作用机制复杂被推荐为首选药物。其中阿米替林被纳入欧洲姑息协会推荐的姑息治疗基本药物目录中。米氮平由于具有辅助缓解内脏痛、改善患者的情绪、改善食欲、改善睡眠被国内外专家推荐用于内脏痛。对合并有明显的神经病理性疼痛的患者，可以考虑采用文拉法新、度洛西丁。特异性抗 5-羟色胺药物，有依据认为没有镇痛作用，但可以改善睡眠。目前没有国际专业机构推出的指南提出使用抗抑郁药物治疗内脏痛的方案和流程。综合镇痛效果、镇痛机制、费用等因素，我们推荐顺序为阿米替林、米氮平、文拉法新或度洛西丁。

3. 炎性疼痛 严格意义讲，所有癌性相关的疼痛都是炎性疼痛，即肿瘤相关疼痛均与炎症相关。肿瘤代谢的特点是在有氧条件下糖酵解（Wanburg 效应），产生丙酮酸、乙酸等酸性物质，导致肿瘤周围处于酸性环境下，同时肿瘤释放的肿瘤坏死因子、包括前列腺素表达增高，炎性是促进肿瘤增殖的重要因素，也是疼痛敏化、痛阈下降的因素。抗炎药物是改善镇痛效果的有效辅助药物。抗炎解热镇痛药物是药物镇痛方案中经常使用的药物，但是如何合理应用，使用持续时间和注意避免相关的不良反应是临床应用的难题。

三、微创介入治疗

癌症疼痛治疗指南强调了系统性阿片类药物治疗的主要作用，70% ~ 90% 的患者通过它取得了充分的缓解。但临床上确实存在采用规范的全身联合应用镇痛药物不能有效缓解疼痛情况，需要微创介入技术治疗疼痛，当然这一观点存在不同学科间的争论。近来的临床资料支持早期甚至预先采用诊断性或治疗性神经阻滞或椎管内神经鞘内输注阿片类镇痛药物可以解决患者的长期的、难以缓解的、及采用全身镇痛药物经过滴定无效的疼痛问题。

传统的观念可能是导致介入治疗技术在癌痛治疗中使用不足。有时传统的全身镇痛药物与微创介入技术治疗癌痛相比较，后者对患者的镇痛效果更有价值。首先通过单一的治疗方法可以使患者获得几个月以上的疼痛缓解，这对于疾病逐渐进展、持续存在疼痛的（同时伴随削弱）和接近终末期的患者是非常重要的。即使微创介入技术未能将疼痛完全缓解，部分缓解的疼痛可以有效的减少阿片类药物的剂量，可以在减少阿片类药的同时增强阿片类和非阿片类镇痛药物的效果。这些药物是逐步减少的，同时药物带来的副作用也会逐渐减小，也降低了药物费用的支出。

需要强调的是，当治愈是不可能时，必须最大限度的使用姑息治疗，在这种治疗中，联合或配合疼痛微创介入治疗可以为姑息治疗提供更好的机会和途径。还可以同时配合其他的姑息治疗技术改善患者的生存质量。

疼痛介入治疗起源于神经阻滞和区域麻醉，新的药物、设备、介入技术和影像学革命性的进步使介入技术在疼痛治疗中有了更为广泛的应用。癌痛由于是肿瘤扩展和转移的结果，单纯神经毁损可能会导致身体功能损伤和镇痛效果不满意的结果。针对导致疼痛的肿瘤病灶治疗是癌痛介入治疗的新进展。癌痛的介入治疗技术的临床应用最早来源于镇痛药物效果不佳、镇痛药物不良反应难以耐受、疼痛有明确的局限性神经分布表现、经诊断性神经阻滞术有效、患者的情况一般较差不能耐受抗肿瘤治疗的前提下。

疼痛介入治疗方法用于进展期的癌痛患者的决定因素包括：①药物治疗不能达到恰当的疼痛缓解（或不良反应难以耐受）；②疼痛部位局限，微创介入治疗可以获益；③疼痛伴有功能障碍，微创介入治疗可以在缓解疼痛的同时改善生理功能；④微创介入治疗不会给患者带来功能损伤；⑤患者身体整体评估可以耐受手术；⑥预期生存时间超过 3 个月。许多局限性的、剧烈疼痛的、疼痛相关生理功能紊乱的患者，在治疗风险与收益比处于最佳状态时，微创介入治疗可以在采用药物治疗前使用。微创介入疼痛治疗不会替代目前广泛使用的其他控制疼痛方法。但其可以提高疼痛缓解效果、减轻全身用药导致的不适症状及其他副作用。疼痛微创介入治疗专家必须明确治疗可以获得可预知的受益结果，确定没有手术禁忌证（如白细胞过低、血液动力学不稳定等），治疗后的随访是基本原则。

需要指出的是使用微创介入治疗的专科医生应该经过严格培训，具有熟练掌握全身镇痛药物的能力，充分了解所采用的微创介入技术的获益和损伤结果。术前给予患者身体状况的整体评估，没有明确的手术禁忌证，患者能够耐受微创介入治疗过程。患者和家属充分了解治疗的结果，并能配合手术。一般观点认为，临床上目前没有因微创介入治疗促进患者肿瘤的扩散和发展的可靠证据。

（一）脊柱鞘内输注给药

自 20 世纪 70 年代以来，人们在中枢神经系统中发现了阿片受体。随后不久，很多研究表明，将吗啡输注到脊柱阿片受体附近的脑脊髓液中时，其所产生的镇痛作用比进行全身给药时的剂量更低、不良反应更少或更轻。1979 年 Wang 及其研究小组报道，通过用 $0.5 \sim 1 \text{mg}$ 剂量的吗啡治疗恶性肿瘤相关性疼痛可获得 $8 \sim 30$ 小时的良好止痛效果。Yaksh 证明脊柱内注入阿片类药物缓解疼痛的生理基础在于药物对脊髓内抑制机制的调节作用。此后，鞘内阿片输注已成为对传统疼痛治疗无反应，或是由于副作用导致不能忍受全身阿片药物治疗的患者，对于神经源性癌痛同样有效，但需要吗啡的剂量更大些。有些镇痛效果欠佳的难治性癌痛可以考虑采用齐考诺肽，一种钙通道阻滞剂，已经通过美国食品药品监督管理局（FDA）认可的用于疼痛治疗的鞘内输注药物。对于长期用药吗啡耐受的患者可以使用局部麻醉药物轮换。meta 分析证明在家中使用输注系统，外周置管给药装置的严重并发症的发生率是较低的，对于生存期较短的癌痛患者，在家使用外周置管镇痛技术是一种有效而费用较低的方法。

鞘内输注吗啡可以缓解伤害性疼痛和神经病理性疼痛，有学者研究发现鞘内输注吗啡缓解癌痛的效果具有安全，有效，副作用小等特点，其控制伤害性疼痛的有效率为 77.8%，神经病理性疼痛为 61.1%。维持时间伤害性疼痛平均 5 个月，而神经病理性疼痛为 2.5 个月。从临床观察资料分析，作者认为，鞘内输注吗啡可以有效缓解癌痛，但伤害性疼痛的效果好于神经病理性疼痛。

（二）经皮椎体成型术

骨转移导致的癌痛骨痛是难治性癌痛的主要原因之一，也是事件性爆发痛的病因之一。在脊椎骨转移中，由于溶骨性破坏椎体及附件，导致椎体不稳定，变形及疼痛。骨转移疼痛一般包括三种表现：持续性的局部疼痛（肿瘤压迫、刺激骨膜）、神经根性痛（骨破坏压迫神经根）、及中轴性疼痛（一般是由于椎体压缩骨折所致），导致人体肢体功能障碍。在骨转移的治疗中，骨结构的稳定性、疼痛缓解及改善功能是治疗的重点，许多患者的疼痛是由于骨破坏导致的神经损伤所致的神经病理性疼痛，因此许多患者对阿片类药物治疗缺乏反应这也是骨转移癌痛需要多学科技术的原因。

经皮椎体成型术是使用骨水泥注射到椎体内，治疗椎体转移、骨折疼痛的主要方法，包括椎体后凸成型术，使用气囊将压缩骨折的椎体撑起，恢复正常的椎体高度和形状，然后给予骨水泥注射。这些治疗可以在门诊实施（短时间留观），通常在麻醉监测和镇静状态下实施手术。其镇痛作用机制尚不完全清楚，推测是由于椎体稳定后产生了镇痛效果。手术的指征包括椎体血管瘤和椎体转移瘤导致椎体压缩骨折引起的疼痛。在术后 1 个月有 68%~86% 的患者疼痛会明显缓解，术后 6 个月这一比例为 73%~92%，并且患者的生活质量有明显的改善。这种治疗方法还可以联合肿瘤消融术，或配合椎体的放射治疗。但椎体转移骨折导致脊髓压迫的患者，一般需要及时的脊柱外科手术治疗。但也有研究者采用经皮椎体成形术，在一项骨转移椎体破坏压迫脊髓并伴有疼痛的 51 例肿瘤患者临床研究中，经皮椎体成型后，疼痛缓解在术后第一天 94%，一个月 86%，术后一年 92%。没有出现脊髓压迫加重导致截瘫的严重副作用。作者认为明显改善了患者的生活质量。

（三）肿瘤射频消融

RFA 是一种肿瘤热疗方法，其基本原理是利用热能损毁肿瘤组织，由电极发出射频波使其周围组织中的离子和极性大分子振荡撞击摩擦发热，将肿瘤区加热至有效治疗温度范围并维持一定时间以杀灭肿瘤细胞。同时，射频热效应能使周围组织的血管凝固，形成一个反应带，使之不能向肿瘤供血而防止肿瘤转移。另外，由于射频的热效应可增强机体的免疫力，从而抑制肿瘤生长。

射频消融技术按治疗目的分为二种：以神经为靶点的射频消融系统（具有神经刺激和阻抗测试功能，毁损范围较小，具有脉冲射频-干扰神经功能）；及以肿瘤病灶为靶点的射频消融系统（具有温度监控系统，可以根据肿瘤大小调整毁损范围）。前者是疼痛科特有设备在此不做过多描述，后者是近年来逐渐在癌痛治疗中推广使用的方法，在此简单阐述。

有多项研究表明，影像引导下经皮射频消融治疗骨转移癌痛、软组织癌痛及癌性神经痛（如肋间神经痛）具有明显的减轻疼痛的效果，而其安全、有效、持久及并发症少。尤其在不能接受放疗和化疗的患者提供了一种姑息治疗手段。射频消融最早用于肝脏肿瘤的治疗，随后扩展到肾上腺、肺癌、软组织肿瘤及骨转移等。尤其是骨转移癌痛，射频结合骨水泥注射治疗骨破坏或病理性骨折导致的癌痛取得了令人满意的疗效，在缓解疼痛的同时改善了患者的生活质量，为骨转移癌痛的治疗提供了一种非常有价值的治疗方案。此外，对于胸壁转移导致的癌痛，通过 CT 引导技术，将射频针穿刺肿瘤内消融，在损毁瘤体的同时，阻断了肋间神经的传导，达到持久疼痛缓解的效果。

软组织肿瘤导致的疼痛在常规全身药物治疗无效或效果欠佳的情况下，射频技术提供一种可以选择的治疗方案。疼痛缓解在射频消融治疗后一周后最明显，术后第一天由于穿刺处疼痛，影响了镇痛结果。研究发现治疗是安全的，可以减轻肿瘤局部的疼痛，但维持时间较治疗骨转移癌痛短，而并发症低。

（四）神经外科毁损技术

在一些难治性癌痛患者中，神经外科毁损技术可以应用。常用的手术包括前外侧脊髓切断术用来治疗躯体单侧性疼痛；脊髓背正中线切断术用于盆腔疼痛，脊神经根切断术或脊髓后脚神经根入口区域损毁术用于治疗神经丛痛，垂体毁损术用于骨痛。许多疼痛中心认为脊髓相关通路切断术，在治疗难治性癌痛中具有临床价值，但要求具有神经功能外科技术。其他的主要技术还包括脑皮质或脊髓神经刺激术。

（五）介入神经毁损技术

自 20 世纪早期就已经采用化学方法毁损神经来帮助镇痛，随着新的镇痛药物和无创技术的进展，神经毁损技术的使用明显的减少。然而，这些技术仍然在一些特殊癌痛患者中使用，例如未能充分镇痛、或阿片副作用严重。如果适应症选择合理的前提下，使用介入技术例如硬膜外或鞘内神经毁损可以获得有效的镇痛，并且副作用小。神经毁损术常对晚期癌肿瘤、衰弱及难治性癌痛患者有非常大的帮助。临床上一般先行诊断性神经阻滞来确定治疗的效果。不幸的是通过神经毁损术获得的疼痛缓解患者总数低于使用局麻药实施的神经阻滞术。

外周神经毁损术包括面部、颈部、胸部、腰部、及骶神经，需要注意的是在对于混合神经，在毁损感觉神经的同时会导致运动神经功能障碍。因此颈、腰、骶神经（丛）毁损应持谨慎态度，避免运动功能障碍。肋间神经毁损能够出现短时段的疼痛缓解，在一项 25 例患者的临床观察中，可以获得 3 周的疼痛控制，并且有 1/3 的患者直至临终未再出现严重的疼痛问题。这些作者发现，在通过诊断性阻滞获得良好镇痛的患者，随后采用 10% 酚溶液注射可以获得相似的镇痛效果和更长的镇痛时间。

蛛网膜下腔或硬膜外神经松解术用于膀胱和肠道引起的难治性癌痛是一种妥协的方法。Slatkin 和 Rhiner 报道了 4 例采用鞍麻穿刺方法，在蛛网膜下腔内注射了 0.6 ~ 1ml 的 6% 酚溶液，控制非常严重的盆腔难治性癌痛，获得了良好的镇痛效果[26]。蛛网膜下腔松解术可以用于颈、胸、腰部。应注意该技术有导致脊髓前根受损的可能，需要有严格掌握适应症，对于躯体痛镇痛效果好于内脏痛。

（六）交感神经化学松解术治疗癌痛

肿瘤的扩展、压迫、侵入、或膨胀内脏器官和结构能够导致难以描述的不适和局限性疼痛。患者常常描述内脏疼痛是模糊的、深部的、压榨样的、痉挛性的及疝气样胀痛。其他体征和症状还包括牵涉痛（即当膈肌被肿瘤侵及时感觉到肩部疼痛）和恶心呕吐。临床最常使用的三种神经阻滞技术治疗内脏痛，包括：颈、胸交感神经阻滞术（用于颈部、胸内脏痛），腹腔神经丛阻滞术（上腹内脏痛），上腹下神经丛阻滞术（盆腔内脏痛），及奇神经节阻滞术（会阴痛）。

几项研究已经表明了神经阻滞在降低患者疼痛程度和阿片类药物用量的价值，然而，与神经阻滞技术相关的知识会影响疗效和风险的比例，并且也与治疗的副作用相关。交感神经松解术已经展示出能够到达安全有效的缓解内脏痛，并且在具备良好设备和专科医生的前提下，该技术是辅助口服药物治疗内脏痛的有效方法。遗憾的是内脏痛介入技术未能在临床充分应用，导致许多患者镇痛不足，尤其是严重的不适未能有效的缓解，明显降低了患者的生活质量。

小　结

相对 WHO 机械的阿片治疗癌痛方法，许多专家提倡依据患者癌痛机制优选治疗方法。传统的癌痛治疗原则主要集中在晚期肿瘤患者，伴有广泛转移、肿瘤进展的情况。新的研究资料表明，疼痛是贯穿整个肿瘤治疗过程的问题，最佳的癌痛治疗方法包括：多学科方式的仔细评估，优选适合患者病情的治疗方案。最终是患者免于疼痛和症状缓解。治疗持续癌痛的目的是要保持最佳的身体功能，有效镇痛的同时副作用最低。

回顾癌痛治疗 30 余年，WHO 阶梯治疗方法实际上是一种已经过时的方法，并且不适合 2010 年癌痛患者的需求，我们倡导依据患者的癌痛病理机制来考虑治疗策略，多学科和联合不同药物和技术是目前癌痛治疗的基本倾向，更多的癌痛临床研究和基础研究支持上述观点。

（王　昆）

第二节 阿片类药物的药理学与临床应用

一、阿片类药物简介

(一)作用机制

阿片类药物是癌痛治疗的基石。所有阿片类药物都通过与感觉神经元上的阿片受体(主要是μ受体)结合而发挥镇痛作用。阿片受体广泛分布于突触前膜和后膜,阿片与受体的结合降低了感觉神经元的去极化幅度,从而抑制痛觉兴奋传导。值得注意的是:μ受体有几个亚型,近年还发现了新受体亚型,不同阿片类药物结合的主要受体亚型不同;此外,不同个体对阿片类药物的反应也不同,以上两点是阿片治疗的疗效存在个体化差异的主要原因。

(二)药代动力学

阿片类药物在肝脏的代谢分为两步:第一步为氧化水解,主要通过细胞色素 P450 同工酶 3A4 或 2D6 途径,第二步是葡萄糖醛酸化以增加水溶性,利于肾脏排泄。通过 3A4 途径产生的代谢产物多数没有活性,因此,阻断或竞争性抑制 3A4 酶活性的药物会增加阿片类药物的毒性,最常见的副作用为嗜睡或过度镇静。新型分子靶向药物、化疗药物(如伊利替康)、大环内酯类和喹诺酮类抗生素等都通过该酶代谢,所以阿片与上述药物同时应用时应减量。与之相反的是,通过 2D6 同工酶代谢多会产生活性代谢产物,阻断该酶则会导致镇痛效果下降,可待因就是一个很好的例子，可待因不与 μ 受体结合，而是经 2D6 酶代谢为吗啡发挥镇痛作用。经该途径代谢的常用药物还有选择性五羟色胺再摄取抑制剂、氟哌啶醇、赛克利嗪等。不同阿片类药物的氧化水解途径及产物见表 2-1。

表 2-1 阿片类药物的肝脏氧化水解及产物

药物名称	参与代谢同工酶	代谢产物
吗啡	无	
氢吗啡酮	无	
羟吗啡酮	无	
芬太尼	3A4	去甲芬太尼
羟考酮	3A4	去甲羟考酮
	2D6	羟吗啡酮
氢可酮	3A4	去甲氢可酮
	2D6	氢吗啡酮
可待因	2D6	吗啡
美沙酮	3A4	M1-M2
曲马多	2D6	去甲曲马多

二、阿片类药物应用的基本原则

WHO 早在 20 世纪 80 年代就向全球推广癌痛的三阶梯镇痛原则，倡导按疼痛强度处方相应的镇痛药物，阿片类药物是三阶梯镇痛药物的核心，其应用必须遵循该指南的基本原则：

（一）首选口服给药

应尽量选择无创、简便、安全的给药途径；口服给药是首选给药途径，患者能口服药物时应首选口服镇痛药。除非急性疼痛，需要尽快采用其他起效更快的给药途径或患者出现口服给药不能耐受的副作用时才考虑其他给药途径；不能吞咽或存在口服吸收障碍的患者可采用透皮贴剂镇痛，也可持续静脉或皮下输注镇痛药；静脉途径给予阿片药物起效快、给药 15 分钟左右达血浆峰浓度（口服给药为 60 分钟），适于需要快速镇痛的患者。

（二）按阶梯给药

根据疼痛程度按阶梯选择镇痛药物。轻度疼痛选择对乙酰氨基酚或非甾体类抗炎镇痛药（non-steroidal anti-inflammatory drugs，NSAIDs），中度疼痛选择弱阿片类药物，如可待因、曲马多；重度疼痛选择强阿片类药物，如吗啡、羟考酮、芬太尼等。低剂量强阿片类药物也可用于中度疼痛的治疗。

（三）按时给药

癌痛多表现为持续性慢性过程，按时给药时镇痛药物可在体内达到稳态血药浓度，有效缓解基础性疼痛。按时给药后，患者的疼痛可缓解，如出现暴发性疼痛时，还应按需给予快速镇痛治疗，常选择起效快的即释型阿片类药物。

（四）个体化治疗

制定镇痛方案前应首先进行疼痛诊断，这是个体化治疗的前提，还要考虑患者的具体情况，如年龄、肝肾功能、基础疾病、体能状态及合并用药等，有针对性的开展镇痛治疗。

（五）注意具体细节

镇痛治疗时的细节是指可能影响镇痛效果的

所有潜在因素，既包括疼痛的全面评估、准确的药物治疗、动态随访等，又包括患者的心理、精神、宗教信仰、经济状况、家庭及社会支持等诸多方面。

三、阿片药物的选择原则

癌痛治疗时建议选择纯阿片受体激动剂，如可待因、吗啡、羟考酮、氢吗啡酮、芬太尼等；尽量不选混合激动剂，如布托啡诺、喷他佐辛；尽量选择半衰期较短的阿片药物，而避免使用半衰期较长的阿片药物，如美沙酮、羟甲左吗喃；肾衰竭的患者不用吗啡、曲马多镇痛；丙氧芬、哌替啶不用于癌痛治疗；不建议使用安慰剂治疗癌痛。

四、阿片类药物治疗的两个阶段

（一）短效阿片药物的剂量滴定阶段

目的是尽快镇痛并明确有效剂量。应按时给予短效阿片药物控制基础性疼痛，按需给药治疗爆发痛。控制爆发痛应优选起效快、作用时间短的镇痛药，剂量为每日阿片剂量的 10%~20%；每日治疗爆发痛的剂量应计入次日阿片总量，再折算成分次给药的剂量，按时给予。

（二）控缓释阿片药物的维持治疗阶段

癌痛多呈慢性持续性，患者需长期服用镇痛药物，可在疼痛控制后将每日短效阿片剂量转换成控缓释剂型的剂量，以延长给药间隔，简化治疗，保持稳态血药浓度，并使患者不必因夜间服药而影响睡眠。

五、阿片药物治疗前应明确的两个问题

（一）是否存在肿瘤急症

肿瘤急症所致疼痛应立即进行相关的病因治疗；常见的肿瘤急症包括骨折或承重骨的先兆骨折；脑实质、硬脑膜或软脑膜转移癌、与感染相关的疼痛、内脏梗阻或穿孔等。

（二）是否已经产生阿片耐受

美国 FDA 对阿片耐受的定义为：患者目前至少每日口服吗啡 60mg、氢吗啡酮 8mg、羟考酮 30mg、羟吗啡酮 25mg、芬太尼透皮贴剂25μg/小时或其他等量的阿片类药物，连续服用时间至少为一周；不符合此标准的患者视为阿片未耐受患者。明确有无耐受是阿片剂量滴定的前提。

六、阿片类药物的滴定

（一）目的

阿片类药物剂量滴定是慢性中重度癌痛药物治疗的首要步骤，目的是在最短时间内缓解疼痛，并估算出稳定控制疼痛的每日剂量，以便为转换为缓释剂型提供依据。目前，国内外均采用起效快的即释型阿片进行初始剂量滴定，因此该阶段简称为"短效滴定阶段"。

（二）步骤

1. 先选择给药途径　目前，较常采用的是口服和静脉（或皮下）给药。起效时间和达峰时间是该阶段选择给药途径时考虑的首要因素，同时应兼顾安全性和简便性。口服给药一直是各国短效滴定阶段采用的主要给药途径，其优势在

于无创，且简便易行，门诊或住院患者均可施行；口服给药起效时间较短，一般约为 20~30 分钟，达峰时间为 60 分钟。

近年，美国 NCCN 癌痛指南在口服基础上增加了静脉滴定，其主要适应人群为：住院患者、疼痛控制不佳、已经产生耐受且阿片用量较大并需频繁调整剂量、不能口服药物或存在口服吸收障碍等。静脉给药的优势在于起效快，一般为 5~10 分钟，达峰时间为 15 分钟；其劣势在于操作复杂、过量风险高，需严密观察和频繁调整，因此临床医疗服务体系的投入较大，对医护人员的要求也较高。

2. 其次选择合适的药物　吗啡一直是滴定的首选药物。该药的全球可获得性最好，且价格低廉、剂型丰富多样，既有口服片剂和口服液，也有注射剂型。此外，患者在该阶段获得稳定的疼痛缓解后向缓释剂型转换时，也有明显优势，因为该药的控缓释剂型较多，与其他阿片类药物的剂量转换比明确，便于临床使用。

在短效滴定阶段，要严密观察副作用并及时防治，确保治疗的整体质量和安全性。对于老年患者，应选择较低的起始剂量，缓慢增量，避免过量；有肝肾功能损伤的患者应根据不同阿片药物的药代动力学特点合理选择，避免蓄积中毒。

因短效滴定阶段常规使用即释型阿片，一定要考虑阿片类药物的使用安全性，严格执行我国麻醉药品管理规定和处方法规定，避免药物滥用或流弊的产生。

近年，盐酸羟考酮、氢吗啡酮的即释剂型也逐渐被采用，这两类药物的排泄受肾脏功能影响较小，肾功能不全时不易导致蓄积中毒，因此尤其适于合并肾功能不全的老年患者。

3. 还要选择恰当的起始剂量 以欧洲 ESMO 癌痛指南及几年前的美国 NCCN 癌痛指南为例，口服滴定的吗啡起始剂量为 5~10mg，每 4 小时按时给药一次（24 小时给药 6 次），期间出现爆发痛时再额外追加一个单次剂量（5~10mg），但两次用药间隔不短于 2 小时。第二日，计算出前 24 小时患者按时和按需的阿片药物实际使用总量，并评估患者的疼痛缓解程度。若疼痛控制满意，即转换成相当剂量的缓释剂型药物；如疼痛仍不能有效控制，则把前一个 24 小时的总剂量再均分成 6 份，重复滴定，直至疼痛控制满意。

上述传统的口服滴定法适于能口服药物且无胃肠吸收障碍的患者，门诊、住院均可采用，所以一直沿用至今，是目前欧美国家普遍采用的办法，也比较适合现阶段在我国普遍采用。

近年，美国 NCCN 成人癌痛指南对快速稳定镇痛提出了更高要求，在滴定阶段增加了评估和剂量调整的频率：在最初 24 小时内，根据口服或静脉给药途径下达峰时间的不同，要求口服初始剂量 60 分钟、静脉给药 15 分钟即行评估。如疼痛程度无改善，则即刻增量（50%~100%）给药；如疼痛程度已降至 4~6 分，即刻给予原剂量；疼痛程度降至 0~3 分则暂缓给药，待疼痛出现时再给予该起始剂量；如此循环往复，力求 24 小时内满意镇痛。如患者口服滴定经上述评估、增量过程重复 2~3 次后仍不能有效镇痛，建议改用静脉给药镇痛。

NCCN 滴定法颇受国内专家和医护人员关注，需指出：安全性是阿片滴定全程中剂量选择和调整的决定性因素；频繁的剂量调整需要严密的观察疗效和副作用，现阶段在我国还不适宜普遍推广和采用。

（三）将综合治疗手段用于滴定阶段

各类癌痛机制复杂，需在阿片治疗的基础上有针对性的联合其他药物或非药物方法。滴定是阿片治疗的起始，在该阶段有针对性地联合辅助镇痛手段不仅能显著改善镇痛效果，还能避免单一阿片治疗时频繁增量的副作用。

炎性痛多见于恶性肿瘤骨转移和慢性骨关节炎的老年患者；肿瘤组织浸润或压迫神经组织导致的神经痛也有炎性因子参与。因此，临床医生在考虑辅助镇痛药物时应首先判断患者是否存在炎性痛，一旦确认应首选非甾体类抗炎镇痛药物（NSAIDs）。对于诊断明确的神经病理性疼痛患者，开始阿片药物滴定的同时应酌情给予抗抑郁或抗惊厥药物。

七、阿片类药物的不良反应

阿片类药物的主要不良反应为消化道症状，包括恶心、呕吐和便秘等，需积极干预。

（一）恶心、呕吐

恶心是一主观症状，是咽后壁和上腹部的一种不愉快感觉，可导致呕吐，患者常描述为"要吐"或"想吐"的感觉；呕吐则是躯体特有的一类反射活动，是腹部肌肉强烈快速收缩、将胃内容物经口排出的过程。阿片类药物通过直接兴奋呕吐中枢（vomiting center，VC）和延髓化学感受器催吐区（chemoreceptor trigger zone，CTZ）产生恶心，甚至呕吐。

对于阿片类药物所致的恶心呕吐是否需要预防一直没有定论，更多专家建议一旦出现恶心应积极治疗，不推荐预先药物干预。常用的止吐药物包括五类：

1. 促胃肠动力药　主要通过 4 种机制促进上消化道运动，即：激动 5-HT4 受体，促进肠内神经元细胞释放乙酰胆碱，刺激胃肠蠕动；阻断 5-HT3 受体；激活胃动素受体；减轻多巴胺对胃排空的抑制作用等。在使用此类药物时应掌握禁忌证，完全性肠梗阻、胃肠道出血或穿孔或需要尽快手术的患者禁用此类药物；抗胆碱药物与之作用相反，不能同时使用。

甲氧氯普胺是目前应用最广泛的促胃肠动力药，主要作用于胃和近端小肠。低剂量下（10mg，q8h）主要作用于消化道的多巴胺受体；高剂量时（10mg，口服或静脉给药，q4~6h，最大剂量 100mg/d）可作用于 CTZ 的 D2 型多巴胺受体，提高恶心呕吐的阈值，因此，当低剂量疗效欠佳时可尝试逐渐增加剂量。该药少部分经肝脏代谢，约口服量的 85% 以原形及葡萄糖醛酸结合物形式随尿排出，因此中至重度肾功能受损时需减量 50% 以上，老年患者的起始剂量宜低于标准剂量。常见的副作用包括躁动不安、嗜睡和乏力。

2. 多巴胺受体拮抗剂　吩噻嗪类药物和一些抗精神病药物（如氟哌啶醇、奥氮平）对中枢化学感受区的 D2 受体有拮抗作用。但除氟哌啶醇外，这些药物作用的受体都比较广泛，除了阻断 D2 受体之外还可阻断组胺、乙酰胆碱、5-HT 和（或）α-肾上腺素受体，对支配胃肠道的迷走神经也有抑制作用，因此有促胃肠动力作用。

氟哌啶醇是纯 D2 受体阻滞剂，用于止吐治疗时的剂量小于抗精神病治疗的剂量，口服剂量为 1.5~5mg，每天 2~3 次；或静脉/皮下给药，0.5~2mg，q8h。其副作用与吩噻嗪类药物近似，但嗜睡和低血压较少，锥体外系反应较常见，因此帕金森综合征患者应避免使用。

奥氮平对多型多巴胺受体（D1，D2，D4）、5HT 受体（5HT2A，5HT2C，5HT3）、α-肾上腺素受体、H1 受体和乙酰胆碱受体（M1-5）都有结合力，用于姑息性止吐治疗时的剂量为 5~10mg/d，老年患者的起始剂量为 2.5~5mg/d。该药少见锥体外系反应，常规剂量下对 QT 间期也无影响，其主要副作用是嗜睡和体重增加，还可有口干、便秘、食欲增加、躁动和高血糖等。

3. 抗组胺药　通过阻断脊髓、前庭神经核以及中枢化学感受区的 H1 受体发挥止吐作用。常用药物包括异丙嗪、苯海拉明、赛克力嗪、敏克静等。异丙嗪广泛用于晕动病、前庭功能障碍，对颅压增高所致的呕吐也有缓解作用。常用口服剂量为 25mg，q4~6h，也可静脉或皮下给药（最大剂量为 100mg/d）。

4. 选择性 5HT3 受体拮抗剂　通过选择性拮抗外周和中枢 5-HT3 受体发挥止吐作用。5-HT3 受体表达于迷走神经、肠嗜铬细胞、孤核和中枢化学感受区。5-HT3 受体拮抗剂最初用于化疗导致的恶心呕吐，作为三线止吐药物用于姑息治疗领域。

最早使用的 5-HT3 受体阻滞剂为昂丹司琼，此类药物还包括格拉司琼、托烷司琼、多拉司琼和帕洛诺斯琼等。便秘是限制其在姑息治疗领域使用的最主要副作用，常规剂量下便秘的发生率为 5%~10%。此类药物可延长 QT 间期，还可减慢心率，并呈剂量依赖性。

5. 其他止吐药物 主要为糖皮质激素。其机制不详，有学者认为该药通过中枢机制发挥作用。临床最常用药物为地塞米松，剂量为 4~8mg/d。短效苯二氮䓬类药物常用于缓解恶心，其止吐效果弱。这类药物的镇静、抗焦虑作用明显，因此对与焦虑有关的恶心呕吐作用较好，还可提高其他止吐药物的疗效，也可预防预期性呕吐。劳拉西泮是此类药物中的首选。

近年，NK-1 受体拮抗剂（阿瑞吡坦）广泛用于高致吐风险化疗药物的恶心呕吐防治，取得了较好疗效。对于阿片相关性恶心呕吐，极少应用此类药物，建议化疗期间服用阿片类药物的患者可酌情放宽阿瑞吡坦的适应证。

（二）便秘

随着用药时间的延长，患者对阿片类药物的副作用也会产生耐受，即症状逐渐减轻直至基本消失，但便秘是唯一不能产生耐受的副作用，需要预防及持续干预。阿片类药物所致便秘的机制主要是抑制胃肠蠕动、导致粪便在大肠内存留时间延长，水分吸收增加。

便秘的预防至关重要，口服弱阿片和强阿片止痛剂的患者都需要预防性药物治疗便秘，剂量也随镇痛药物剂量增加而酌情增加，目的是尽量争取每 1-2 天有一次不费力排便。

防治便秘的药物按作用机制主要分两大类，即粪便软化剂和刺激性泻剂，有的药物或复合制剂兼有以上两种功能。粪便软化剂主要包括：多库酯钠、聚乙二醇、乳果糖、氢氧化镁、山梨醇等；刺激性泻剂主要有：比沙可啶、蒽醌类（番泻叶、鼠李）、酚酞、矿物油（液体石蜡、蓖麻油等）。

国外常选择多库酯钠和番泻叶提取成分构成的复合制剂（Coloxyl with Senna）作为防治便秘的一线药物，该药包括粪便软化剂和刺激性通便成分，作用温和有效，非常适合于晚期肿瘤患者。在口服阿片类药物时该药可作为预防性药物使用，也可用于轻度便秘的治疗。该药尚未在我国上市，国内可替代的复合制剂为多库酯钠丹蒽醌胶囊、车前番泻颗粒等，作用与前者近似。常用的治疗便秘的二线药物有：比沙可啶、聚乙二醇、氢氧化镁、乳果糖、山梨醇、枸橼酸镁等，严重便秘可考虑口服液体石蜡，因其口味差，可导致腹痛、电解质紊乱，多次使用还影响脂溶性维生素吸收，故应尽量避免频繁用于晚期癌症患者。恶性肿瘤终末期患者便秘防治药物的剂量需视病情滴定，有时会超出药品说明书剂量。我国常用的防治便秘药物详见表 2-2。

使用粪便软化剂中的渗透性通便药物多不能通过肠道吸收，可在肠道形成高渗环境，吸收肠外水分，导致肠内容积增加，刺激肠壁，引起蠕动增加，促进排便。因此，这类药物容易加重或导致电解质紊乱，破坏癌症患者特别是重症晚期患者本已脆弱的内环境，应予慎重使用。常用的

表 2-2 常用的防治便秘药物

药物名称	主要机制	剂型	剂量	备注
聚乙二醇（分子量 4000）	增加粪便含水量，软化粪便	10g/袋	1 袋/次，每天 1 ~ 2 次；或每天 2 袋，一次顿服	可用于糖尿病或需要无乳糖饮食的患者，需同服足量水分
多库酯钠丹蒽醌胶囊	多库酯钠属软化性泻药，丹蒽醌为刺激性泻剂	每粒含多库酯钠60mg，丹蒽醌 25mg	1 ~ 2 粒/日	忌与矿物油合用，因能促其吸收
番泻叶颗粒	刺激肠蠕动	10g/袋	1 袋/次，每天 2 次。	偶有腹痛
车前番泻颗粒	软化粪便，刺激肠蠕动	每 100g 中含卵叶车前草种子 52g，卵叶车前草果壳 2.2 克，番泻果实 10 ~ 13.15g	5g/次，每日一次。晚饭后服用，必要时，可在早餐前重复一次	用足够量的水送服，不得咀嚼

续表

药物名称	主要机制	剂型	剂量	备注
酚酞片	刺激性泻剂	0.1g/片	50～200mg/次，可酌情增减，睡前服。	
乳果糖	粪便软化剂	10ml/袋，15ml/袋	10ml/次，每日 3 次	可致肠胀气、腹痛
氢氧化镁合剂	粪便软化剂	含氢氧化镁 7.75%～8.75%	15～30ml/次，每日 3～4 次	
山梨醇散剂	粪便软化剂	6g/袋	1 袋/次，睡前温开水冲服	
液体石蜡	粪便软化剂		每次 15～30ml，睡前服	可干扰维生素 A、D、K 及钙、磷的吸收，老年患者服药不慎，偶可致脂性肺炎

续表

药物名称	主要机制	剂型	剂量	备注
麻仁润肠丸	润肠通便	6g/丸	一次 1~2 丸,一日 2 次	
麻仁软胶囊	润肠通便	600mg/粒	平时一次 1~2 粒,一日 1 次;急用时一次 2 粒,一日 3 次	
麻仁润肠软胶囊	润肠通便	0.5g/粒	一次 8 粒,一日 2 次,年老体弱者酌减	
通便灵胶囊	泻热导滞,润肠通便	0.25g/粒	一次 5~6 粒,一日 1 次	

泻盐有镁制剂和钠制剂，如氢氧化镁或镁乳等，有肾脏损伤者应避免；有水肿、心功能不全或高血压的患者应避免使用钠盐制剂，如磷酸钠盐；乳果糖易导致腹胀、腹痛，应避免频繁或长期使用。

直肠内滞留粪块的处理是便秘治疗的重要内容。口服药物治疗便秘前应明确患者是否有直肠内粪块滞留。发现患者直肠内有不易排出的粪块时，可首先考虑经直肠使用通便的栓剂，无效则应灌肠。直肠栓剂包括刺激性栓剂和润滑性栓剂。刺激性栓剂可选比沙可啶栓、酚酞栓，适于直肠内积聚的粪块较软，但因体虚无力排便者。润滑性栓剂有助于直肠内比较硬的粪块排出。

患者使用直肠栓剂后仍无效时，应灌肠。首选温盐水或清水灌肠，也可采用磷酸盐类灌肠；当粪便非常坚硬时，还可考虑液体石蜡保留灌肠，应避免使用肥皂水灌肠，因其配制浓度比较随意，浓度过高对肠黏膜会造成损害，也会导致患者不适。以上措施均失败时，可考虑人工直肠取便，应预先取得患者同意，并预先给予短效止痛、镇静药物，如即释吗啡、劳拉西泮或米达唑仑等，以减轻操作时患者的痛苦。

中药是我国便秘防治的一大特色，治疗前先应辨证施治，便秘一般分为虚实两类，总以调理气机，滋润肠道为治疗大法。有通便作用的中药多达 50 余种，如麻仁、大黄、芒硝、番泻叶、芦荟等，常用的中成药有：麻仁润肠丸（或胶囊）、番泻叶颗粒、四磨汤、苁蓉通便丸、大黄通便颗粒、大黄泻火丸、清肠通便、润肠丸等。应在中医指导下辨证施治、合理选择。长期应用中成药防治便秘时应注意毒性反应，尤其是重金属中毒。

（三）中枢毒性

包括兴奋和抑制性毒性两方面。肌阵挛是最常见的兴奋性毒性，过度镇静和呼吸抑制是最常见的抑制性毒性，谵妄则有兴奋性和抑制性之分。

1. 肌阵挛　多见于应用吗啡镇痛患者，尤其是老年、肾功能不全、初始剂量滴定时。吗啡的主要代谢产物为吗啡-6-葡糖苷酸（M6G）和吗啡-3-葡糖苷酸（M3G），前者具有强大的镇痛作用，后者虽无镇痛作用，但却是导致肌阵挛的主要物质，上述各种因素均可导致 M3G 在体内蓄积，产生毒性反应。一旦出现肌阵挛应首先降低阿片药物剂量，由此所致的疼痛加重可联合其他辅助镇痛药物，肌阵挛持续出现、难以逆转时可考虑阿片转换。

2. 谵妄　表现为一过性认知功能障碍伴昼夜节律紊乱，据活动程度分为三种临床亚型。活动过度型谵妄以活动过度为特点，通常症状为激越或焦虑，患者易在傍晚和夜间发病。活动减退型谵妄的特点是活动减少，易被误诊为抑郁。抑郁与活动减退型谵妄的鉴别之处在于后者存在认知障碍与昼夜节律改变等特点。混合性谵妄是指活动过多与活动减少交替出现，是最常见的谵妄亚型。

阿片类药物是导致癌痛患者出现谵妄的常见原因，但多数患者的谵妄并非单因素造成，10%的谵妄病因不明。导致谵妄的其他药物包括抗组胺药、抗胆碱能药、镇静剂、抗惊厥剂、抗帕金森病药、皮质激素、免疫抑制剂、心血管药物、胃肠药物、抗生素和肌松药等。贫血、脱水、电解质紊乱、高尿酸血症、高钙血症等也可导致谵妄。

一旦考虑为阿片所致谵妄，应减量或停药。要采取积极措施保证患者的行为安全。单人病房有利于减少外界刺激，日历及电视机等定向装置可促进患者康复，病房的光照充分变化能增进患者昼夜节律的改善。已证实的有效治疗谵妄药物是抗精神疾病药，最常应用的是氟哌啶醇，可改善各种类型谵妄发作，提高认知功能，减少运动行为、降低精神症状，使睡眠-觉醒周期正常化，氟哌啶醇可口服给药（1~2mg/次，每12小时一次），也可皮下或静脉给药（每日1~5mg，分两次给药）。氟哌利多比氟哌啶醇起效快，但镇静和血压降低的程度比氟哌啶醇明显。其他抗精神病药，如利培酮、奥氮平、喹硫平等也有效。

地西泮类药物在谵妄的发生及治疗方面有双重作用，该类药物治疗本身可引起停药后谵妄，在谵妄的治疗中又是抗精神疾病药物的辅助用药。抗精神性药物单药治疗后仍存在激越或耐药的谵妄，可考虑联合地西泮治疗。终末期患者、地西泮与巴比妥类药物撤药引发谵妄时也可使用地西泮类单药治疗。劳拉西泮最常用，可1~2mg口服或舌下给药，还可0.5~2mg皮下或静脉给药。咪达唑仑、甲氧异丙嗪也是有效药物。

3. 呼吸抑制　是最严重的中枢副作用。正确使用阿片药物，极少出现呼吸抑制。阿片类药物所致的呼吸抑制多出现在阿片初始滴定或快速增加剂量时，一般不会在镇痛药剂量比较稳定时发生，除非患者代谢、药物排泄产生变化或同时使用其他镇静药。过度镇静是药物过量的首要表现，进一步会发展为呼吸抑制，其主要机制是阿片类药物降低了中枢对 CO_2 的敏感性。

对于病情尚稳定的过度镇静患者，首选治疗应包括：阿片类药物减量或暂停使用、吸氧、唤醒治疗。有明显呼吸抑制者，使用纳洛酮0.4mg，用 10ml 生理盐水稀释后，每 1~2 分钟静推，直至呼吸频率满意。治疗目的是逆转呼吸抑制而不逆转阿片镇痛效应，应警惕快速纳洛酮静推可能会引起长期服用阿片药物的患者出现疼痛危象。

（李小梅）

第三节 阿片类药物副作用及治疗

一、总 论

阿片类药物是一类重要的镇痛药物，通过模拟内源性阿片肽类作用于阿片受体而起到镇痛作用。它可以作用于局部神经元和内部的疼痛调节环而发挥镇痛和其他的治疗效果，同时产生相关的副作用。阿片受体主要存在 μ、κ 和 δ 三型，其中 μ 受体与镇痛关系最密切，激动 μ1 受体，可发挥镇痛（脊髓以上）作用，产生欣快感和药物依赖；激动 μ2 受体，可出现呼吸抑制、心动过缓、胃肠道运动抑制和恶心、呕吐症状；激动 κ 受体，可产生镇痛（脊髓水平）和镇静作用；激动 δ 受体，产生镇痛、血压下降、欣快和缩瞳等作用。

阿片类药物的副作用是临床试验的高出组率的主要原因之一，这不仅影响了数据分析，更对患者的生活质量造成深远影响。不及时不合理的不良反应处理是疼痛减轻时癌症患者生活质量没有相应改善的主要原因，因此，应把预防和处理阿片类止痛药不良反应作为止痛治疗计划的重要组成部分。

阿片类药品不良反应与多种因素有关，如个体差异、年龄因素、肝肾功能、药物剂量、药物相互作用等，而与阿片药物的给药途径关系不大。不同阿片类药物的不良反应略有差别（盐酸曲马多和芬太尼显示了更低的致便秘毒性，而羟考酮似乎有更高的致嗜睡毒性）。阿片类药品不良反应与剂量之间的关系随不良反应种类的不同而不同，剂量与中枢神经系统不良反应的相关性最明显；胃肠道不良反应的剂量-反应关系微弱，其中便秘的发生与剂量有轻度相关，并且不会随服药时间的延长而改善。

两项系统性回顾重点分析了阿片类药物的不良反应，但研究内容仅仅涉及恶心、便秘及嗜睡。至于长期应用阿片类药物的副作用主要包括：消化道反应（恶心、便秘、消化不良），头痛，疲劳，无精打采，嗜睡和泌尿系统并发症（排尿困难、尿潴留）等。少数严重的副作用也有报道，如过度镇静及呼吸抑制。另外，还有报道显示，长期应用阿片会增加骨折的风险（$RR = 1.32 \sim 1.42$）。这些不良反应致使11%应用弱阿片类药物以及35%～39%应用强阿片类药物的患者停药。除便秘可长期存在外，恶心呕吐、嗜睡、头晕等不良反应大多出现于用药1~7天内，且大多可耐受。临床实践中，针对阿片类药物的不良反应，首选往往是解救药物，并非立即减量或更换阿片类药物。而针对某些不良反应，应给予积极的预防性干预措施（如常规给予缓泻剂预防阿片相关性便秘）是非常重要的。

二、阿片类药物毒性反应处理流程

（一）不良反应评估

对于不良反应评估，应首先确定不良反应的严重程度、对患者生活质量影响的程度以及与阿片类药物的关系，如明确为阿片类药物所致毒性反应，再按照阿片类药物不良反应处理流程处理。

（二）疼痛评估

评估目前阿片类药物止痛效果，评价患者是否为阿片耐受人群。

（三）根据不良反应特点进行"个体化"处理

1. 对于阿片类药物过量造成的严重不良反应（如呼吸抑制），应立即给予不良反应干预，阿片类药物解救。

2. 对于疼痛控制良好的人群，不良反应干预是基础，而阿片类药物转换应个体化进行。频繁的进行阿片类药物转换不一定利于患者癌痛的长期管理。因此我们往往可考虑先行不良反应干预，如不良反应控制不佳，再行考虑阿片类药物转换。对于应用大剂量阿片类药物的阿片类耐受人群，亦可直接选择阿片类药物转换。

3. 对于疼痛控制不佳人群，除积极给予不良反应干预措施外，应考虑阿片类药物滴定，确定阿片类药物剂量。如不良反应可控，可继续原阿片类药物或转换药物维持给药。如不良反应不可控，应考虑阿片类药物转换。

4. 向患者及其照顾者提供阿片类毒性预防宣教在不良反应处理过程具有非常重要的意义。

（刘　巍　洪雷）

三、阿片药物急性中毒表现及应对策略

（一）概述

阿片类药物急性中毒可由口服、吸食、静脉注射过量引起。多见于有慢性乙肝中毒史和有抑郁症史，需长期服用抗精神病药者。许多患者是艾滋病、乙肝或丙肝携带者。

（二）临床表现

阿片类药物的急性中毒的临床症状根据其程度可分为轻度及重度两类。轻度急性中毒患者多表现为头晕、头痛、恶心、呕吐、兴奋或抑郁，或有幻觉、失去时间和空间感觉，还可伴有便秘、尿潴留及血糖增高。而重度急性中毒患者可表现为昏迷、针尖样瞳孔、高度呼吸抑制三大特征。患者可先出现短暂的兴奋症状，如呕吐、烦躁不安、谵妄、面色潮红、心动过速等症状；但很快进入抑制期，患者表现为面色苍白、发绀、感觉迟钝、肌肉无力、呼吸缓慢、昏睡、瞳孔明显缩小等症状；进而患者进入昏迷期，表现为脊髓反射增强、常有惊厥、牙关紧闭、角弓反张、呼吸先变浅、慢，继之出现叹息样呼吸或潮式呼吸、肺水肿、发绀、四肢冷、体温下降、各种反

射消失，锥体束征阳性；最后呼吸衰竭死亡。急性重度中毒患者从发病到死亡不超过 12 小时。

（三）急救处理

阿片类药物急救处理原则为清除毒物、应用解毒药物及对症支持治疗。

1. 清除毒物，减少吸收 首先明确患者应用阿片药物途径，口服中毒者应立即彻底洗胃（1∶5000 高锰酸钾溶液）。由于阿片类可引起幽门痉挛，胃排空延缓，即使中毒较久的患者，仍应洗胃。然后灌入 15～30g 硫酸钠导泻。如为皮下注射吗啡过量，应尽速用橡皮带或布带扎紧注射部位的上方，同时冷敷注射部位，以延缓毒物吸收。结扎部位应每 20～30 分钟间歇放松 1～2 分钟，不能连续结扎。

2. 吸氧 阿片类药物中毒时，呼吸的维持主要是颈动脉体化学感受器被血内 CO_2 浓度刺激而兴奋。若吸入高浓度纯氧，使血中 CO_2 浓度迅速下降，反而会导致自主呼吸停止，故宜吸入含 5% CO_2 的氧。若呼吸仍无明显改善，宜早做气管插管或切开进行机械通气。

3. 应用特效解毒剂 临床上常用的又两种吗啡拮抗剂。

（1）烯丙吗啡（纳洛芬）：其化学结构与吗啡相似，故可竞争性拮抗吗啡的药理作用，一般在 1～2 分钟内显示效果。用法：首剂 5～10mg，静脉注射，2 分钟后若仍未见呼吸增快及瞳孔扩大，则可再注射 10mg；当药物显效后，每隔 15～20分钟肌注 1 次，但总剂量不应超过 40mg。轻症者可隔 3 小时再重复注射 10mg，一次注射药效可维持 2～3 小时。

（2）纳洛酮：是阿片受体专一结合的竞争性拮抗剂，亲和力远较吗啡强，能迅速逆转阿片，重症患者视病情可隔十几分钟至 3 小时重复注射，直至症状改善。

4. 保持气道通畅，严密监护呼吸情况。

5. 必要时应用呼吸兴奋剂：发现呼吸进行性变浅变慢，血氧饱和度进行性下降时，可应用洛贝林、尼可刹米等呼吸兴奋剂，一般多主张几种呼吸兴奋剂联合或交替应用。

6. 对症治疗：保持水、电解质和酸碱平衡，抗休克，防止肺感染等支持治疗。

（刘 巍 韩 晶）

四、阿片药物致便秘的机制及评估应对策略

（一）概述

阿片类药物引起的便秘（opioid induced constipation，OIC）是最受关注的阿片类药物引起的胃肠道不良反应。OIC 不像眩晕、呕吐等不良反应一样随着服用阿片类药物耐受而减轻，反而常常会随着药量的增加而加重。

美国胃肠病学会（ACG）慢性便秘特别委员会对便秘的定义为：便秘是一种基于症状的疾病，其特征为排便次数减少、大便通过困难，或两种症状均有。罗马Ⅲ标准更为系统的指出便秘的定义：至少 25% 的排便存在下列 2 个或 2 个以上症状：排便费力感、干球粪或硬粪、排便不尽感、肛门直肠梗阻/堵塞感、需手法辅助，且每周排便少于 3 次；同时，患者不用泻剂很少出现稀便，不符合肠易激综合征的诊断标准。

（二）发生机制

阿片类药物是主要通过模拟内源性阿片肽类作用于阿片受体而起到镇痛作用。其中阿片 μ 受体，作用于中枢神经系统主要产生镇痛作用，而在胃肠道激活则打乱胃肠道正常的节律性收缩，导致胃排空延迟，肠排空时间延迟，肛门括约肌痉挛，而引起粪便传输减弱，粪便在结肠停留时间过长，同时肠道内呈现高渗状态，水分过度吸收，粪便硬结。另一方面阿片类受体作用于胃肠道会影响消化液的分泌，亦可引起粪便硬结。此外，阿片类药物有很强的中枢抑制作用，大脑排便反射受到抑制后也会引起便秘。

（三）便秘的评估和诊断

出现便秘的患者首先应进行充分的评估，排除肠管堵塞、肿瘤压迫、止吐药物作用等原因后方可诊断为 OIC。

《世界胃肠组织全球指南．便秘观点》中指出评估便秘的步骤：①询问患者病史及体格检查；②对患者的便秘进行分型；③对于简单的、无报警症状的正常传输型便秘，使用药物治疗；④对治疗抵抗的便秘患者，可进行特定的检查，通常可以发现病因，并指导治疗；⑤如果治疗失败，继续进行特定的检查；⑥更积极地使用通便药治疗慢传输型便秘。

询问病史内容包括：症状特点、便秘病程、排便描述、排便次数、大便性状、当前用药（OTC 泻剂或处方药）、健康状况等。

体格检查特别是直肠指诊，重点检查肛周抓痕、皮肤赘状瘢痕，是否存在痔疮、肛裂、直肠脱垂、脱肛等情况。

目前其他主要的技术手段包括：①直肠传输检查，主要测定分辨通过大肠的速度，用于辅助鉴别 STC 和 NTC；②气囊排出试验，用于检测盆底肌功能失调；③肛门直肠测压检查，用于评估肛门直肠功能；④排粪造影，可以检测肛门直肠结构有无异常及盆底肌功能，但可靠性较低。这些检查能在一定程度上对寻找便秘的原因，但美国胃肠病学会慢性便秘特别委员会不推荐对慢性便秘患者使用以上特异性诊断检查，而是应该以病史及体格检查为主。

（四）防治策略

1. 便秘的预防

（1）药物预防：刺激性缓泻剂±大便软化剂（如番泻叶±多库酯钠）；聚乙二醇口服 2 次/d，每次 1 满汤匙＝17g（8 盎司）；增加阿片类止痛药的同时要增加泻剂的剂量。

（2）保持足够的饮水量。

（3）保持充足的膳食纤维摄入量及适当的运动。

2. 关于便秘的治疗，世界胃肠组织全球指南（2010）一级联化流程指出 第一级——有限的资源：膳食的建议（纤维素和水分）、纤维素补充剂、镁乳剂（氢氧化镁溶剂）、短时间使用刺激性泻剂（比沙可啶优于番泻叶）。第二级——中等的资源：膳食的建议（纤维素和水分）、纤维素补充剂（欧车前）、镁乳剂，乳果糖，聚乙二醇、短时间使用刺激性泻剂。第三级——充足的资源：膳食的建议（纤维素和水分）、欧车前或乳果糖、聚乙二醇或鲁比前列酮、促动力药物（普芦卡必利）、刺激性泻药（比沙可啶或匹可硫酸钠)。

具体说来,便秘的治疗包括非药物治疗和药物治疗:

非药物治疗包括:增加饮食中的纤维摄入、增加液体摄入、加强体育锻炼、培养规律大便习惯如多数肠道功能正常的人群常在每天同一时间排便、排便的适宜时间约在醒后 2 小时、建议患者尝试每日两次排便,时间在饭后半小时左右,但目前缺乏有效性证据支持。虽然很少有证据证实改善生活方式治疗的有效性,但几乎所有指南均建议在药物治疗之前先改善饮食和生活方式。

药物治疗主要包括轻泻剂等。轻泻剂分为:容积性泻剂、渗透性泻剂、刺激性泻剂、大便软化剂以及新型药物。①容积性泻剂作用机制是,药物的亲水性可吸收小肠腔内液体,增大粪便量,促进排便,主要药物包括:欧车前,甲基纤维素。有一项欧车前安慰剂对照的 RCT 表明:欧车前可使排便次数增加,降低大便硬度降低,缓解疼痛,对排便次数和症状均显著改善。容积性泻剂主要副作用包括腹胀、胀气、水摄入量不足可致机械性梗阻,钙、铁吸收不良。②渗透性泻剂作用机制是渗透作用使水进入肠腔,增加粪便量,刺激蠕动。主要包括(氢氧化镁 30 ~ 60ml/d)、不吸收糖类(乳果糖 30 ~ 60ml/d)、PEG(聚乙二醇每次 1 满汤匙 = 17g(8 盎司))。关于乳果糖的 3 个安慰剂对照的随机对照临床研究:显示可增加大便次数、降低大便硬度、减少大便嵌塞。ACG 推荐乳果糖治疗便秘为 A 级推荐、WGO 为 B 级推荐。聚乙二醇对比安慰剂的随机对照研究，疗程从 5 天到 20 周，结果提示聚乙二醇可增加大便次数、降低大便硬度、减轻排便费力。多数研究中聚乙二醇不良反应少见。③大便软化剂主要包括：多库酯钠，矿物油等。其作用机制为使水与粪便混合，达到软化粪便的目的。因其易导致电解质丢失、腹部绞痛、不可用于已知或可疑肠梗阻的患者，所以ACG 不推荐应用，WGO 为 C 级推荐，慢性便秘患者中极少量使用。④刺激性泻剂作用机制主要是改变肠道黏膜的电解质转运；增加小肠运动与肠液分泌；促进肠蠕动。主要药物包括：番泻叶、比沙可啶（2~3 片/日）。ACG 不推荐刺激性泻剂作为慢性便秘的治疗药物。⑤其他治疗便秘的新药包括：阿片类受体拮抗剂：溴甲纳曲酮（仅适用于阿片诱导的便秘）；氯离子通道活化剂：鲁比前列酮（美国 FDA 已批准上市）；5-HT4受体激动剂：普卡必利（ResolorTM）、鸟苷酸环化酶刺激剂：利那洛肽（FDA 批准用于特发性便秘）。其中，溴甲纳曲酮是周围型 μ 阿片受体拮抗剂，FDA 批准溴甲纳曲酮用于进行姑息疗法的重症患者，对缓泻剂治疗无效的阿片诱导的便秘。

另外，灌肠也是便秘常用的治疗方法。开塞露深部灌肠对阿片类药物致便秘的疗效显著，其作用机制是利用药物的高渗作用使水分进入肠腔软化粪便，同时也可机械性地刺激肠道平滑肌，反射性地引起结直肠收缩肛门括约肌扩张使粪便排出。

对于 OIC 患者来说，上述非药物及药物治疗无效者则需要适当调整药量，必要时更换其他阿片类药物治疗。

（刘 巍 王 龙）

五、阿片类药物至恶心呕吐的机制及评估应对政策

（一）概述

阿片类药物引起恶心呕吐（nausea and vomiting，NV）是十分常见的，恶心的发生率为9-98%，呕吐的发生率为0-39%，一般发生于用药初期，症状大多在4~7天内缓解，随着用药时间的延长，而逐渐减轻并完全消失。患者出现不同程度的恶心呕吐反应，与个体差异有关，如癌症患者既往化疗等恶心呕吐反应严重者，初用阿片类药物也易产生恶心呕吐。需注意的是，患者出现恶心呕吐时，应排除如便秘、脑转移、化疗、放疗、高钙血症等因素所致。

（二）发生机制

1. 当位于内脏、前庭迷路和化学感受器触发区（CTZ）的感受器激活时即可产生呕吐。恶心的感觉也与大脑皮层有关。当体内释放的5-羟色胺（5-HT）与肠内5-HT3和5-HT4受体结合时，可能介导化学感受器的激活。

2. 胃肠蠕动不良（如术后）也起部分作用与呕吐有关的外周传入神经纤维主要终止于孤束核（NTS）（NTS含CTZ，CTZ可被血液中的化学物质激活）和极后区（area postrema）。NTS的若干核团可调控吞咽、胃张力/蠕动、咽喉部感觉、压力感受器反射和呼吸等相关功能。学者们认为NTS的神经元投射到下丘脑腹内侧核和中央模式发生器（CPG），可调控呕吐发生时的

一系列行为。这样，由 CPG 激活和控制的、遍布于延髓的有机神经元群就代替了以往的单一呕吐中枢的概念。

3. 许多递质和受体在中枢和外周（肠）水平参与了呕吐的发生。其中多巴胺受体（D2 R）、胆碱能受体、5-羟色胺受体（5-HT3、5-HT4）、组胺受体、肾上腺素能受体（α2）、阿片受体（MOR）、神经激肽受体（NK1 R）和大麻酯受体（CB1）位于与呕吐反射有关的大脑区域，是抗NV 药物的止吐作用基础。

4. 阿片亚受体 μ、δ 和 K 受体激动都可使恶心、呕吐的发生率增高，纳洛酮可拮抗阿片药物的呕吐作用。等效剂量的阿片类药物所致恶心呕吐发生率相似，且呈剂量依赖性。大剂量阿片类药物可产生纳洛酮可拮抗的抗呕吐效应，但在停用阿片输注后，短时间内恶心呕吐发生率反而增高，提示催吐作用的持续时间长于抗呕吐作用，也可能与吗啡代谢产物 6-葡萄糖醛酸-吗啡蓄积有关。

（三）恶心呕吐的评估和诊断

出现恶心呕吐的患者首先应进行充分的评估，排除便秘、脑转移、化疗、放疗、高钙血症等因素所致原因后方可诊断为 NV。

NV 的临床表现与给药途径、药物种类、剂量和患者因素有关。研究表明口服治疗导致的胃肠道不良反应大于直肠、透皮和皮下给药。由于大剂量可产生耐受性，所以阿片类药物导致的NV 与剂量的相关性较差。患者对阿片类药物的反应有显著的个体差异，这可以用联合患病率，以及与阿片类药物的药代动力学和药效动力学（MOR 的多形性）有关的遗传变异来解释。

询问病史内容包括：饮食情况、症状特点、恶心呕吐开始时间、恶心呕吐次数、呕吐的方式、呕吐物的性质、颜色等、当前用药、健康状况等。

体格检查注意血压、呼吸气味，腹部有无压痛、反跳痛，胃肠蠕动波与肠型、腹块、肠鸣音、振水音等。必要时做神经系统、前庭神经功能与眼科检查等

恶心呕吐的诊断主要依靠病史、体格检查诊断。必要性可行影像学检查，如胃镜、肠镜、腹部 CT 等。目前尚无特殊实验室检查。

（四）预防

恶心与呕吐尚无有效预防方法，对于初次使用阿片类药物时剂量不宜过高，剂量调整以 25%~50% 幅度逐渐增加，老年人尤其应注意谨慎滴定用药剂量。对于一些特殊人群，某种阿片药更容易引起恶心和呕吐，应尽量避免使用该药物。对于某些患者避免空腹服用可以减轻恶心呕吐症状。目前尚无前瞻性的实验证据证明预防应用抗呕吐药可以阻止恶心呕吐的发生。

（五）治疗

减少阿片类药物用药剂量，或减低分次用药量而增加用药次数，或换用其他镇静药物，或改变用药途径。除茶、咖啡等饮食调节外，必要时可给予兴奋剂治疗。

推荐以 5-HT3 受体拮抗剂、地塞米松或氟哌啶的一种或两种作为首选预防药。如果仍发生恶心呕吐，可叠加另一种药物，或对顽固性恶心呕吐加用小剂量吩噻嗪类药，抗胆碱药（东莨菪碱）或阿瑞匹坦。已证明增加单一抗呕吐药物剂量抗呕吐效应作用有限，而联合使用作用机制不

同的药物可发挥相加或协同作用。

防治阿片类药物恶心、呕吐，不同 5-HT3 受体拮抗剂的疗效相似。NK-1 受体拮抗剂阿瑞匹坦，对阿片类药物所致恶心呕吐的治疗作用与 5-HT3、地塞米松及氟哌啶相似。

（刘 巍 刘义冰）

六、阿片药物致谵妄的评估及应对策略

（一）概述

阿片类药物的长期大量应用也会引起精神症状，主要表现为谵妄。谵妄也称急性精神错乱状态或脑病，是一种以意识改变、注意力下降、认知紊乱、精神行为混乱为特点的状态。癌痛患者阿片类药物的长期、大量应用是引起谵妄最常见因素之一。

（二）发生机制

阿片类药物引起的谵妄的是多因素共同作用的结果，其病理生理机制复杂，目前尚存在争议。随着分子生物学及药物受体研究的深入，又有一些新的探索。血清抗胆碱酯能活性的降低可能参与了阿片导致的谵妄的过程。哌替啶的代谢产物去甲哌替啶也会导致谵妄发生。动物实验显示吗啡的代谢产物吗啡-3-葡萄糖醛酸、去甲氢吗啡-3-葡萄糖醛酸及吗啡酮的代谢产物氢吗啡酮-3-葡萄糖醛酸可引起神经毒性。尤其对于有肾功能受损的患者应用阿片类药物，肾功受损导致阿片类药物代谢物增加可能与谵妄的发生有关。同时研究发现年龄也是应用阿片类药物的患者发生谵妄的独立危险因素。

（三）谵妄的处理

1. 首先需要排除引起谵妄的情况。如：高钙血症、中枢神经系统转移、其他影响精神状态的药物。

2. 如果其他情况可以排除，可考虑换其他的阿片药物。也可加用其他的非阿片类药物来减少阿片药物的剂量。

3. 为了减少发生谵妄的危险，阿片药物的增加幅度要小，如25%～50%，减少药物时也要注意出现认知问题和谵妄的危险。

4. 年纪越大患者对副作用越敏感，对老年患者滴定时要密切观察。

5. 阿片类药物可能在体内聚集，聚集的程度取决于药物的半衰期。如果疼痛的原因已经得到治疗或患者疼痛已经减轻，阿片类药物的剂量必须逐渐减少。使用精神类药物强化麻醉药物的作用，例如针对焦虑或认知损害的精神抑制剂，如氟哌啶醇或富马酸喹硫平；提高兴奋性的药物，如哌甲酯、右旋苯丙胺及莫达芬尼。

6. 药物治疗，可根据谵妄的程度进行处理。

1）轻度谵妄：

氟哌啶醇 0.5～2mg，po bid/tid。

利培酮 0.5～1mg，po bid。

奥氮平 5～20mg/d，po。

喹硫平延胡索酸 25-250mg，PO/SL. bid。

2）重度谵妄：减少或停用可能引起谵妄的药物，如：类固醇类、抗胆碱药、苯二氮䓬类药物。

氟哌啶醇 0.5～10mg，iv q1～4h。

奥氮平 2.5～7.5mg/d，po/sl q4h（max

30mg/d）。

氯丙嗪 25~100mg，po/pr/iv q4h（卧床不起者）。

3）难治性焦虑，给予高剂量精神安定药，考虑加用劳拉西泮 0.5~2mg SQ/IV q4h。

（刘 巍 刘荣凤）

七、阿片药物致呼吸抑制评估应对策略

（一）概述

阿片类药物对呼吸中枢有抑制作用，降低对二氧化碳的敏感性并抑制呼吸调节中枢，表现为呼吸困难和呼吸频率下降，经常伴有叹息样呼吸（深度呼吸被异常的长间歇分开），过量或中毒可致呼吸衰竭而死亡。

（二）阿片类药物致呼吸抑制的临床表现

对于首次使用阿片类药物治疗的患者，应密切监测患者的呼吸抑制情况。尤其对于有慢性肺部疾病的患者，比如慢性阻塞性肺疾病或肺源性心脏病等。

阿片类药物中毒的临床表现大致可分为 4 期，即前驱期、中毒期、麻痹期及恢复期。前驱期主要表现为出现欣快感、脉搏增快、头痛、头晕；中毒期主要表现恶心、呕吐，失去时间和空间感觉，肢体无力、呼吸深慢、沉睡、瞳孔缩小、对光反射存在。麻痹期表现为昏迷，针尖样瞳孔、呼吸抑制三大征象。患者呼吸浅慢、皮肤湿冷、脉搏细速、腱反射消失等；恢复期主要表现为四肢无力，尿潴留、便秘等

（三）阿片类药物致呼吸抑制的诊断标准

1. 有意或误服过量阿片类药物病史。

2. 临床表现为上述 4 期症征、尤其是昏迷、针尖样瞳孔、呼吸抑制三大征象。

3. 血、尿和胃内容物检测出阿片类药物。

4. 阿片类药物致呼吸抑制的应对策略

（1）首先去除阿片类药物残余量，外用者去除外用药物贴剂、口服药物者尽快给予催吐及洗胃（1∶5000 高锰酸钾溶液）。由于阿片类可引起幽门痉挛，胃排空延缓，所以即使服用药物较久的患者仍应洗胃。

（2）保持呼吸道通畅，吸氧。酌情使用呼吸兴奋剂，维持呼吸功能。如果临床条件允许，应立即建立并维持人工气道，可采用口咽通气道或气管插管并给氧及辅助或控制呼吸。

（3）立即给予患者阿片类药物拮抗剂，如纳洛酮、纳洛芬。

（4）保持体温以及液体摄入、利尿，促进药物排泄。必要时给予血液透析。

（5）若发生严重或持续的低血压，应考虑是否血容量过低，并进行适当的补液治疗。

（刘 巍 金 辉）

八、阿片类药物的戒断症状及处理

（一）概述

阿片戒断症状是指由于长期或大剂量应用阿片类药物后，骤然停药或大幅度减量或使用拮抗剂占据受体后所出现的特殊综合征。常见的药物包括吗啡、可待因、羟考酮、美沙酮等。

由于长期应用阿片类药物会导致躯体依赖，因此意味着患者需要依赖药物预防阿片类药物的戒断症状。而且出现躯体依赖的时间存在个体差异，当患者停止或减量使用阿片类药物时，躯体需要时间逐步适应，而往往此时就会导致戒断症状出现，通常会发生在停药或减量后 5~30 小时（与不同药物代谢有关）。尤其是接受止痛治疗的癌痛患者在停用或减量阿片类药物时，很少会意识到已经出现的戒断症状，往往认为自己患了感冒。由于他们并不了解阿片类药物会导致这样的戒断症状，因此也不会考虑进行药物治疗或干预。

（二）戒断症状临床表现

早期症状：烦躁、焦虑、肌肉酸痛、泪眼蒙眬、失眠、流鼻涕、出汗、打哈欠等。

后期症状：胃肠绞痛、腹泻、瞳孔散大、鸡皮疙瘩、恶心、呕吐等。

阿片类药物戒断症状发生的时间根据阿片类药物的种类不同而异。短效阿片类药物：如海洛因或羟考酮，戒断症状开始于最后一次用药之后 8~12 小时，在 48~72 小时达到顶峰。长效阿片类药物：美沙酮或丁丙诺菲，戒断症状逐渐发生，在最后一次服药后 24~48 小时可出现部分症状，3~5 天达到顶峰，而且某些症状会持续数周。阿片类药物戒断症状会导致患者不适，并不会危及生命。

（三）诊断依据

（1）长期或大剂量口服阿片类药物止痛治疗史和停药、减量病史

（2）体格检查除外其他系统疾病；

（3）典型的戒断症状；

（4）血常规、肝肾功能和血液生化指标检测。

（四）监测及量表

应用阿片类药物的患者出现戒断症状的患者应常规监测，同时应用戒断症状量表进行评估。根据戒断症状的严重程度确定监测频率。密切监测患者症状、体征和病情变化。

戒断量表并不诊断戒断症状，仅可指导评估已确诊戒断症状的严重程度。反复评估在于确定患者存在戒断症状，排除其他潜在的合并疾病状况，特别是对于那些戒断症状治疗不佳的患者更需要反复评估和监测。

目前临床常用的评估量表包括临床阿片类药戒断症状评估量表（The Clinical Opiate Withdrawal Scale，COWS）和阿片戒断症状主观评估量表（The Subjective Opiate Withdrawal Scale，SOWS）。其中 COWS 包括 11 项条目，评分 0（不存在戒断症状）至>36 分（严重症状；SOWS 包括 16 项条目，评分 0-64 分；这两个量表有效性和可靠性均得到验证，临床均可采用。

（五）治疗

1. 心理支持　应了解患者的对戒断症状的认识程度、发生戒断症状的阿片类药物、剂量、停药或减量的情况，治疗的预期和社会家庭状况等情况，给予患者充分的理解、鼓励和情感支持。

2. 预防并发症　可能发生的并发症包括呕吐和误吸，从而导致肺部感染。而且出汗、呕吐和腹泻可能导致脱水和电解质紊乱。应给予积极的预防和对症支持治疗。

3. 药物治疗　药物治疗不能完全缓解阿片类药物戒断症状，但可以减少患者的不适。通常当评估患者 COWS 评分 8 分或 SOWS 评分在 16~25

分时,才可以开始药物治疗。丁丙诺菲是阿片类药物戒断症状的主要药物。由于丁丙诺菲能缓解戒断症状的严重程度,其他药物并不常用。丁丙诺菲的疗效优于其他药物,其能够缩短排毒时间,并可以长期维持治疗,特别是美沙酮的维持治疗。但应用美沙酮的患者需要停药或减量时,可应用丁丙诺菲替代维持治疗,从而随时间推移缓慢减少美沙酮的剂量,有助于减轻美沙酮的戒断症状强度。首剂给予丁丙诺菲 4~6mg,3~4 小时后评估患者症状,如果患者仍无戒断症状缓解,可继续给予 2~4mg。反复评估患者的症状,根据患者的戒断症状灵活调整药物的剂量。当丁丙诺菲与其他镇静药物(苯二氮䓬类、阿片类药物、酒精和三环类抗郁药)联用时非常危险,可能导致呼吸抑制、昏迷和死亡,见表 2-3。

表 2-3 丁丙诺菲应用举例

	建议剂量	推荐剂量上下限
第 1 天	6mg	4~8mg
第 2 天	8mg	4~12mg
第 3 天	10mg	4~16mg
第 4 天	8mg	2~12mg
第 5 天	4mg	0~8mg
第 6 天	0	0~4mg
第 7 天	0	0~2mg
第 8 天	0	0~1mg

4. 对症支持治疗 对症和支持治疗可以缓解轻度的戒断症状,而且辅助疗法(如洗热水澡)也有帮助,见表 2-4。

表 2-4 戒断症状药物治疗

序号	症状	药物	剂量
1	高血压、颤抖、出汗、焦虑、坐立不安	可乐定[1]	75μg，q6h，按需
2	焦虑、不安	安定[2] 巴氯芬[2]	5mg，q6h，按需 10~25mg，q8h
3	失眠	羟基安定	10~20mg，每天睡前，3~5晚停用
4	恶心、呕吐	异丙嗪[2] 甲氧氯普胺 普鲁氯嗪 昂丹司琼	25mg，q6h，按需 10mg，q6h，按需 5mg，q4~6h，按需 4~8mg，q12h，按需
5	消化不良	碳酸钙 胃能达、镁乳	500mg，1~2片，q8h，按需 根据包装说明使用
6	肌肉酸痛、发热	对乙酰氨基酚 布洛芬	500mg，q4h，24小时不能超过3g 400mg，q4h，按需（无消化道溃疡和胃炎）
7	腹部绞痛	东莨菪碱 奥曲肽（二线）	20mg，q6h，按需 0.05~0.1mg，q8~12h，皮下注射
8	腹泻	洛派丁胺 阿托品	首剂4mg，之后每排稀便一次2mg，按需，连用不能超过48h 0.05mg，q6h，按需

续表

序号	症状	药物	剂量
9	肌肉痉挛	美索巴莫	1000mg，q6h，按需

[1]尽管目前有证据支持可乐定应用，但并未通过 FDA 批准适应证。由于对于许多患者有效，因此推荐作为一线用药。作为非阿片药物治疗选择，该药为临床常用药物，获得方便，没有特殊处方限制。用药期间应监测血压和脉搏。可乐定应用剂量取决于患者是突然停药和逐步减量阿片类药物导致的戒断症状

[2]这些药物为老年患者高风险用药，对于>64 岁的老年患者请慎用

5. 纳曲酮　对于某些患者纳曲酮辅助戒断治疗是一种验证有效的治疗方案，当然该方法应在专业医疗监管下进行。

（刘　巍　王玉栋）

九、阿片类药物其他不良反应及处理

（一）尿潴留

阿片类药物引起尿潴留的发生率低于 5%，与阿片类药物剂量呈正相关，主要是由于膀胱括约肌痉挛和促使抗利尿激素的释放所致。尿潴留的发生率较低，但如果鞘内和硬膜外给药，尿潴留发生的几率增加。如同时使用镇静剂，尿潴留发生率也会增加。前列腺肥大患者也属高危人群。

1. 预防　避免同时使用镇静剂，避免膀胱过度充盈，给患者良好的排尿时间及空间。

2. 治疗　①可采用诱导自行排尿法，如听水流声、热水冲洗会阴部、按摩下腹部等。诱导排尿失败时，可考虑导尿。上述方法无效时可以临睡前给予特拉唑嗪 1~10mg 或坦洛新 0.4~0.8mg 口服。②对于持续尿潴留难缓解的患者，

可考虑换用其他止痛药。

（二）嗜睡及过度镇静

多见于阿片类药物和曲马多治疗初期、加大剂量或合用抗惊厥药、镇静药治疗期间，1~3天后症状多能自行缓解。部分患者因长期受疼痛困扰而失眠，初始使用阿片类药物镇痛治疗数日内的过度镇静状态可能与理想控制疼痛后补偿睡眠有关。如果患者出现明显的过度镇静症状，首先应排除引起嗜睡及过度意识障碍的其他原因，如中枢神经系统疾病、水电解质紊乱等。如果患者出现显著的过度镇静症状，则应减少阿片类药物的剂量。待症状减轻后再逐渐调整剂量至满意镇痛。少数情况下，患者的过度镇静症状持续加重，此时应警惕出现药物过量中毒及呼吸抑制等严重不良反应。

1. 预防 根据患者疼痛程度、并发症和一般状况等，制订个体化镇痛方案，避免过度镇静的发生，初次使用该类药物的剂量不易过高，剂量调整以25%~50%幅度逐渐增加。

2. 治疗 除茶叶、咖啡等饮食调节外，必要时可给予兴奋剂治疗，如咖啡因，口服0.1~0.2g，每日口服4次。哌甲酯能够增强镇痛作用，减轻服用阿片类药物癌症患者的镇静症状。使用哌甲酯这类精神兴奋药能使患者耐受更大剂量的阿片类药物。此外，还可给予莫达非尼每日100~200mg口服，或右旋苯丙胺5~10mg每日口服1~3次。如果使用中枢神经系统兴奋剂治疗镇静过度，则仅在早晨或午后使用以避免夜间失眠。

（三）瘙痒

皮肤瘙痒的发生率低于1%。皮脂腺萎缩的

老年患者、皮肤干燥、晚期癌症、黄疸及伴随糖尿病等患者，使用阿片类镇痛药时容易出现皮肤瘙痒。

1. 预防 注意皮肤卫生，避免搔抓、摩擦、强刺激性外用药、强碱性肥皂等不良刺激，贴身内衣宜选择质地松软的棉制品。

2. 治疗 ①轻度瘙痒可给予适当皮肤护理即可，不需要全身用药。②瘙痒症状严重者，可以适当选择局部用药和全身用药。局部用药主要选择无刺激性止痒药。皮肤干燥可选用凡士林、羊毛脂或尿素脂等润肤剂。全身用药主要选择H1受体拮抗剂类的抗组胺药物。可选择下列药物之一：苯海拉明，每次 25～50mg，肌注或口服给药，每 6 小时 1 次；或异丙嗪每次 12.5～25mg 口服，每 6 小时 1 次。③如果症状无法控制，考虑更换为另一种阿片类药物。也可考虑在镇痛方案中增加小剂量混合激动-拮抗剂。

（四）眩晕

眩晕的发生率约 6%。眩晕主要发生于阿片类药物治疗的初期。晚期癌症、老年人、体质虚弱、合并贫血等患者，用阿片类药时容易发生眩晕。

1. 预防 初次使用阿片类药物时剂量不宜过高。

2. 治疗 轻度眩晕可能在使用阿片类药数日后自行缓解。中重度眩晕则需要酌情减低阿片类药物的用药剂量。严重者可以酌情考虑选择抗组胺类药物、抗胆碱能类药物或催眠镇静类药物，以减轻眩晕症状。如苯海拉明 25mg 口服，或美克洛嗪 25mg 口服。

（五）肌阵挛

肌阵挛可能偶与阿片类药物治疗有关，与其

服用剂量相关，但不可预测。不会随用药时间的延长而耐受。吗啡的神经兴奋性代谢产物可能与肌阵挛和癌痛患者使用大剂量阿片类药物后出现的痛觉过敏状态有关。但是肌阵挛也会在给予其他阿片类药物后出现。

也有人提出肌阵挛与一些辅助用药或者吗啡制剂中的防腐剂有关。当阿片类药物和选择性 5-HT 再摄取抑制药合用时，会增加肌阵挛的发生率。如果可能，将阿片类药物减量、换一种阿片类药物或加用苯二氮䓬类药物（如地西泮、氯硝西泮或咪达唑仑）通常可以减轻肌阵挛。有外周肌松作用的药物也可以减轻肌阵挛，例如丹曲林。

（刘 巍　荆 丽）

十、特殊人群（儿童、老年人、脏器功能不全）的毒性预防

在癌症疼痛药物止痛治疗的临床实践中，常常会遇到许多具体问题，如阿片类止痛药用药剂量问题、药物不良反应的预防和处理问题等；如果这些问题处理不当，将会影响止痛治疗效果及治疗进程。使用阿片类止痛药的高危患者包括儿童、老年患者及药物滥用史、肝肾等重要器官功能不全者。尤其老年患者，会合并有一种甚至多种内科疾病，需要服用多种药物控制不同的症状。

1. 下列情况慎用阿片类药　避免同时使用与阿片类药产生相互作用的药物，如①中枢神经系统抑制剂类药和抗副交感神经作用的药，都可增加阿片类药的中枢神经系统抑制作用和阿片类

药的抗副交感神经的副作用，阿片类药可增强安定、麻醉药、催眠药、镇静药、酒精、肌松剂及抗高血压药的作用。②细胞素 P450 2D6 酶抑制剂，如奎尼丁、氟苯丙胺。③阿米替林；④西米替林；⑤阿片激动/拮抗剂混合剂。

2. 选择药物剂量 使用阿片类药物的初始用药应从低剂量开始。剂量滴定增加幅度也不宜过大。老年患者对阿片类药物的清除率仅较青年人略降低，药物不良反应不受年龄因素影响，因此，老年人服用药物剂量和用药间隔可以参考成年人标准。

3. 辅助药物的选择 老年人、肝肾功能不全的患者，在注意合并用药和药物剂量的同时，应注意正确的使用辅助药以降低阿片类药物的用量，达到预防毒性反应的一种策略，具体措施同正常成年人。

4. 未成年人用药 目前尚缺乏 18 岁以下患者的用药资料，儿童用药数据更是缺乏。不良反应预防和处理的基本原则同成人。但更要强调的是对于儿童患者的附加治疗方法，如患者的父母或其他家庭成员可以像教练一样教会患儿如何来应对疼痛。孩子认为当面临疼痛时父母亲是他们最大的力量来源。给予患儿表扬，尤其是当他们的表现很合作时。鼓励参与让人放松的活动。注意力转移活动，如看幽默的电影或电视节目、讲笑话、读书、玩游戏或听音乐。这些可以减轻患儿对疼痛的意识。要让患儿充满信心，疼痛是可以解决的。

（刘 巍 吕雅蕾）

第四节 阿片类药物的转换

一、阿片类药物转换的概念及目的

(一) 概念

2015《NCCN 成人癌痛指南》指出没有任何一种阿片类药物适合所有患者。如果目前使用的阿片类药物疼痛控制不佳或不良反应持续存在，可更换为等效剂量的其他阿片类药物，以在镇痛和不良反应之间获得平衡。这种方法被称为阿片类药物转换。

(二) 目的

癌痛应当采用综合治疗的原则，根据患者的病情和身体状况，有效应用止痛治疗手段，持续、有效地消除疼痛，预防和控制药物的不良反应，降低疼痛及治疗带来的心理负担，以期最大限度地提高患者生活质量。其核心内容在于更好地消除疼痛及控制不良反应，最大限度的改善患者的生活质量。阿片药物转换是平衡两者之间的重要手段，是控制癌痛的重要措施。

（刘 巍 刘嘉寅）

二、阿片类药物转换及转换时机推荐

(一) 阿片类药物转换

阿片类药物转换主要指在足够的给药剂量情况下疼痛控制不佳和/或不能耐受的不良反应持续存在的情况下，应考虑阿片类药物之间的转换，以达到控制疼痛和降低不良反应。

（二）阿片类药物转换的时机推荐

1. 在足够的剂量滴定情况下疼痛控制不佳，应考虑阿片类药物的转换。

2. 使用阿片类药物出现不能耐受的不良反应，并最大限度地发挥非阿片类药物和非药物干预来限制阿片剂量和治疗的不良反应，如果不良反应仍然持续存在，应考虑阿片类药物的转换。

3. 需改变阿片类药物的给药途径时应进行阿片类药物的转换。

4. 阿片类转换的其他适应症：额外的自付费用、处方的限制、患者自身病情的进展（如吞咽困难、禁食水、鼻饲营养的初期等）应进行阿片类药物的转换。

（刘 巍 单玉洁）

三、阿片类药物转换的原则

1. 遵循各指南中所列出阿片类药物等效剂量换算（剂量比率）、滴定以及维持用药的方法，见表 2-5～表 2-7。

2. 考虑到不同阿片类药物之间的不完全性交叉耐药，如果疼痛得到有效控制，应减量 25%～50%。第一个 24 小时内，充分、快速地滴定剂量以达到镇痛效果。如果之前的剂量无效，可给予 100% 的等效镇痛剂量或加量 25%。

3. 对于口服阿片类药物，将每天需要的新阿片类药物剂量按所需的给药次数平分（如常规口服吗啡需每 4 小时服用一次，即分为 6 份；吗啡控释制剂每 12 小时用药一次，即分为 2 份）。

4. 在转换期间需要注意在口服和肠外途径给药之间转换时，必须考虑到相对效能，以免造成相关阿片类药物过量或剂量不足。

（刘 巍 张 帆）

四、阿片类药物转换的标准流程

1. 评估目前阿片类止痛药物的效果、不良反应及可能影响阿片类药物给药、吸收及代谢的疾病。

2. 确定是否进行阿片类药物转换还是重新滴定。

3. 确定转换的阿片类药物并按照转换原则进行药物转换。

4. 评估疼痛、不良反应进行剂量调整。

5. 确定维持药物剂量，进入维持用药。

表 2-5 阿片类药物等效剂量换算

药物	肠外剂量	口服剂量	转换系数（静脉：口服）	阵痛持续时间
可待因[1,2]	130mg	200mg	1.5	3~4
芬太尼[3]	100ug	-	-	1~3
吗啡[2]	10mg	30mg	3	3~4
羟考酮[1]	-	15~20mg		3~5
曲马多	-	50~100mg	-	3~7

注：＊根据单次剂量研究，与吗啡相比，不同阿片类药物口服即肠外给药的等效剂量以及相对效能换算表

＊由于含有乙酰水杨酸（ASA）或对乙酰氨基酚的复方制剂具有安全限制剂量，故应密切检测剂量。上表所列剂量仅指阿片类药物成分

＊肾功能衰竭的患者避免使用可待因或吗啡

＊列出的等效剂量仅适用于芬太尼静脉给药与其他静脉用阿片类药物的转化。芬太尼透皮贴剂的转换见表 2-6

表 2-6 由其他阿片类药物转化为芬太尼透皮贴剂的推荐剂量换算

芬太尼透皮贴剂	吗啡静脉/皮下口服		羟考酮口服	可待因静脉/皮下口服	
25μg/h	20mg/h	60mg/h	30mg/h	130mg/h	200mg/h
50μg/h	40mg/h	120mg/h	60mg/h	260mg/h	400mg/h
75μg/h	60mg/h	180mg/h	90mg/h	390mg/h	600mg/h
100μg/h	80mg/h	240mg/h	120mg/h	520mg/h	520mg/h

表 2-7 常见阿片类药物剂量转换

药品名	剂型	规格	等效剂量	等效剂量
芬太尼透皮贴剂	缓释 长效	4.2mg/8.4mg	4.2mg/3d	8.4mg/3d
硫酸吗啡缓释片	缓释 长效	10mg/30mg	60mg/d	120mg/d

续表

药品名	剂型		规格	等效剂量	等效剂量
盐酸羟考酮控释片	缓释	长效	10mg/40mg	30mg/d	60mg/d
盐酸吗啡片	速释	短效	5mg	60mg/d	120mg/d
注射吗啡	速释	短效	10mg	20mg/d	40mg/d
曲马多缓释片	缓释	长效	100mg	200mg/d	400mg/d
氨酚羟考酮片	速释	短效	羟考酮 5mg	6 片/日	封顶
氨酚曲马多片	速释	短效	曲马多 37.5mg	6 片/日	封顶
磷酸可待因片	速释	短效	30mg	7 片/日	—

（刘 魏 王俊艳）

五、阿片类药物转换过程对既往其他止痛合并用药的处理

一般而言，阿片药物联合的其他止疼药物包括非甾体抗炎药物、强阿片类药物、弱阿片类药物、针对神经病理性疼痛的止痛药物等，在原阿片类药物副作用难以耐受或止痛效果欠佳时，需要对原阿片类药物进行转化，在转化过程中，原联合的止痛药物根据不同情况，其处理亦有所不同。

1. 同时合并应用其他阿片类药物时，在转化过程中建议停用原来的几种阿片类药物，并根据其剂量转化为一种阿片类药物。

2. 同时合并应用非甾体类抗炎药物时，在转化过程中可暂时停用，以免对阿片类药物的止痛效果造成干扰，如转化的阿片药物止痛效果欠佳，可加用原非甾体类药物。

3. 同时合并应用针对神经病理性疼痛的药物，如加巴喷丁、普瑞巴林等，在阿片类药物转化过程中可继续原剂量应用。

（刘 巍　张 雪）

六、阿片类药物转换过程的毒性预防

阿片类药物转换（opioid swithing）的初衷即是产生更好的止痛效果并将副作用降到最低。不同阿片类药物的不良反应存在区别，在阿片类药物转换过程中必然会面临不同不良反应的出现，因此，规范的进行阿片类药物转换，提前预防不良反应出现以及对患者及其照顾者进行必要的宣教具有重要的意义。

1. 预防不合理阿片类药物转换的副作用。临床上使用阿片转换的主要问题是对转换条件的把握不当，由于医患双方镇痛知识或经验的欠缺，无形中增加了阿片的转换频率，降低了转换成功率。因此，谨慎的剂量滴定和副作用防治是癌痛治疗的基本要求，其前提是医师明晰的治疗思路和患者对癌痛规范治疗的信心，而不能仅仅指望药物的频繁转换。

2. 熟悉不同阿片类药物的副作用，做好提前预防。

3. 注意疼痛评估及不良反应评估，及时给予相应处理。

4. 对患者及其照顾者提前进行止痛药物相关的宣教，并指导预防策略（饮食、行为、药物等）。

（刘 巍　刘 妍）

第五节　处方阿片类镇痛药物的
滥用问题

阿片类药物具有"双刃剑"效应，在有效控制慢性疼痛的同时带来了药物滥用或药物成瘾问题。虽然我们怀着良好的愿望希望为疼痛患者提供一种有效的治疗，但是随之增加了处方药物滥用或成瘾问题。成瘾是导致社会明显压力和负担性的疾病，而且长期认识和治疗不足。医源性药物滥用和成瘾是临床需要重视的问题，也是许多临床医生、患者、家属恐惧和拒绝使用阿片类药物的主要原因之一。如何平衡疼痛控制和社会公共健康问题涉及的药物滥用问题，是临床面临的现实问题。

人们对阿片类药物恐惧的主要原因是缺乏相应的知识。目前临床医生、护士、及心理医生缺乏正规的相关药物成瘾知识培训，实际上目前并没有疼痛与药物滥用或成瘾相结合的教育和培训。许多临床医生在处方阿片药物时，仅能从控制疼痛角度考虑临床用药，但由于对患者用药行为的观察和管理知识不足，往往采取减少处方种类或剂量的方式规避风险。因此，出于对患者和社会负责任的方式，所有处方阿片类药物的医生应给予药物滥用及成瘾医学的相关基础知识培训。培训应该包括成瘾的概念、处方阿片类药物风险因素、风险筛查方法，处方阿片类药物风险评估、成瘾者的行为特点、考虑存在风险的癌痛患者如何合理处置等。

阿片类药物在慢性疼痛控制中的成瘾风险美国药物滥用警告网络系统 1990~1996 年的调查显示：阿片类镇痛药的医疗目的用药明显增加（吗啡、芬太尼和羟考酮的使用量分别上升了19%、116%和23%），而在此期间阿片类药物在药物滥用人群中的使用比例却自 5.1% 下降至3.8%。中国药物用监测中心 2006~2011 年的报告也表明：医疗用麻醉和精神药品在药物滥用人群中的滥用比例呈明显下降趋势。这些数据提示医疗目的用药并不一定增加阿片类药物滥用的风险。

在癌性疼痛的治疗中，鲜见患者阿片类药物成瘾的报道。孙燕院士回顾其 40 余年临床工作，仅在 1990 年开展"癌症三阶梯止痛治疗原则"以前，经历过 4 例非缓释制剂阿片类药物医源性成瘾患者。类似的，2006~2007 年于世英教授牵头开展的 1823 例多中心中重度癌痛患者一项为期 14~56 天羟可酮控释片临床研究中，发现分别有 5 例和 1 例患者出现精神类不良反应"幻觉"和"谵妄"，无明确处方阿片类药物成瘾。

一、相关成瘾的几个概念

（一）药物滥用（Abuse）

WHO 药物依赖专业委员会对"滥用"做出如下定义：药物滥用是指与医疗需要无关、持续性或间断性使用大剂量麻醉药物。该定义明确说明，只要是医疗上的需要，无论用药时间的长短，是否有副作用，是否产生药物的依赖，都不属于药物滥用的范畴，这样将药物滥用与癌痛治疗中长期使用镇痛药物区别出来，消除了医务人员和患者概念上的混淆和顾虑。药物滥用常常导致耐受性和药物依赖性，药物依赖可以加重药物滥用。

（二）耐受性（Tolerance）

机体在多次使用某些药物一定剂量后，产生的药效渐渐降低，要想达到原来初次使用时的药效，必须加大剂量。这种机体对药物反应性渐渐降低的现象称为耐受。耐受是一种常见的药理反应，长期使用镇痛药物治疗疼痛，镇痛的效价下降。通过静脉或肌内注射途径给药时，耐药的出现较口服途径用药更快些。耐药的早期症状是镇痛作用的强度下降和时间缩短，因此需要增加药量和（或）用药次数。但是对于癌痛患者药量的增加常常与病情发展有关，是疼痛强度增加的结果，尤其是晚期癌症患者较为常见，应注意根据患者的需求，增加药量达到有效缓解疼痛的目的。麻醉性镇痛药之间存在不完全交叉耐药现象，调整用药种类常常可以使疼痛得到满意的缓解。

（三）成瘾性（Addiction）

WHO指出：成瘾性又称心理依赖，它是一种行为模式，其特征表现为抑制不住的寻找药物的行为，这种行为导致不可抑制的获得和使用麻醉药品；美国国家医学委员会指出：成瘾性是一种具有遗传和环境影响的神经行为综合征。由于心理上的作用，患者会对药物使用产生心理上的依赖，其特征是尽管知道对身体有害，仍强制性使用。成瘾性等同于药物心理依赖性，而与药物的身体依赖和耐受性的概念是不同的。

"成瘾性"术语目前已被"药物依赖性"代替，"成瘾"典型的特征是强制性连续或周期性摄取药物以便感受其精神作用，以及有时避免因缺少而带来的不适。癌痛几乎没有"成瘾"问题，因为患者获取阿片类药物的主要目的是为了得到疼痛的缓解，而非为了追求得到精神上的享受。资料表明，在一项12000例接受强阿片类药物的患者中，仅有4例患者发生了与阿片类药物有关的成瘾问题，另一项24000例回顾性研究中，仅有7例出现不同程度的"成瘾性"。处方阿片类镇痛药物导致成瘾非常罕见。

1. 依赖的定义　WHO药物依赖专业委员会对药物依赖性的定义是：在生理以及行为上患者不同程度地将使用精神活性药物（麻醉剂）作为生活的首要之事，其特点是极度渴望获得和使用这类药物，并有长期寻求这些药物的行为。药物依赖性可以造成身体上、精神上、社会上或它们之间的一些不良后果。是反复地（周期性或连续地）用药所引起的人体对于药品的心理上的或生理上的，或兼而有之的一种依赖状态，其核心概念是有服用麻醉性镇痛药物的渴望或强迫感。药物依赖可以分为两类，精神依赖和身体依赖。

2. 精神依赖性 亦称心理依赖性，是使人产生一种欣快感觉，并且在精神上驱使该用药者具有一种要周期性地或连续用药的欲望，产生强迫性用药行为。精神依赖是造成镇痛药物滥用的最基本的药理特性，也违背了医疗目的本身。

3. 身体依赖 亦称生理依赖，它是由于反复用药所造成的一种适应状态，使得当中断用药后产生一种强烈的身体方面的损害，即戒断症状，表现为精神和身体方面出现的一系列特有的症状。停药后出现严重的戒断症状，是依赖的主要特征。

药物依赖性分为身体依赖性和精神依赖性。精神依赖性即过去习惯所称的"成瘾性"。精神依赖性是药物所产生的特殊精神效应，表现为对该药物的强烈渴求感和欣快感，出现反复的、难以自我控制的强迫性觅药行为和用药行为，多为非医疗目的使用。身体依赖性是阿片类药物镇痛治疗过程中或突然停药出现戒断症状等，为正常药理作用，并非成瘾。

经生物学研究表明阿片类药物的成瘾机制是一种与药物、环境和基因的复杂关联作用。目前通行的物质滥用和物质依赖诊断依据为《国际疾病分类》第 10 版和《美国精神疾病诊断标准》第 4 版。

从理论上讲，成瘾是需要条件的，首先成瘾多是正常人使用成瘾药物获得精神上的欣快感受或幻觉，得到心理的满足。其次，一般采用能够达到快速提升血药浓度的给药方式，多为脂溶性药物可以快速通过血-脑屏障，最后这些药物对边缘系统的作用有特异性。例如，海洛因的成瘾性一定会比吗啡强，因为吗啡是中度脂溶性药物，用药后通过血-脑屏障的能力较差，需要一段起效时间，很难快速到达成瘾者需要的"嗨"的感觉。如果使用控缓释制剂，更难达到心理依赖的感受。所以合理规范的使用强阿片类药物是避免医源性成瘾的要素，在临床上应该避免使用针剂、肌肉或静脉注射给药。癌中度或轻度程度癌痛患者使用强阿片类药物时，尽量采用控缓释制剂。

二、药物依赖的诊断

WHO 的专家认为药物依赖性是一组包括认识、行为和生理方面的多元现象，因此对它进行评价时要采用综合性的标准。根据世界卫生组织提出的指导原则，具有下述 6 种现象中的 3 种以上者即可以诊断为"药物依赖性"。这 6 种现象是：

1. 对药物的强烈向往或难以抑制的精神需求。

2. 难以控制对该类药物使用的行为，包括需求冲动的发作，及对所需药物剂量的控制。

3. 当终止或减量使用该药时，患者会出现典型的戒断综合征，于是再次使用相同或类似的药物以期缓解或避免戒断综合征。

4. 出现耐药性表现，例如需要增加麻醉药物剂量以达到最初使用小剂量时获得的效果。

5. 由于迷恋于该类药物，患者越来越对社会上的其他娱乐活动不感兴趣，而把更多的时间用于寻求及使用该类药物上或需要更长的时间从药物作用中恢复过来。

6. 尽管已表现出该药物过量的毒性反应，例如出现精神抑郁或功能障碍，患者也确实知道这些有害结果的性质和程度，但还是持续使用该药物。

我们在临床治疗中体会到，癌痛患者有时需要增加药量以达到止痛的效果，当停药时，患者也可以出现戒断症状。这些患者具备了上述诊断标准中的两项，除非患者再出现其余四项中的一项，否则不能认为存在药物心理依赖问题。

三、疼痛患者的风险评价和分类

Gourlay 等人提议临床按成瘾倾向将疼痛患者分为低、中、高风险三类：①对低风险患者，即无物质滥用史和精神疾病、无异常行为或药物滥用倾向的患者，采取疼痛基础治疗；②中等风险患者，即可能有物质滥用史或精神疾病的患者，需在专家的指导下进行疼痛基础治疗；③对高风险患者，即目前存在药物滥用或异常行为增加的患者，需进行专门的疼痛管理。Passik 等人则制订了疼痛评价和管理方法（Pain Assessment and Documentation Tool，PADT），又称"4As"，对镇痛药物、药效、不良反应和异常行为进行评价。其中，异常行为是滥用阿片类镇痛药物的标志，可表现为未遵医嘱用药（例如改变剂型）、药物流失以及骗取药物等。

目前已经设计出许多检测处方阿片治疗疼痛出现药物滥用的工具，包括：处方药物使用问卷（Prescription Drug Use Questionnaire PDUQ）；通用阿片滥用测量问卷（Current Opioid Misuse Measure COMM）是一种17条目，患者自己填写的问卷；疼痛药物治疗问卷（Pain Medication Questionnaire PMQ）是一种24条目，患者自己填写的问卷；成瘾行为分类条目（Addiction Behaviors Checklist ABC），是一种20条由临床医生观察的项目；药物滥用索引是几种测量方法联合方式，包括了SOAPP、COMM，尿液毒理学检测，及其他测量方法已经用于预测和鉴别风险行为。

阿片类药物的成瘾是以出现渴求与追求欣快为代表，更多的表现系主观症状。阿片类药物戒断主观评定量表（Subjective Opiate Withdrawal Scale，SOWS）从肌肉运动、自主神经、骨骼肌肉与胃肠道系统的症状对戒断症状及严重程度做出评估，目前已应用于阿片类镇痛药的临床试验。SOWS共16项指标，包括：焦虑、打哈欠、出汗、流泪、流涕、寒战、震颤、发热、发冷、骨骼肌肉痛、激动不安、恶心、呕吐、肌肉痉挛、胃痛和渴求。每项指标的理论分值范围为0~4分，0分为无任何症状，4分为出现极严重症状。

四、预防措施

有学者已经建议使用全面预防措施的概念来处方阿片治疗慢性疼痛，Gourlay等推荐下列10

个步骤:

1. 做出恰当的特异性诊断

2. 做出包括药物滥用和成瘾风险的心理评估

3. 提供同意使用阿片的根据（口头的、文字的及签字）

4. 签署知情同意书（口头、文字及签字）

5. 评估和记录治疗前的疼痛和功能状态

6. 给予恰当的阿片治疗的滴定（可联合使用辅助药物）

7. 定期反复评估疼痛指数和功能改善情况

8. 在四个同样条件下给予评估疼痛：

镇痛-使用同样的疼痛指数评估方法

状况-身体和心理功能

治疗和采用救援药物的副作用

与药物相关的不确定的行为

9. 周期性的复查疼痛诊断和共病的情况，包括阿片滥用和成瘾的风险

10. 在特定情况下自行记录和检查阿片处方使用情况

五、阿片类药物"成瘾性"的几种误区

1. 错误地认为使用阿片类药物患者会"成瘾"，从而不愿意使用强阿片类药物，常常使用非甾体类抗炎药物联合弱阿片类药物，但疼痛得不到有效得缓解。

2. 错误地认为"成瘾"会给患者带来比疼痛更"麻烦"的问题，因而控制使用吗啡等强阿片类药物，导致阿片类药物的使用强度和（或）剂

量明显不足，患者仍然处于痛苦的折磨之中。

3. 仅在患者处于临终期，当患者疼痛非常剧烈时，才小量使用阿片类药物，并且是按需给药，不敢按时给药，使患者疼痛控制的非常不满意。

4. 将吗啡耐药现象误认为是"成瘾"的表现，患者或家属、医务人员不愿意很快增加药量，用药量明显不足。

5. 对"成瘾性"、身体依赖和耐药性的概念混淆，患者出现戒断症状时误认为是"成瘾"的症状，从而控制镇痛药物的使用，进一步导致用药量不足。

六、阿片类药物使用的注意事项

1. 癌症镇痛治疗中，通常应用强阿片类药物，但有的患者的疼痛非常剧烈时，阿片类药物效果不满意，采取微创介入治疗方法将疼痛控制后，这时患者可以逐步停止使用阿片类药物，而不出现戒断症状。表明癌痛患者一般不会发生药物依赖。

2. 长期使用阿片类药物治疗疼痛的患者，因为伤害性刺激的性质和疼痛程度的增加，患者为了止痛的需要不断地增加阿片类药物的剂量，停药后可以出现戒断综合征。但并不能诊断为阿片类药物依赖。因为依据 WHO 所确定的药物依赖的标准，只有满足六条中的三条，药物依赖的诊断才能成立。存在戒断症状的患者，当疼痛得到缓解后，通过一段时间逐渐减量和更换替代药物，可以停止使用阿片类药物。

3. 阿片类药物镇痛的患者，常常出现药物耐受现象。阿片类药物无封顶效应，可以根据患者止痛的需要增加用药量直至疼痛得到有效的控制。药物耐受与药物依赖两者不是等同的关系。在采用其他治疗手段减少疼痛强度后，阿片类药物的使用量常常会明显减少。

4. 消除癌症患者疼痛治疗中对阿片类药物"成瘾"的恐惧，是十分艰巨的任务。对医护人员的教育和培训是十分重要的，同时对患者和家属进行教育和宣传也是提高镇痛效果的重要环节。

WHO癌痛和姑息治疗专家组认为，对于晚期癌症患者唯一现实的治疗选择是止痛和姑息治疗。调查表明，约50%以上的癌痛患者的疼痛未得到有效的缓解。WHO专家委员会还认为，包括吗啡在内的阿片类药物是必不可少的镇痛药物。镇痛治疗过程中，阿片类药物发生药物依赖是非常少见的，长期使用阿片类药物也是安全的，不能把戒断症状和耐药现象与药物依赖混为一谈。采用肌内注射途径较口服给药途径更容易产生耐药和药物身体依赖。在癌痛治疗中消除"恐阿片症"是非常重要的，通过宣传和教育公众正确对待阿片类药物治疗癌痛，解除用药的障碍和顾虑，才能使癌痛患者使用足够强度或剂量的阿片类药物，使患者的疼痛得到满意的缓解，提高癌痛患者的生活质量。

众多文献表明，癌痛得不到满意缓解的主要因素是存在治疗上的误区，尤其是不恰当的恐惧"成瘾"，使阿片类镇痛药物使用不足。对阿片"成瘾"的恐惧来自药政管理人员、医生、护士、患者和家属等四个方面，因此需要从多个层次进行分析和教育，以期排除这一癌症疼痛治疗中的主要障碍。恐惧阿片类药物"成瘾"的历史渊源，是来自鸦片战争给我国人民带来灾难和痛苦，并留心下了深深的烙印。近年来全国性的反毒品运动和宣传，加剧了公众对阿片的恐惧。阿片类药物具有双重作用：治疗作用和"成瘾性"。目前对成瘾性的宣传较多，而对其医疗作用的宣传相对不足。许多患者或医务人员常常把阿片类药物耐药现象或由于疾病的进展增加药量误解为"成瘾"，导致处方剂量不足。关键还是医护人员缺乏相关教育，不能区别成瘾、耐受、身体依赖等相定义。

（王　昆）

第六节　癌痛的精神科辅助
药物治疗

　　辅助药物是指用于癌痛治疗相关的各种辅助药物治疗。辅助药物可用于癌痛三阶梯治疗的任何一个阶段。辅助用药可以增强阿片类药物的镇痛作用，减少阿片类药物的毒性反应，改善终末期癌症患者的其他症状。有学者将癌痛治疗中的辅助用药分为两大类，一是增强阿片药物的镇痛效果，缓解焦虑、抑郁和烦躁等精神症状的药物；二是用于减轻各种镇痛药物带来的副作用的药物。癌痛三阶梯治疗原则中的辅助用药通常是指前者，主要包括抗抑郁剂、抗惊厥药物、皮质类固醇类激素、NMDA 受体通道阻滞剂、抗痉挛药物以及肌肉松弛剂等。

下面将临床上较常使用的抗抑郁剂和抗惊厥药物简要介绍如下：

一、抗抑郁药

癌痛的顽固持续存在，使之比其他任何症状更易引起患者的心理和精神障碍，抑郁、焦虑等不良情绪能明显地加重疼痛的感知和体验。所以，在控制癌痛中引入心理和精神治疗非常重要。抗抑郁药不仅可以有效处理癌症患者的焦虑、抑郁、失眠等精神症状，还可以作为癌痛的辅助治疗，用于癌痛三阶梯治疗的任何一个阶段，该类药物可增强阿片类镇痛药的镇痛效果，或产生直接镇痛作用，对神经病理性疼痛，特别是持续性灼痛更有效。

关于抗抑郁药的镇痛机制尚不清楚，可能存在多种机制，如调节伤害性疼痛传导的下行抑制通路，主要通过 5 羟色胺（serotonin，5-HT）和去甲肾上腺素（norepinephrine，NE）能系统发挥作用，具有内在的镇痛特性；对内源性阿片受体的神经调节作用；增加阿片类药物的生物利用度等。NCCN 成人癌痛指南指出。

（一）三环类抗抑郁药（TCAs）

TCAs 通过 5-HT 和 NE 能系统、多巴胺能系统、阿片受体、Na^+、K^+ 及 Ca^+ 离子通道、NMDA 受体等发挥镇痛作用。有研究证明阿米替林用于乳腺癌根治术后神经病理性疼痛有效，剂量范围为 25-100mg/d。阿米替林应用最广，价格便宜，镇痛所需剂量通常远低于治疗抑郁症的剂量。从小剂量开始使用阿米替林，尤其对虚弱的患者初始剂量要低，12.5mg 睡前服用是安全的起始用药剂量，如未出现过度镇静或抗胆碱能不良反应，可每隔3天逐渐增加用药剂量，最高日限制性剂量为150mg。TCAs的镇痛作用通常在一周内起效，而抗抑郁作用起效时间常超过2周，可见TCAs的镇痛作用并不依赖于其抗抑郁作用。TCAs常见的副作用包括镇静、口干、体位性低血压、便秘和视力模糊，故TCAs通常不作为抑郁障碍的首选治疗药物。TCAs必须慎用于自杀意图强烈和心脏传导异常的患者。

（二）新型抗抑郁药物

文拉法辛、度洛西汀为，均可以治疗神经病理性疼痛。文拉法辛除了具有5-HT和NE再摄取抑制作用，还具有钠通道阻滞活性、弱的多巴胺再摄取抑制作用和轻度的NMDA受体拮抗作用以发挥镇痛作用。一项治疗乳腺癌患者神经病理性疼痛的随机安慰剂对照研究纳入15例患者，均为手术或放疗后出现的神经病理性疼痛，结果显示与安慰剂相比，文拉法辛在高剂量（37.5mg或75mg/d）时可以减轻患者的疼痛。文拉法辛起始剂量37.5~75mg/日，剂量范围为75~225mg/d，其不良反应较TCAs少，常见的不良反应为镇静、困倦、轻微头痛、疲劳、恶心和口干等；虽然心律失常的不良反应罕见，但仍应注意监测心功能。高血压的发生呈剂量依赖性，故长期服用文拉法辛需定期监测血压，如果出现持续性血压升高，应减量或停药。

度洛西汀通过5-HT和NE能系统起到镇痛作用。一项8个国家参与的随机、双盲、安慰对照的交叉研究，纳入231例化疗导致的外周神经痛的患者，结果显示与安慰剂比较，度洛西汀明显减轻疼痛。度洛西汀的起始剂量为20~30mg/d，推荐剂量为60mg/d，但120mg/d可能更有效。与文拉法辛不同的是，度洛西汀最常见的不良反应为恶心，患者在用餐时服药也可降低恶心发生率。度洛西汀对心血管系统及血压无影响。

（三）非典型抗抑郁药

安非他酮为NE和多巴胺（DA）再摄取抑制剂，不作用于5-HT，通过NE和多巴胺系统起到镇痛作用。常用于改善癌症患者的疲劳，对非癌性神经病理性疼痛的疗效确切，缺乏对癌性神经病理性疼痛的研究。常用起始剂量为150mg/d。本药的优点是无抗胆碱能不良反应，心血管不良反应小，不会引起性功能障碍，无镇静作用，不增加体重。但安非他酮有引起癫痫发作的危险，因此禁用于癫痫发作或有癫痫病史的患者。常见的不良反应为口干、失眠、头痛、胃肠不适、震颤、便秘和头晕。

曲唑酮通过5-HT能系统发挥镇痛作用，抗胆碱能和心血管方面的不良反应较TCAs少，推荐剂量范围为125~300mg/d，常见反应为头晕、恶心。曲唑酮与阿米替林治疗癌症疼痛和其他疼痛综合征的随机对照研究纳入27例癌症患者，均已使用阿片类药物或非甾类药物，结果显示两者在疼痛强度、睡眠时间、不良反应等各方面相似，提示曲唑酮与阿米替林治疗癌性神经病理性疼痛的疗效相当。

二、抗惊厥药

抗惊厥药用于神经病理性疼痛有一定疗效，对尖锐的刺痛、刀刺样或电击样神经病理性疼痛有效，如臂丛、骶丛、带状疱疹引起的疼痛，化疗导致的神经损伤所致的疼痛。单独使用加巴喷丁、卡马西平、氯硝西泮或与抗抑郁药、阿片类药物联合应用，可有效治疗神经病理性疼痛。

（一）卡马西平

卡马西平常用于三叉神经痛、舌咽神经痛，可诱导肝药酶表达，可能影响其他药物的代谢，已报告的药物相互作用很多，如选择性 5-HT 再摄取抑制剂（SSRIs）、安非他酮和对乙酰氨基酚等，因此同时服用多种药物的患者应慎用。

（二）加巴喷丁

加巴喷丁最早用于疱疹后神经痛，目前已经越来越广泛地应用于癌性神经病理性疼痛的治疗。加巴喷丁可能存在多种作用途径，主要通过与中枢神经系统电压依赖钙通道的 α2δ 亚基结合产生止痛作用。加巴喷丁具有良好的耐受性，与其他药物相互作用少。有研究发现使用羟考酮控释片单药治疗癌性神经病理性疼痛效果不理想时，早期联合加用巴喷丁可能有效，且耐受性较好，联合治疗组的主要副作用为便秘及恶心，其发生率与单药组无显著差异。通常起始剂量 100~300mg 每晚睡前服用，逐渐加量，最大剂量可达 3 600mg。加巴喷丁不会引起其他抗癫痫药物所致的认知障碍，其副作用主要是嗜睡和头昏。

（三）普瑞巴林

普瑞巴林是一种新型的突触前膜电压依赖性钙通道的阻断剂，与加巴喷丁有同样的结合位点，可通过抑制中枢神经系统电压依赖性钙通道的 $\alpha2\delta$ 亚基，减少 Ca^{2+} 内流，从而调节影响痛觉传导通路的神经递质的释放，并通过多种途径影响中枢敏化的过程达到止痛作用。意大利一项癌症多中心对照研究，纳入 409 例中重度癌性神经病理性疼痛患者，分为三组：盐酸羟考酮控释片联合普瑞巴林，单用盐酸羟考酮控释片和单用普瑞巴林，结果显示盐酸羟考酮控释片联合普瑞巴林治疗中重度癌性神经病理性疼痛疗效显著，且两药平均剂量分别减少 22% 和 51%。国内一项观察单用盐酸羟考酮控释片或联合普瑞巴林治疗中重度混合性或神经病理性癌性疼痛的随机对照研究结果显示，联合治疗组疼痛缓解率高于单药组，且盐酸羟考酮控释片维持剂量低于单药组，便秘发生率差异无统计学意义，提示盐酸羟考酮控释片联合普瑞巴林治疗中重度混合性或神经病理性癌性疼痛效果明确，可减少盐酸羟考酮控释片用量。起始剂量可为每次 75mg，每日 2 次，可在 1 周内根据疗效及耐受性增加至每次 150mg，每日 2 次，常见的不良反应主要为头晕、嗜睡、共济失调、意识模糊、乏力、视物模糊、运动失调、口干、水肿、体重增加及"思维异常"（主要为集中精力困难/注意困难）。

一篇关于抗抑郁药或抗惊厥药联合阿片类药物用于癌痛神经病理性疼痛的综述指出，辅助用药对于癌性神经病理性疼痛的作用，明显弱于非癌性神经病理性疼痛；辅助用药疗效在4~8天内显现，之后即使增加剂量，疗效不再增加，建议大部分患者在使用辅助用药时，低剂量起始，一周内观察其疗效，如果无效，可考虑增加剂量，或更换药物。NCCN成人癌痛指南指出，抗抑郁药和抗惊厥药是治疗癌症相关神经病理性疼痛的一线辅助镇痛药物。这类药物对使用阿片类药物仅能部分缓解疼痛的患者有所帮助，肿瘤患者的辅助镇痛治疗常依据个人经验或依据非癌痛人群的数据制定的指南进行，评估并明确疼痛的性质是取得良好治疗效果的前提，大多数辅助镇痛药物在处理神经病理性疼痛中可能更有效，辅助药物的疗效在不同类型的神经病理性疼痛以及个体患者间会有所差异。表2-7列出了常用于癌性神经病理性疼痛的抗抑郁剂和抗惊厥药。图2-2列出了癌性神经病理性疼痛辅助用药的治疗流程。

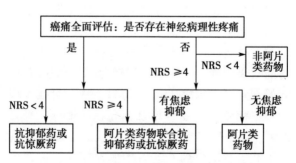

图2-2 癌性神经病理性疼痛辅助用药的治疗流程

注：NRS表示疼痛数字评分法

表 2-7 常用于癌性神经病理性疼痛的抗抑郁剂和抗惊厥药

药物分类	药物名称	起始剂量	常用剂量	副作用
TCAs	阿米替林	12.5-25mg QN	12.5-25mg QN	便秘、口干、视物模糊、镇静、尿潴留
SNRIs	文拉法辛	37.5-75mg/d	75-225mg/d	便秘、恶心、呕吐、食欲减退、嗜睡、出汗、
	度洛西汀	20-30mg/d	60-120mg/d	镇静、性功能障碍、高血压
非典型抗抑郁剂	安非他酮	75mg Bid	150-300mg/d（即释剂型单次剂量需小于 150mg）	激越、震颤、出汗、头痛、便秘、口干、视物模糊、恶心、癫痫发作的风险增加

续表

药物分类	药物名称	起始剂量	常用剂量	副作用
抗惊厥药物	卡马西平	50-100mg Bid	50-1200mg/d	恶心、呕吐、镇静、视物模糊、眼球震颤、皮疹、血压变化、肾毒性、抗利尿激素分泌异常综合征、骨髓功能不全、白细胞减少、血小板减少
	加巴喷丁	100-300mg QN	300-3600mg/d	镇静、共济失调、视物模糊、外周水肿
	普瑞巴林	75mg Bid	150-600mg/d	头晕、嗜睡、口干、外周水肿、视物模糊、共济失调、意识模糊、乏力、思维异常

注：TCAs 表示三环类抗抑郁药，SNRIs 表示 5-HT 及 NE 再摄取抑制剂，QN 表示每晚一次，Bid 表示每日两次。

（宋丽莉　唐丽丽）

第七节 糖皮质激素在癌痛中的合理应用

一、糖皮质激素在疼痛治疗中的应用

糖皮质激素（glucocorticoid, GC）是由肾上腺皮质束状带合成和分泌的一类激素的总称，属于类固醇激素（甾体激素）。生理剂量 GC 参与调控糖、蛋白质、脂肪代谢，调节钾、钠和水代谢，对维持机体内外环境平衡起重要作用。药理剂量 GC 有抗炎、免疫抑制、抗毒和抗休克等作用。由于其强大的抗炎、镇痛作用，还有预防作用，因而被广泛应用于疼痛治疗。

（一）概述

1. 糖皮质激素用于疼痛治疗的理论依据

（1）抗炎作用：GC 能够治疗炎症性疼痛主要与其抗炎效应有关。在药理剂量下，GC 具有强大的抗炎作用：①通过稳定白细胞溶酶体膜，防止白细胞释放有害的酸性水解酶。②抑制巨噬细胞、中性粒细胞及单核细胞向炎症部位趋化、聚集和移位血管外，减轻组织炎症反应。③减弱白细胞对毛细血管内皮细胞的黏附作用。④增加血管张力，降低毛细血管壁通透性及水肿形成。⑤减少补体合成。⑥抑制肥大细胞脱颗粒，减少组胺及激肽释放。⑦抑制磷脂酶 A_2 的活性，减少前列腺素 E_2、前列环素、白三烯、血小板活化因子等致痛介质的合成释放等。

研究发现地塞米松明显抑制继发性炎症疼痛，并认为其镇痛机制可能与其抑制了体内致痛物质 NO 的产生有关。已有研究证实其抗炎效应大于非甾体抗炎药（NSAIDs），并且其抗炎效应也存在差异，地塞米松、曲安奈德、氢化可的松的抗炎作用分别为 25:5:1。

（2）镇痛作用：临床上联合应用激素控制癌痛，尤其骨转移癌痛已达成共识，但对非癌性、慢性、顽固性疼痛是否有效尚存争议。已有报道证实中枢糖皮质激素受体的激活将导致痛觉过敏，一项对大鼠的动物实验研究显示在神经病理性疼痛形成的早期有炎症机制参与，且在局部或鞘内使用糖皮质激素均能抑制脊髓胶质细胞的激活和炎性细胞因子的释放，前者对大鼠疼痛行为的改善更明显，其机制可能与脊髓糖皮质激素受体激活程度有关，另有研究显示，无论内源性和外源性糖皮质激素均可以通过抑制脊髓前强啡肽原 mRNA 的表达参与镇痛，因而认为激素也可以应用于神经病理性疼痛的治疗。

糖皮质激素的镇痛机制包括：稳定神经元细胞膜，从而抑制敏感化后根神经节和受损神经纤维中的异位放电；使神经元超极化及膜电阻减小，直接麻醉受激惹神经组织中脱髓鞘的伤害感受性 C 纤维；阻断神经肽合成，抑制磷脂酶 A_2 活性；减轻受损神经根的炎症水肿，改善微循环，避免神经的缺血性损伤；抑制前列腺素合成，降低后角神经元敏感化及继发的中枢敏感化"卷发条现象"；抑制胶质细胞通过促炎症因子、一氧化氮、活性氧自由基等激发的的疼痛效应而发挥镇痛作用。

（3）预防作用：有报道认为，在带状疱疹急性期应用激素可预防带状疱疹后遗神经痛，但仍缺乏更可靠的证据。但已有实验研究证实，鞘内注射地塞米松能通过抑制被激活的胶质细胞所分泌的前炎症细胞因子 TNF-α 和 IL-1β 等起到预防及治疗大鼠模型因坐骨神经损伤所致的神经病理性疼痛。P2X3 受体是痛信息从外周向中枢传递的门户。机械、热刺激和炎性疼痛信号传递与 ATP 激活 P2X3 受体有关。出生前大鼠给予地塞米松预处理，出生后 1~7 天大鼠 DRG 和腰骶段脊髓 P2X3 受体 mRNA 表达持续降低。从而提示，地塞米松预处理在痛信息从外周向中枢的传递中发挥着重要的作用。

2. 糖皮质激素用于疼痛治疗的适应证和禁忌证

（1）适应证：继发炎症性疼痛，尤其急性期疼痛；癌性疼痛，尤其骨转移癌痛；神经卡压性痛，尤其神经根水肿；慢性、顽固性神经病理性疼痛；某些急性骨关节、肌肉、韧带、肌筋膜炎性反应引起的疼痛等。

（2）禁忌证：骨质疏松症、糖尿病、高血压、活动性消化性溃疡、肝功能不全、感染性疾病、胃肠吻合术后、骨折创伤修复期、角膜溃疡、肾上腺皮质功能亢进者、精神病患者及妊娠妇女等禁用，老年人应慎用。

3. 给药途径

（1）全身给药：包括口服、静脉或肌内注射，如慢性结缔组织疾病主要采取口服给药，静脉注射或肌内注射多用于大剂量冲击疗法或用于急性炎症水肿。

（2）局部注射：慢性肌骨骼疼痛常采用关节腔内（如肩关节、膝关节、髋关节、踝关节等）、关节周围、肌腱和韧带周围、软组织触痛点局部注射的方法。

（3）神经阻滞：研究证实 1.5% 的利多卡因 34ml 加入地塞米松 2mg 用于腋路臂丛神经阻滞时可延长利多卡因对感觉和运动的阻滞时间。

（4）硬膜外腔注射：能选择性作用于病变部位并维持较高的药物浓度，且安全性优于鞘内给药。适用于脊椎病变所致的慢性疼痛，如椎间盘源性疼痛、脊髓或脊神经根压迫所致的疼痛，非压迫性炎症导致的脊神经根炎，带状疱疹性神经痛等。

根据 GC 的毒性和不良反应发生率的大小，GC 用于硬膜外腔注射时首选复方倍他米松和利美达松，次选曲安奈德、甲泼尼龙、地塞米松，禁用泼尼松龙、氢化可的松和泼尼松，应用时只选择一种激素，杜绝重复用药。

硬膜外激素注射的副作用大部分轻微或是一过性的，但也可能出现严重的并发症，如脑干和（或）颈部脊髓梗死、颅腔积气、硬脑膜下血肿、截瘫等。建议首选高溶解性、小颗粒的激素制剂，注射激素前给予试验量的局麻药、影像引导、不用镇静药、使用较钝的穿刺针等，以减少并发症的发生。

（5）鞘内给药：关于其安全性仍有争议。鞘内注射 GCS 导致神经受损的程度与激素的类型有关，毒性由小到大依次为地塞米松<甲泼尼龙和曲安奈德<乙曲安奈德和氢化可的松。也有证据表明鞘内注射甲泼尼龙和地塞米松未发生明显的粘连性蛛网膜炎。

（二）糖皮质激素在疼痛治疗中的应用

从 1949 年 Hench 等发现糖皮质激素可缓解

类风湿关节炎的症状，到 1952 年，Robechhi 等首次报道了硬膜外腔糖皮质激素注射给药的方法及疗效。半个世纪以来，它在疼痛治疗领域的应用，经历了滥用、怯用和今日之合理应用三个阶段。考虑到其副作用，严格掌握糖皮质激素在慢性疼痛治疗中的适应证显得尤为重要，目前糖皮质激素主要用于治疗炎症及创伤后疼痛、肌肉韧带劳损、神经根病变引起的疼痛、软组织或骨关节无菌性炎性疼痛、风湿性疼痛、癌痛及复杂区域疼痛综合征。

1. 炎症性疼痛

（1）带状疱疹性神经痛：糖皮质激素在带状疱疹中的应用一直存在争议，但多数学者认为，带状疱疹患者必须在足量应用抗病毒治疗的同时慎重使用糖皮质激素。在无禁忌证的前提下，对头面部三叉神经受累、局部炎症水肿明显伴疼痛剧烈，老年患者疼痛剧烈或伴发局部功能障碍的带状疱疹患者可考虑早期加用中等剂量的糖皮质激素治疗，如泼尼松片 5~10mg，每日 2~3 次，3~7 天为一疗程，可有效缓解疼痛和局部水肿，促进皮损愈合，改善患者生活质量。

（2）神经根病变引起的疼痛：如局灶性椎间盘突出或纤维环撕裂引起的轴痛；髓核脱出或脊髓硬化症等压迫性损伤引起的神经根病变；非压迫性炎症引起的脊神经根炎反应。变性核脱出的椎间盘可以释放出磷脂酶 A_2 导致神经根炎症和水肿致神经性疼痛，而 GC 可减轻炎症水肿从而缓解神经根性疼痛。有报道显示经椎间孔硬膜外腔注射 GC 有效率高达 71%~86%。

综合文献报道认为，硬膜外腔使用 GC 治疗疼痛时，不同的穿刺路径和给药部位存在疗效差异。腰部经椎间隙径路硬膜外注射激素治疗腰部神经根性疼痛的近期效果（6 周内）很好，但是长期效果（6 周或更长）有限，经椎间孔和骶管径路近期效果虽很好，但长期效果中等，对腰椎板切除术后综合征所致的疼痛效果有限，颈部硬膜外激素注射对颈部神经根性疼痛效果中等。对腰椎间盘突出症所致的神经根性疼痛，在保守治疗或术后分别采用地塞米松治疗，疗程 5 天，治疗前 3 天地塞米松 20mg 加入 100g/L 葡萄糖溶液中每天静脉滴注 1 次，第 4 天将地塞米松减量为 10mg，第 5 天减量至 5mg 后停药。不仅在保守治疗中能迅速缓解腰腿痛，配合手术也有强效镇痛作用。椎管内激素和臭氧注射联合神经根脉冲射频也被证实对椎间盘突出所致根性痛有良效。

（3）风湿病或骨关节炎无菌性炎症所致的疼痛：如风湿和类风湿关节炎疼痛，关节滑膜炎，急性痛风性关节炎等。王小磊等应用糖皮质激素联合玻璃酸钠膝关节腔注射治疗伴有关节积液的早中期骨性关节炎，操作简单，安全性好，能明显缓解症状，阻止病变进展和改善关节功能。方法是首次注射利美达松 2ml、玻璃酸钠注射液 2.5ml，后仅注射玻璃酸钠注射液 2.5ml，每周 1 次，共 5 次。

2. 慢性、顽固性神经病理性疼痛

（1）复杂性区域疼痛综合征（CRPS）：对上肢 I 型 CRPS，采用静脉局部麻醉的方法，将上肢以弹性绷带驱血后套囊充气加压至收缩压

100mmHg 以上，心电监护下在超过 20 分钟时间下静脉输入 100ml 溶液（内含利多卡因 200mg 和甲泼尼龙 40mg），20 分钟后套囊缓慢放气，每周治疗 1 次，连续 3 次为一疗程。

（2）带状疱疹后神经痛：带状疱疹后神经痛通常是由于背根神经节和外周神经的损伤引起的。动物实验已经证实，在神经病理性疼痛形成早期，鞘内联合使用大剂量地塞米松和蛋白激酶抑制剂Ⅳ具有协同作用，能明显改善神经病理性疼痛的症状，且维持时间更长。林仲法等应用复方倍他米松 1ml 加 2% 利多卡因 5ml 以生理盐水稀释至 10ml，行椎间孔阻滞，每周一次，联合阿米替林口服治疗胸腰部以下带状疱疹后神经痛取得良好效果。

3. 慢性肌骨骼性疼痛

（1）脊柱与关节炎疼痛：在急性疼痛期或慢性疼痛急性发作时，采用神经阻滞能阻断神经传导通路，改善周围神经营养和血供，去除神经周围的激惹因素，从而减轻疼痛，缓解肌肉痉挛，有利于神经肌肉功能的恢复，在神经阻滞药物中应用糖皮质激素可发挥强大的抗炎镇痛效应。

（2）跟骨骨刺疼痛：先用 1% 利多卡因 5ml 阻滞胫后神经，10~15 分钟后再以甲泼尼龙 40mg/1ml 注射能明显降低跖筋膜注射痛并减少并发症。

（3）跟痛症：对慢性跟腱周围炎局部封闭治疗时，如短期内多次应用利多卡因和醋酸泼尼松龙行跟骨结节后注射可加重跟腱缺血和变性，导致跟腱断裂。

4. 替代治疗 生理剂量的氢化可的松替代治疗有助于改善慢性非癌痛患者因长期应用阿片类药物导致的中枢性下丘脑-垂体-肾上腺皮质功能轴的抑制效应。

二、糖皮质激素在肿瘤姑息治疗中的应用

在临床上，糖皮质激素不仅诱导成熟的淋巴瘤细胞、肝癌细胞以及白血病细胞等凋亡，而且对未成熟的肿瘤细胞同样有效。研究表明，糖皮质激素作用于肿瘤细胞主要是通过与体内的糖皮质激素受体结合，激活体内与肿瘤细胞凋亡相关的一系列信号通路。因而，它对多种肿瘤细胞的生长具有抑制作用，临床上已用于一些恶性肿瘤如前列腺癌、白血病、卵巢癌、肝癌、淋巴瘤和难治性多发性骨髓瘤等的治疗。

（一）糖皮质激素在肿瘤姑息治疗中的应用

许多晚期癌痛患者可能会出现急性脊髓压迫、颅内压增高、上腔静脉压迫综合征等并发症，此时仅靠增加阿片类镇痛药的剂量并不能达到理想的镇痛效果。糖皮质激素因其可能减轻肿瘤周围组织水肿，缓解疼痛敏感结构的受压状态；或促使对类固醇有反应的恶性肿瘤萎缩；通过减少某些炎性分质，如前列腺素和白三烯的组织浓度以降低伤害性感受器的活性，因而适用于此类并发症以及对其敏感的恶性肿瘤的姑息治疗。但必须指出的是，糖皮质激素能诱导大多数恶性实体瘤产生化疗耐药和放射抵抗。

1. 使用指征

（1）病理学确诊为恶性肿瘤并伴有中、重

度疼痛;

（2）年龄大于 18 岁;

（3）放弃抗肿瘤治疗或抗肿瘤治疗后失败;

（4）有使用糖皮质激素指征（急性脊髓压迫、颅内压增高、上腔静脉压迫综合征、对糖皮质激素治疗敏感等）;

（5）能口服给药;

（6）患者或患者家属对使用糖皮质激素知情。

2. 临床应用

（1）化学预防作用：肿瘤的化学预防作用是指应用天然或人工合成化合物阻断、逆转或预防侵袭性肿瘤的发生，降低具有侵袭性或有临床表现的癌症的发生率。已有研究表明激素具有抑制肺癌的化学预防作用，其机制可能与下列因素有关：抑制炎症和免疫；调控细胞周期；激活死亡诱导基因诱导凋亡，诱导死亡特异性基因转录而启动凋亡级联反应，通过细胞周期停滞诱导凋亡，抑制细胞因子转录启动凋亡，或抑制生长/生存基因。

布地奈德是少数几个对肺癌具有化学预防作用的药物之一，它对苯丙芘诱导 A/J 鼠肺癌模型的各个阶段均有化学预防作用。吸入激素对不同肺癌组织学类型的化学预防作用存在差异，对鳞癌动物模型的化学预防作用较腺癌模型弱。

激素吸入能使其在肺组织中的浓度高于全身性应用，其长期安全性已在哮喘和 COPD 患者中得到验证。吸入激素对支气管增生异常的吸烟人群的肺癌具有化学预防作用；较高剂量的吸入激素也可降低 COPD 患者的肺癌发生率，需要指出的是，该研究仅纳入 3% 的女性，尚不能确定结论是否适用于女性 COPD 患者。

（2）治疗作用

1）治疗或预防早期食管癌食管内镜黏膜下剥离术（Endoscopic submucosal dissection，ESD）术后狭窄　术后狭窄是 ESD 常见主要的并发症之一，发生率 14%～16.9%，常发生于食管大面积病变切除术后。食管狭窄易导致吞咽困难、吸入性肺炎等症状，大大降低患者的生活质量。马丽梅等在胃镜下于食管狭窄部黏膜下注射地塞米松 5mg（用生理盐水稀释到 8ml，分 4 点行黏膜下注射，每处 2ml），发现使用激素的实验组狭窄发生率明显低于对照组，球囊扩张的次数也明显减少，且注射激素并没有增加并发症的发生率。Kim 等则证实局部布比卡因和曲安奈德混合液局部浸润有助于内镜黏膜下胃肿瘤剥离术后疼痛获得更长时间的缓解。

2）作为化疗方案主要组成药物用于治疗淋巴源性恶性肿瘤和转移性激素抵抗性前列腺癌，后者可使前列腺特异性抗原（PSA）降低、淋巴结缩小、减轻疼痛、改善生活质量，化疗耐受性更好；

3）治疗肿瘤并发症如癌性疼痛、癌性发热、肿瘤药物外渗、骨髓抑制等；

4）治疗肿瘤急症如上腔静脉综合征、脊髓压迫症和高钙血症；

5）治疗放疗引起的放射性肺炎和脑水肿；以及中高度致吐风险化疗的止吐治疗和紫杉类药物的预处理等；

6）抑制肝癌细胞生长，促进其凋亡，保护肝功能：实验研究证实，甲泼尼龙上调了 p21 的表达，阻滞肝癌细胞于 G1 期，从而抑制了肝癌细胞的增殖，并诱导其凋亡；另有临床报道，原发性肝癌术后当天起应用氢化可的松琥珀酸钠 100mg（或按照 3mg/kg），连用 5 天，可以降低术后胆红素水平，尤其术后第 3 日和第 5 日的总胆红素水平，对肝脏功能具有保护作用。

7）对脊椎骨转移患者的辅助治疗：Yousef 等研究表明，应用甲泼尼龙 5mg/kg 预处理，可有效缓解脊椎骨转移癌痛患者在姑息性放疗期间所致的爆发痛并改善其下肢的运动功能，具有神经保护作用。

8）其他：合并 2 型糖尿病的肿瘤患者，因治疗需要使用糖皮质激素是安全可行的，但需加强对血糖的监测，尤其是午餐后 2h 血糖，并及时给予增加降糖药物或胰岛素，避免发生糖尿病酮症酸中毒及高渗性昏迷等严重并发症。

3. 药物和用法

（1）地塞米松：7.5～9mg/d，每 3～5 天按 30%～50% 减量，直至停用或小剂量维持，1～2mg/d，每日 2 次。必要时联合应用镇痛药，对有使用糖皮质激素指征的中、重度癌痛患者可明显改善患者生活质量，使用安全，副作用可耐受。

1）促进手术后恢复：在腹腔镜手术联合加速康复外科基础上，术前 30 分钟单次应用地塞米松 5mg 静注，能够抑制 C 反应蛋白（CRP）和外周血氢化可的松水平的过度升高，减轻炎症反应和应激反应，明显缓解术后恶心、呕吐并减轻术后疼痛。而老年结肠癌急性梗阻行一期切除吻合术后常规加用地塞米松 10mg/d，连续 2~3 天，至吻合口危险期（5~7 天）的前 2 日停止，能减少毒素吸收，促进患者康复。也有作者采用地塞米松 5mg 在术后 2~5 天吻合口观察期内隔日静脉注射，至吻合口危险期（5~7 天）后逐步停用，提示可促进结直肠癌患者术后快速康复。

2）改善恶性肠梗阻的症状：在禁食、持续胃肠减压，积极纠正水电解质、酸碱失衡前提下，应用地塞米松 6~16mg/d，静脉注射，联合奥曲肽、止吐药和抗组胺药可明显改善恶性肠梗阻的临床症状。

3）预防化疗副作用，同时促进肿瘤细胞存活：有研究表明在非小细胞肺癌接受顺铂联合地塞米松处理后，地塞米松能降低顺铂诱导细胞凋亡的效果，导致肿瘤细胞的存活率显著上升；地塞米松也能降低鼻咽癌细胞对紫杉醇的敏感性，使得紫杉醇诱导鼻咽癌细胞凋亡的效应减弱，导致肿瘤细胞大量存活。因此，在使用地塞米松预防化疗药物副作用时，应当谨慎选择其剂量，同时联用肿瘤耐药逆转剂人参皂苷 Rh2，可提高化疗药物的抗肿瘤活性，减少化疗药的剂量，减轻患者的不良反应，从而减少激素的使用剂量，地塞米松还具有改善癌症相关性疲劳的作用。

4）抑制人前列腺癌细胞的增殖：可能与其抑制转录因子 NF-B 的转录活性及其下游的靶基因 cyclin Dl 的蛋白表达有关。

5）增强镇痛效应：硬膜外给予地塞米松10mg可增强美沙酮和利多卡因对癌痛患者的剂量依赖性硬膜外镇痛效应，同时改善疲劳感。在椎体注入骨水泥后随即注射地塞米松4mg/ml，有助于缓解椎体骨肿瘤椎体成形术后早期疼痛。

（2）甲泼尼龙：熊峰等对30例老年消化道恶性肿瘤患者采用每日给予甲泼尼龙40mg静滴，连续5天。结果发现中等剂量短期应用外源性糖皮质激素能够明显改善患者的生活质量且不会对患者内源性皮质醇水平产生较大的影响。吴晓明等应用甲泼尼龙治疗40mg/d为起始剂量，疼痛缓解3天后减量至20mg/d，视病情好转进一步调整为20mg/d和10mg/d，隔日交替使用，与盐酸羟考酮控释片联合应用于肺癌伴脑转移或骨转移癌痛患者疗效优异。Paulsen等的随机、安慰剂、双盲对照试验则发现甲泼尼龙16mg，每日两次，并不能为接受阿片类镇痛药治疗晚期癌症患者提供额外的镇痛效应，但可明显改善患者的疲劳、食欲减退并提高其满意度。

（3）泼尼松：与地塞米松和甲泼尼龙一样具有止吐作用，可减少衰弱和治疗疼痛，改善晚期癌症患者的厌食和恶病质，推荐剂量为1mg/kg以下。泼尼松5mg/d，每日2次，连用21天，可与多西他赛或米托蒽醌联合用于治疗激素抵抗性前列腺癌。

（4）复方倍他米松：一项前瞻性、随机双盲研究证实，术前给予倍他米松8mg静脉注射可明显降低乳腺癌患者术后4~12小时内的疼痛程度，并降低术后恶心呕吐的发生率。

（5）曲安奈德：将曲安奈德 40mg/ml 和生理盐水按照 1∶1 的容积比配成 0.2ml 局部注射于结节或丘疹，每周 1 次，连续 3 周，可有效治疗多发性皮肤平滑肌瘤的疼痛并抑制其病变扩展。

（6）泼尼松龙：短期小剂量泼尼松龙（5mg，每日 1 次早晨顿服，连续 1 周）可有效减少绝经期后女性激素受体阳性乳腺癌患者由于使用芳香酶抑制剂所致的关节痛，并持续至给药后 2 个月。

三、常用的糖皮质激素药物

（一）糖皮质激素的分类

1. 按物理性质分类

（1）水溶剂：如甲泼尼龙和地塞米松，对组织刺激性最小，局部注射药效可维持 24 小时。

（2）混悬液：如曲安奈德，对局部刺激作用大，可引起注射部位疼痛，不用于静脉和硬膜外腔注射，疗效可维持约 7 天；复方倍他米松为倍他米松磷酸钠 2mg 与二丙酸倍他米松 5mg 组成的复方制剂，局部注射后前者易溶于水，可被迅速吸收而起效，1 小时后达到血浆峰浓度，后者微溶于水，缓慢经组织吸收，维持疗效，作用可维持 3 至 4 周。其制剂为微晶体混悬液，可用于肌肉内或硬膜外腔注射，但不用于静脉或皮下注射。

2. 按药理学特点和作用时间分类　见下表 2-8。

表 2-8 临床常用 GCS 的药理学特性

类别	药物	等效剂量	硬膜外腔剂量	抗炎强度	水盐潴留
短效	氢化可的松	20mg	N/A	1	1
	可的松	25mg		0.8	0.8
	泼尼松	5mg	N/A	4	0.8
	泼尼松龙	5mg		4	0.8
中效	甲泼尼龙	4mg	40~80mg	5	0.5
	二乙酸曲安奈德	4mg	25~50mg	5	0
长效	曲安奈德	4mg	25~40mg	5	0
	倍他米松	0.6mg	6~12mg	25-35	0
	地塞米松	0.75mg	5~10mg	10	0

注：N/A 表示不适用（not applicable）

引自：徐建国，罗爱伦，田玉科，等. 糖皮质激素在慢性疼痛治疗中应用的专家共识. 临床麻醉学杂志，2009，（03）：192-193

（二）糖皮质激素潜在的不良反应或并发症

1. 内分泌系统 肾上腺功能抑制、肾上腺皮质功能亢进、Cushing 综合征、高糖血症、免疫抑制、低钾血症、月经失调、生长迟缓；

2. 心血管系统 高血压、液体潴留、充血性心力衰竭、深静脉血栓；

3. 骨骼肌肉系统 抑制软骨细胞的增值与促进凋亡，影响软骨基质的新陈代谢，大剂量反复多次应用时可导致关节内软骨损伤、骨质减少或骨质疏松症、骨缺血性坏死、病理性骨折、肌营养不良、肌痛、关节痛；

4. 心理影响 情绪波动、失眠、精神病、焦虑、欣快、抑郁；

5. 消化系统 溃疡性食管炎、胃酸过多、胃溃疡、胃出血、腹泻、便秘；

6. 眼 视网膜出血、后囊下白内障、眼内压增高、眼球突出、青光眼、视神经受损、继发性真菌和病毒感染；

7. 皮肤系统 面部潮红、创面愈合延缓、多毛、瘀点、瘀斑、皮炎、色素沉着过度或不足、皮肤萎缩、无菌性脓肿；

8. 代谢和免疫 高糖血症、脂肪重分布、水钠潴留、免疫力低下、易继发感染；

9. 神经系统 头痛、眩晕、躁动；

10. 过敏反应 主要是制剂中添加剂所致；

11. 其他 嗅觉丧失，多见于倍他米松局部注射；偶见发热、硬膜外脂肪增生。

12. 停药反应

（1）医源性肾上腺皮质功能不全（肾上腺危象）：长期使用 GCS，反馈引起下丘脑 CRF 和腺垂体 ACTH 分泌减少，肾上腺皮质萎缩，减量过快或突然停药可引起医源性肾上腺皮质功能不全。少数患者停药后遇到严重应激情况（严重感染、创伤、出血等），可发生肾上腺危象，表现为恶心、呕吐、低血压、休克、低血糖、肌无力等，需及时抢救。

（2）反跳现象：突然停药或减量过快，原有症状可迅速出现或加重。与患者对 GCS 产生依赖或病情尚未完全控制有关。

（三）糖皮质激素的合理应用

1. 提倡单一用药 相同性质的激素联合或重叠用药，不仅不能提高疗效，反而增多不良反应的发生率，甚至导致严重后果。因此，在保证疗效的前提下，提倡单一用药，不宜两种或两种以上激素联合应用。

2. 根据激素的药理特点选择剂型和给药部位 水溶剂如地塞米松起效快、作用时间短、维持有效浓度不超过 24 小时，对组织刺激小，易吸收，可用于局部注射、神经阻滞和关节内、硬膜外隙注射。混悬剂如泼尼松龙为微晶体，曲安奈德为微细颗粒，长期使用会出现晶体，不宜多次关节内、硬膜外隙和浅表部位（如网球肘）注射。乳剂如利美达松血药浓度可维持 2 周以上，且具有较强的靶向性，可用于局部、腔隙及静脉注射。

3. 激素用量宜少，疗程宜短 合理应用糖皮质激素在疼痛治疗中有着良好的安全记录，但其一次用量越大，使用时间越长，则不良反应的发生率就越高。因此，临床治疗疼痛，地塞米松不超过 5mg/次，1~2 次/周，连续 5 周，不超过

10 次，总量控制在 25~50mg/5 周。曲安奈德 20~40mg/次，每 1~2 周 1 次，总量不超过 100mg/5 周。

4. 注意个体差异 激素的使用不宜千篇一律，必须注意其个体差异。应从小剂量开始，并密切观察其疗效和不良反应，详细记录所用激素的种类、剂型、单次剂量和间隔时间，并控制激素的总量和持续时间。一旦观察到不良反应，应及时处置。

总之，合理选择适应证、药物剂型、给药剂量和用药方法是使用 GCS 安全有效的关键。在使用 GCS 治疗疼痛时，还应注意：①治疗前应排除局部或全身使用 GCS 的禁忌证，同时也可配合口服镇痛药或其他保守治疗方法；②尽量进行物理治疗，避免制动，预防肌肉疾病；③防止激素停药后反跳现象；④适当补充钙剂（1000~1500mg/d）和维生素 D（800~1000IU/d）；⑤适度补充双磷酸盐，如阿仑磷酸钠 70mg/周；利塞磷酸钠 35mg/周；特立帕肽 20μg/d，皮下注射，最少 3 个月；或唑来磷酸 5mg 静脉注射/年；⑥对患者进行药物不良反应的教育。

（四）常用的糖皮质激素

1. 复方倍他米松 本品为速效、长效、强效的复方糖皮质激素，具有强力的抗炎、抗风湿和免疫抑制作用。复方倍他米松每支 1ml 中含有：①倍他米松磷酸钠 2mg，为水溶性，释放迅速，肌内注射后 1 小时达血浆峰浓度，6 小时可迅速缓解疼痛症状；单剂量给药后的血浆半衰期为 3~5 小时，排泄 24 小时，生物半衰期为 36~54 小时。经肝脏代谢，主要与蛋白结合。在肝病患者中清除率可能减慢及延迟。②二丙酸倍他米松5mg，为脂溶性，难溶于水，缓慢吸收，逐渐代谢，排泄10天以上。

该药微晶体颗粒细腻，大小均匀，吸收完全，局部刺激小，注射部位无不适感，不良反应少。

不可用于静脉或皮下注射。可供肌内、关节腔、滑膜腔、硬膜外腔等局部注射。关节内注射推荐剂量：大关节1~2ml，中等关节0.5~1ml，小关节0.25~0.5ml。可持续缓解疼痛3~4周，首次用药后应隔2周再第2次给药，以后每隔3周再给药1次，每次用药1支，2~3次为1疗程。如果多处注射，总量不应超过6支。

适用于对GCS敏感的急慢性疼痛性疾病，如类风湿关节炎、骨关节炎、强直性脊椎炎、关节滑膜囊炎、坐骨神经痛、腰痛、筋膜炎、腱鞘囊肿等。

2. 利美达松（limethason，地塞米松棕榈酸酯） 本品为脂肪乳剂，其有效成分为地塞米松的21位与棕榈酸形成脂溶性强的酯。每支1ml含地塞米松棕榈酸酯4mg，相当于地塞米松2.5mg。其余添加物成分包括精制大豆油100mg，精制蛋黄卵磷脂12mg，浓甘油22.1mg和适量的氢氧化铝及盐酸。

其特点是用量小，疗效强，作用时间持久，副作用少。进入体内后6h起效，作用持续时间长达2周。同时具有炎症趋向性和抑制巨噬细胞的功能，药物浓度在炎症部位明显高于非炎症部位，其抗炎作用是地塞米松的2~5倍。

多用于慢性疼痛疾病的治疗，如慢性腰腿

痛、慢性类风湿关节炎等。可局部、静脉、关节腔或硬膜外腔给药。成人每次1ml，每2周1次。2~3次为1疗程。如果多处用药，总量可达6支。

3. 曲安奈德（triamcinolone acetonide） 又名去炎松A，是超长效的糖皮质激素，其效力为可的松的20~30倍，抗过敏和抗炎作用强而持久。肌注后数小时起效，经1~2日达最大效应，作用可维持2~3周。因剂型为混悬液，静置后微细颗粒下沉，振摇后成均匀的乳白色液体，注射到软组织内不易完全吸收，容易形成残渣聚集。

主要用于慢性、顽固性疼痛的治疗，如慢性腰腿痛、风湿性关节炎和类风湿关节炎、滑囊炎和腱鞘炎等。可局部、关节腔内给药，每次用量10mg，多点注射不宜超过20mg，一般1周至数周注射1次，2~3次为1个疗程。

不良反应与地塞米松相同，部分患者还可出现全身荨麻疹、支气管痉挛、月经紊乱、视力障碍等。

4. 地塞米松（dexamethasone） 地塞米松为糖皮质激素的长效制剂，抗炎作用较强，几乎没有盐皮质激素样作用。对组织无明显刺激性。肌内注射地塞米松磷酸钠或醋酸地塞米松，分别于1h或8h达血浆高峰浓度，作用时间可持续3d。

主要用于炎性疼痛，如各种关节炎、软组织炎症、免疫性疼痛，如各种结缔组织炎、筋膜炎以及创伤性疼痛。地塞米松可局部注射，亦可经关节腔、硬膜外间隙、骶管给药，通常每次用量

5~10mg，每周注射 1 次，2~3 次为 1 疗程。

其不良反应较多，长期或大量使用可致肥胖、高血压、胃和十二指肠溃疡（甚至出血和穿孔）、骨质疏松、水钠潴留以及精神异常等。

5. 甲泼尼龙（methylprednisolone） 为人工合成的中效糖皮质激素，其抗炎作用是泼尼松的 1.25 倍，甲泼尼龙醋酸混悬剂分解缓慢，作用持久。

主要用于治疗慢性疼痛性疾病，如各种关节炎等。甲泼尼龙醋酸混悬剂可局部注射和关节腔内注射给药，其用量为每次 10~40mg。

不良反应主要是高血压、骨质疏松、胃和十二指肠溃疡出血、水钠潴留等。

6. 泼尼松龙（prednisolone） 为人工合成的短效糖皮质激素。其抗炎作用和调节糖代谢作用较强，而调节水、盐代谢作用较弱，局部注射后 20~30 分钟起效，作用持续 3~4 小时。

主要用于炎症性疼痛和免疫性疼痛的治疗，如各种关节炎、结缔组织炎、风湿和类风湿关节炎。局部注射每次 25~100mg，每间隔 2~3 天使用一次。也可行关节腔、浆膜腔内注射，但不宜做鞘内注射。

（何睿林）

第八节 外用镇痛药在癌痛治疗
中的应用

目前对于癌性痛的发病机制仍不清楚，导致了其治疗手段的不足及治疗药物的缺乏。已知的疼痛信息的传递涉及多个信号传导通路。炎症或神经损伤时，外周伤害性感受器被激活和敏化，随后外周的伤害性信号传入脊髓背角，在此初步整合后再向上投射到脊髓上水平，最后到达大脑皮层产生痛觉。由于躯体痛觉信息的起始部位于外周局部，所以损伤部位的外周伤害性感受器的敏化和激活是痛觉信息传递的基础。因此，人们以损伤局部的外周伤害性神经终末为靶点开发出外用局部镇痛药。此类药物被外用于躯体皮肤或特定区域（如口腔），直接作用于用药局部的外周伤害性感觉神经末梢或间接作用于相邻组织以抑制痛觉信息的传递。外用局部镇痛药与经皮给药系统（如芬太尼和丁丙诺啡贴剂）不同，后者虽然也经皮肤给药但却以中枢神经系统为靶点，而外用局部镇痛药只在局部起效、局部抗炎镇痛，其全身血药浓度低，胃肠道和心血管副作用小，因此，可单独或联合其他药物发挥镇痛作用。另一方面虽然局部给药也可以在用药局部引起副作用，但此类药物总体耐受性较好。外用局部镇痛药包括霜剂、凝胶和贴剂等剂型，当前广泛应用于骨关节炎和神经病理性疼痛的治疗。神经病理性疼痛是指由于外周或中枢神经系统损伤而导致的疼痛。肿瘤的进展（如肿瘤浸润、神经压迫）和治疗（如手术、放化疗）均可损伤神经引起神经病理性癌痛。有研究指出，有多达40%的癌症患者可出现神经病理性疼痛。同时癌性痛本身也具有神经病理性痛的特点，因此，近年来外用局部镇痛药也被用于癌性痛的治疗。

　　神经病理性癌痛由于机制尚不完全清楚，尚缺乏安全有效的治疗手段。当前对于神经病理性癌痛治疗多采用治疗其他神经病理性疼痛（如带状疱疹后和糖尿病神经病理性痛）的药物，如三环类抗抑郁药（如阿米替林、去甲替林）、5-羟色胺和去甲肾上腺素再摄取抑制剂（如度洛西汀、文拉法辛）、加巴喷丁类（如加巴喷丁、普瑞巴林）以及其他药物。这些药物在神经病理性癌痛的治疗上已经被越来越多的研究证明有效。当前临床上正在探索将这些镇痛药与辅助用药联合使用治疗神经病理性癌痛。外用镇痛药常被作为一种辅助用药，参与对癌性痛的联合镇痛。虽然目前对于使用外用镇痛药治疗神经病理性癌痛的研究较少，但也有部分临床试验对其适应证和安全性进行了探索。

一、利多卡因贴剂

5%的利多卡因贴剂已经在美国、欧洲、拉美等国家注册，并被批准用于局限性或局灶性外周神经病理性痛的治疗。利多卡因是酰胺类局部麻醉药物，其外用贴剂的有效成分能被皮肤表面迅速吸收，可在皮肤的外周伤害性感受器和神经终末积聚，进而对神经冲动产生及传导所需的细胞内外离子流动进行抑制，从而稳定神经细胞，产生镇痛作用。虽然利多卡因贴剂目前仅被批准用于带状疱疹后的神经病理性痛，但有临床试验观察评估了其对多种疼痛状态的治疗效果。在研究中有学者发现，5%的利多卡因贴剂可以每天使用12小时，停用12小时可再次使用，同时仅3%左右的药物可以进入体内循环系统。

2008年有研究将外用的利多卡因贴剂用于癌症患者。在该项研究中，利多卡因贴剂在治疗癌症患者术后疼痛时起效快速，且持续时间较长。在接下来的研究中，有学者观察到5%利多卡因贴剂对27%～38%的疱疹后神经病理性痛或癌症治疗后引起的疼痛有效。有研究者在2013年观察了15例进行放疗的癌症患者所发生的神经病理性疼痛，他们发现40%的神经病理性疼痛与癌症相关，而外用的利多卡因贴剂对80%的病例有效。在2013年Kern等人观察了41例手术、放化疗后发生神经病理性疼痛的癌症患者，他们观察到外用的利多卡因贴剂对73%的患者的疼痛有明显改善，其中64%的患者在使用利多卡因贴剂的同时减少了同时使用的全身镇痛药物的剂量。然而，在另1项前瞻性研究中，利多卡因贴剂对癌症患者的持续性术后疼痛的镇痛作用与安慰剂相比并没有显著不同。但是由于该试验的准入标准十分严格，因此这项研究被提前终止。虽然这些研究的结果有所不同，但这些病例的研究结果为外用局部镇痛药的使用提供了大量的数据和有价值的信息，因此，有必要对其进行进一步的大型试验以明确利多卡因贴剂对癌性痛的镇痛效果。

二、外用辣椒碱

辣椒碱是茄科植物辣椒的成熟果实中的有效成分，是一种天然的植物碱。其外用制剂尤其是霜剂被广泛用于镇痛，镇痛机制主要是通过与外周伤害性感受器和神经末梢的香草醛受体结合，抑制感觉神经元P物质的合成和释放，进而发挥镇痛作用。其局部使用辣椒碱外周制剂，可以直接作用于局部神经终末而发挥作用，迅速缓解疼痛。此外，有研究显示外用辣椒碱能够显著抑制关节炎中的炎性因子 TNF-α，这提示外用辣椒碱除了可以发挥镇痛作用外，还可以发挥抗炎作用，因此已广泛应用于肌肉关节疼痛等炎性痛的治疗中。通过大量的临床研究，辣椒碱外用制剂起效快、不良反应少，是一个较有应用前景的外用消炎镇痛药。

最近有研究应用低浓度（0.025% ~ 0.075%）的外用辣椒碱治疗神经病理性疼痛。他们发现外用低浓度辣椒碱可应用于对一线或二线疗法不完全有效或不能耐受二线或三线疗法的患者，发挥有效的镇痛作用，其常见的不良反应多为局部皮肤反应（红斑或烧灼感），而无明显全身性副作用。

近年来，有部分研究应用 0.025% ~ 0.075% 的低浓度外用辣椒碱治疗癌症患者乳房切除术后疼痛。在一个小样本研究中，0.025% 的外用辣椒碱可以使多数受试者（57% ~ 68%）在 4 ~ 8 周内疼痛得到不同程度的缓解。在另外 1 项使用安慰剂作为对照的研究中，0.075% 的外用辣椒碱可以使 62% 的受试者的疼痛得到显著缓解，且该镇痛作用可以持续 6 周以上。在 1 项包括 52% 的乳房切除术后患者的更大样本量的临床试验中，对比安慰剂组，0.075% 的外用辣椒碱可以显著缓解疼痛，且该效果可以持续 8 周。在以上研究中，0.025% 的外用辣椒碱可以引起部分患者出现灼痛，而使用 0.075% 的外用辣椒碱可引起更多患者出现烧灼感，这种烧灼感可随时间推移而下降。在后一项实验中，试验组中途退出的情况与安慰剂组相似，同时约有 60% 的受试者更偏向于首选外用的辣椒碱制剂作为治疗药物，显著高于安慰剂组（19%的受试者）。

在过去的几年中，高浓度的辣椒碱贴剂（8%）已经在美国和多个欧洲国家陆续获准上市。在对于此类贴剂的研究中，对照组使用0.04%辣椒碱作为活性安慰剂。与对照组相比，高浓度的辣椒碱贴剂可以在带状疱疹后的神经病理性痛和 HIV 诱发的多发性神经病中发挥超过12周的镇痛作用。这种高浓度的贴剂使用30-60分钟后，可在使用部位出现红斑、疼痛、瘙痒和水肿等急性反应，这些反应可通过使用外用麻醉剂和口服止痛药来控制。然而，由于此类高浓度辣椒碱贴剂可以大大减少表皮神经纤维的神经支配，因此，长期反复使用尚存在未知的风险。此外，当前尚无使用高浓度辣椒碱的外用贴剂治疗癌性痛的报道。因此高浓度的辣椒碱外用贴剂是否适合治疗癌性痛尚不清楚。

三、外用阿片受体激动剂

阿片受体广泛分布于人体各处，阿片类药物可以选择性地激活各自不同的阿片受体。外用的阿片受体激动剂可以作用于外周的伤害性感受器、周围神经末梢及局部免疫细胞和皮肤细胞，来发挥镇痛作用。对此类药物的研究最初仅聚焦于其镇痛作用。然而在最近的研究中，研究者在在体和体外实验均观察到，除了发挥镇痛作用，外周阿片受体也可以减轻炎症、促进伤口愈合和阻止组织破坏。因此，外周阿片受体似乎具有中枢阿片受体不具备的特点，这让其成为治疗外周疼痛和炎症的新的靶点。

肿瘤晚期引起的皮肤病变疼痛难忍，难以治

疗，严重影响了患者的生活质量。外用阿片类受体激动药物由于既可镇痛又可阻止局部组织破坏，因此是姑息治疗皮肤病变的新兴领域。随着外用阿片类药物的应用增加，近年来有多篇综述总结了这一领域相关的研究。这些研究显示，外用阿片类受体激动药物可以有效对疼痛进行姑息性治疗。研究发现，虽然肿瘤晚期皮肤病变的伤口的大小和病因存在明显变异，但其最常见的原因是肿瘤局部压迫或恶性来源。在研究中使用了多种外用阿片类药物，如海洛因、吗啡、羟考酮、哌替啶以及美沙酮等，其剂量不同，给药载体多样（如清得佳水凝胶、水凝胶及新型凝胶制剂等），合并使用的口服药也各不相同。针对外用阿片受体药物的多样性，部分研究探讨了使用不同阿片类药物治疗时的不同的剂量、使用频率、及是否使用全身给药对患者的镇痛作用和局部及全身不良反应的影响。这些研究总体结果提示，外用阿片类激动药物对伤口局部炎性痛的治疗安全有效，其全身吸收也在安全水平内。有研究观察到外用阿片类激动药物对血管性溃疡无明显效果，这提示炎症因素在血管性溃疡中的参与有限。此外，完整的皮肤对吗啡的吸收率较低，但开放性伤口时，由于皮肤的屏障功能丧失且局部伤口较大，对吗啡的全身吸收可能是一个有利因素。在进一步的研究中，应该重视对伤口特征的进行详细的描述，因为这将为判断这一疗法是否有效提供更多更完整的证据。同时，为了对外用阿片类药物治疗肿瘤晚期皮肤病变提供进一步的临床指导，应该对这一领域使用系统性和批判性的分析方法进行更充分的研究。

四、研究性药物

除了上述药物外，另外一些药物最近也正在被探索以外周局部给药的方式来治疗神经病理性痛。这些药物包括血管扩张剂、抗抑郁药、谷氨酸受体拮抗剂、α肾上腺素能制剂，以及上述药物的复方。为了确定这些药物的镇痛效果和不良反应，人们应用这些药物的不同剂型，对不同种类的神经病理性疼痛开展了不同规模的研究。最近的综述也对这些研究结果做了系统的总结。

近年来已经有研究者探索将一些研究性外用镇痛药物用于癌性痛的治疗。在 1 项包括 208 位受试者的研究中，他们以安慰剂为对照，观察了巴氯芬、阿米替林和氯胺酮的复方制剂外用治疗癌症化疗引起的周围神经病变的情况。在治疗 8 周后，药物治疗组的感觉评分和运动评分分别高于安慰剂组约 0.28 ($P = 0.053$) 和 0.38 ($P = 0.021$)，同时没有观察到明显的治疗引起的不良反应。2012 年有研究人员观察了阿米替林、氯胺酮和利多卡因复方制剂对放疗引起的神经病理性痛的镇痛情况。该外用复方制剂能明显缓解放疗治疗 30 分钟后所引起的不同疼痛反应（如锐痛、灼痛、瘙痒和不适），也能减轻放疗治疗 2 周后所引发的灼痛。但同时该复方霜剂可引起患者出现疲劳（32%）和治疗部位刺激感（19%）。虽然根据这些试验所得到的结果，这些复方制剂是有着良好的应用前景，但对于受试者来讲如何确定个体化的药物使用最佳浓度、哪些受试者能达到最佳疗效，以及哪种制剂的载体最为合适目前尚不清楚。这些问题需要进一步的研究来观察和明确。

五、癌症患者口腔黏膜炎的外用镇痛药

化疗或放疗经常引起口腔黏膜炎，其包括口腔黏膜的急性炎症和口腔溃疡，影响着30%的正在进行化疗和已结束化疗的患者，以及几乎所有造血干细胞移植或头颈部肿瘤放疗患者。口腔黏膜炎伴随的疼痛不仅影响饮食摄入和口腔卫生，影响患者的生活质量，还可导致患者将药物减量甚至停药。目前中至重度口腔黏膜炎患者大多使用全身性镇痛药（如阿片类药物）及针对口腔溃疡表面微生物定植菌群的抗菌药物。但最近有研究对外用镇痛药在口腔黏膜炎治疗中的潜在作用进行评估。

由于人口腔上皮细胞中分布有多种阿片受体的亚型，其与吗啡特异性结合后可使细胞迁移增加。临床病例报告显示，使用0.08%的外用吗啡或舌下含服5mg美沙酮可显著缓解口腔黏膜炎的疼痛。在接下来的研究中，2%的吗啡漱口水可以剂量依赖地对头颈部肿瘤放疗后的口腔黏膜炎发挥镇痛作用。与"魔力漱口水"（含有利多卡因、苯海拉明和氢氧化铝镁）相比较，2%的吗啡漱口水对患者的疼痛缓解更明显、对患者的损伤更小、对全身性阿片类药物的需求更少，且使用后没有观察到不良反应。因此在2013年的口腔黏膜炎治疗指南中，已将2%吗啡漱口水作为一种推荐的治疗手段。

多塞平是一种三环类抗抑郁药，其外用后可以在神经病理性疼痛的治疗中发挥镇痛作用。有研究观察了使用0.5%多塞平漱口水治疗放化疗

引起的口腔黏膜炎的情况，研究结果发现反复使用0.5%多塞平漱口水可以发挥显著的镇痛作用，且其具有起效快、持续时间长、治疗效果显著等优点。最近有研究观察到0.5%的多塞平漱口水与安慰剂相比，能显著缓解疼痛。多塞平耐受性良好，但使用时可出现异味和刺痛或灼痛，也易引起嗜睡。但即便如此，仍有64%的患者选择继续使用多塞平。因此2013年的指南推荐将0.5%多塞平漱口水作为口腔黏膜炎治疗的一种新手段。

此外，有报道对口腔黏膜炎引起的疼痛的治疗使用了研究性的镇痛药。如在1项纳入11例患者的研究中，以糖果形式给予口服辣椒碱可以有效缓解口腔黏膜炎引起的疼痛。在另外1项口腔黏膜炎的案例报道中，氯胺酮漱口水（20mg/5ml，漱口并在1分钟后吐出）能够有效地缓解休息和进食时引起的口腔疼痛。虽然目前这些报道尚不足以纳入最新的治疗指南中，但这些研究确实提供了治疗口腔黏膜炎的新的研究性药物和治疗思路。

总 结

对于癌症患者来说，作为对照组参加外用镇痛药的对照研究的人数数量有限，因此该类试验采用的多是其他神经病理性痛情况的设置条件。由于将近40%的癌痛被认为本质上是神经病理性疼痛，因此这种试验的设计是合理的。由于外用镇痛药主要作用于外周局部，因此其不良反应（主要为局部不良反应）总体良好，可被认为是其他镇痛治疗方法的辅助疗法。然而这仍需要进一步对患者，尤其是对老年人进行全面详细的监测和分析。总之，在癌性痛的治疗中，外用镇痛药不论是用于躯体皮肤局部还是应用于口腔，均有良好的应用前景，值得进一步探索。

（陈 磊 王晓东）

第三章

癌痛的微创介入治疗

第一节　神经松解术

一、总　述

　　神经松解术是指通过物理或化学的方法，阻断（毁损或不毁损）神经，从而控制疼痛的一种有创治疗。顽固性癌痛，由于其机制的复杂性和疾病的不断进展，导致镇痛治疗的困难和患者的不满意，阿片类药物治疗可以控制大部分癌痛，但相关统计表明：约有 10%~20% 的患者在使用三阶梯方案治疗后，仍有顽固性的剧烈疼痛。药物镇痛治疗效果不佳或无效，或因药物副作用、不能耐受镇痛药等，可选用神经阻滞或毁损治疗。

　　周围神经是指脑和脊髓以外的所有神经，包括神经节、神经干、神经丛及神经终末装置；周围神经可根据连于中枢的部位不同分为连于脑的脑神经和连于脊髓的脊神经；脑神经有 12 对，脊神经有 31 对。根据分布的对象不同，周围神经还分为躯体神经和内脏神经。由于疼痛微创技术的发展，特别是蛛网膜下腔及延髓池镇痛泵埋入术的广泛开展，原有的一些针对中枢神经毁损的方法，如垂体毁损和脊髓内药物毁损，因为可能出现严重的并发症及药物毁损的不可控性，目前已经很少使用。因此，我们现在常规使用的神经毁损阻滞主要是指周围神经的毁损。周围神经还可根据传递神经冲动的方向不同分为传入神经和传出神经。传入神经由周围向中枢传递神经冲动，产生感觉，故称为感觉神经；而传出神经由中枢向周围传递神经冲动，产生运动，故称为运动神经；而癌痛的神经毁损主要是指感觉神经的毁损，针对运动神经如臂丛神经、股神经、坐骨神经等，除非已经出现功能丧失，否则禁止毁损治疗。

（一）概论

1. 神经松解术包含有用物理的方法（射频、冷冻等）和化学的方法（神经破坏性药物如乙醇、苯酚）。

2. 临床上常用的神经破坏性阻滞是应用神经破坏性药物进行的神经破坏性阻滞。神经破坏性阻滞用药依据其性质、浓度与剂量对神经组织有程度不等的直接破坏作用，导致神经组织的传导功能中断，痛觉消失而实现镇痛。

3. 临床常用的神经破坏性阻滞用药主要是乙醇和苯酚。其他如：阿霉素、甘油溶液、亚甲蓝等。

4. 神经破坏性措施主要用于治疗各种用常规方法不能缓解的顽固性疼痛，例如，癌痛、三叉神经痛、带状疱疹后神经痛和交感神经相关性疼痛等。

5. 癌症治疗引起的急性神经痛是阿片不反

应性疼痛，此时，神经破坏性措施显得非常重要。

6. 神经压迫性痛对阿片类药物不敏感，某些情况下的癌痛中可能合并有此类机制，在使用神经破坏性措施的同时，可以应用糖皮质激素作为辅助镇痛药物。

7. 交感神经持续性疼痛是阿片不反应性疼痛，某些情况下的癌痛中可能合并有此类机制，在影像监视下进行腰交感神经破坏性阻滞是一种安全且副作用较小的治疗方法。

8. 癌症骨转移是骨癌痛的常见原因，由于骨癌痛是阿片半反应性疼痛，神经破坏性治疗措施更为需要。

9. 一般地说，至少 10% 以上的癌痛患者需要使用神经破坏措施。神经破坏性措施应能有效地治疗顽固性疼痛，能为衰弱的晚期癌痛患者所接受，可以作为"三阶梯方案"的有效补充。

10. 神经破坏性治疗的方法多种多样，应根据患者的具体情况来选择。在 X 线透视或 CT 引导下穿刺，使得神经破坏性阻滞的安全性大大提高。

11. 治疗之前，应充分向患者或家属说明诊断、预期疗效、原有其它器质性疾病在治疗期间可能加重、可能发生的副反应及并发症等，并解答患者或家属提出的问题。应完善相关的知情告知程序，向患者及家属讲述并列明上述事项，在患者或家属充分理解的基础上，履行签字手续确认后方可进行相关治疗。未经患者或家属书面同意，不应进行神经破坏性治疗。

（二）适应证

1. 癌性疼痛，包括良性肿瘤侵及神经根或压迫神经干，用药物或其他各种无创镇痛方法难以缓解者。

2. 瘤体内注射，破坏肿瘤组织，限制其生长、抑制其疼痛。

除此之外，神经破坏性治疗的适应症还包含癌痛治疗以外的众多疾症，如各种常规方法难以控制的顽固性剧烈疼痛，如三叉神经痛、带状疱疹后遗神经痛、顽固性腰神经后支痛等，某些需多次重复进行神经阻滞的疾病，如交感神经持续性疼痛或严重的血栓闭塞性脉管炎可行腰交感神经节破坏术等等。本文暂不赘述。

（三）禁忌证

1. 一般疼痛性疾病，能用药物或其它常用方法治愈的，不宜采用神经破坏性治疗。

2. 穿刺部位及邻近部位有感染或存在败血症等全身感染的患者。

3. 合并有出血性疾病或出凝血功能异常的患者。

4. 不能配合治疗或有精神异常的患者。

5. 乙醇、苯酚等神经破坏性药物过敏或造影剂过敏者等。

（四）注意事项

1. 神经破坏性治疗存在有一定的并发症，如在痛觉消失的同时，触觉也消失，局部麻木不适，有的并发症还很严重，如运动麻痹或截瘫，难免也损伤正常组织，须严格掌握其适应症。

2. 神经破坏性治疗需由有经验的医生操作，确保治疗安全、准确。

3. 神经破坏性治疗应尽可能在 CT 或 X 光引导下操作。

4. 神经破坏性治疗中要严格按操作规程治疗。

5. 原有其它系统器质性疾病的患者，在实施神经破坏性治疗之前，应全面检查，评估其原发病的状态，并尽可能给与纠正，在治疗中给以密切监护，原发病在神经破坏性治疗术中加重，应及时处理，必要时停止操作。

6. 部分患者在神经破坏性治疗后会出现肢体乏力、活动不灵及麻木，这是缓解疼痛的同时发生的治疗作用，不能绝对避免，在术前应向家属讲清楚，并应办理术前家属知情同意签字手续。

（五）常用的神经毁损方法

1. 手术切除神经　对周围神经主要采用经皮神经破坏术，很少手术切除镇痛，但偶尔需施行多平面脊神经根切断术，目前射频热凝技术的发展，此方法已经较少使用。

2. 射频热凝　用于疼痛治疗的射频仪器上专门设置了神经刺激功能，可用于发现、辨别和准确定位感觉神经和运动神经。射频热凝是用射频电流阻断或改变神经传导，达到解除疼痛的目的。这种物理性神经热凝治疗能极好地控制热凝灶的温度及范围，采用妥善的射频参数治疗后能减轻或消除疼痛而同时能够最大限度的保持本体感觉、触觉和运动功能。在 X 线（C 臂或 DSA）或 CT 引导下进行操作时能够分别实施感觉刺激、运动刺激，从而实现解剖定位和电刺激生理定位，通过阻抗监测和电刺激监测可辨别神经组织的性质是属于感觉神经或是运动神经或是混合神经，并能判断神经与针尖的距离以选择加热热凝的温度和时间，进而增加治疗的精确性、安全性和舒适性。因此，近年来射频技术是神经破坏性治疗的核心技术。

通电进行神经刺激时，越低的电压获得越强的感觉刺激，表明电极距神经越近。一般认为最适当的神经热凝距离是 3mm 以内，所以刺激电压应在 $0.3 \sim 0.6V$ 内，电压小于 0.3V 即可诱发的感觉刺激时，表明电极可能位于神经鞘内或神经干中；而电压增加到 2V 以上才感受到痛刺激则表明电极可能至少距神经 1cm 以上。低频率的电流可刺激运动神经诱发肌肉搐动，将运动刺激电压调节至感觉刺激阈值的 2 倍以上而不出现肌肉搐动，或者给予 2Hz 频率 2V 电压仍未诱发肌肉运动，则可推测针尖附近 3cm 以内无运动神经经过或运动神经处于髓鞘的保护之中，此时进行射频热凝治疗，则不会伤及运动神经。

神经纤维在温度 $41 \sim 45$℃ 时开始出现传导阻滞，60℃ 时较小的感受痛温觉的 A_δ 和 C 神经纤维传导被阻滞，$70 \sim 75$℃ 时这些神经纤维会被破坏，但传导触觉的 A_α、A_β 纤维的功能被保存下来。运用这种温度射频热凝治疗后，患者则既能缓解疼痛又能保留触觉。研究表明，在射频热凝治疗中，神经热损伤最严重的部位是离电极尖端最近之处。热损伤 30 分钟后，目标部位的病理组织学改变主要是血管内膜结构的松弛和肿胀变化，8 小时后出现一些轴突结构破裂和早期的沃勒变性，24 小时后破坏现象更为明显，一周内发生完全脱髓鞘和轴突的沃勒变性，三周后小纤维会再生，12周后出现连续的髓鞘再生和轴突变大。亦有研究表明，射频损伤可仅限于小纤维而不涉及大纤维。另外的研究资料显示，给予连续的高于85℃温度的射频治疗，会无选择性地破坏所有神经纤维。

脉冲射频技术，其应用温度低于42℃的丛集性超高频电流，在神经组织附近形成高电压，但电极尖端温度不超过42℃，不会破坏感觉和运动功能。有文献报道对禁忌行热凝的神经性疼痛患者，运用脉冲射频治疗可取得显著效果并且不出现神经热离断效应，术后不会出现感觉减退、酸痛、灼痛和运动障碍。多数患者在射频治疗数小时到数天内反映有疗效，进一步的疗效仍需继续深入观察论证。

射频热凝镇痛治疗的特点为：①需在X线（C臂或DSA）或CT监视下明确针尖位置，因射频热凝在数秒钟内即可产生神经损伤，故必须保证探头位置正确；②调节电流以产生不同的针尖温度，通过热电偶等机制调整针尖部热量，由此控制热损伤的范围，比破坏药的更容易预测、控制损伤范围，因不存在药液异常扩散的情况，其热损伤的强度可做到随时监测和稳定预控，但是必须防止温度过高引起额外的损伤；③一般通电60秒钟，即可达到破坏神经所需的温度；④射频热凝的效果比冷冻破坏者持久。需要注意安装心脏起搏器的患者射频中要注意，射频治疗中可能会发生心跳停止。装了脊髓刺激器的患者需注意电流会沿着脊神经刺激器的方向损伤脊髓神经。

3. 冷冻破坏　自20世纪40年代已在临床采用低温镇痛手段（冷冻麻醉）。现代的冷冻设备由压缩一氧化碳（或二氧化碳）气源与冷冻探头等组成，装置较复杂，由气体进出调节结构、电刺激器、定时器以及热电偶等设备构成。压缩气自探头的内腔轴道引入，经探头的前端窄孔喷出，由此使得探头尖端的温度骤降并形成直径1~2cm的小冰球，局部温度可降至-50~-70℃，神经可产生不同程度的低温损伤。按程度可将低温损伤的分为：

Ⅰ度损伤，又称神经轴突旁损伤（neuro-praxia），神经组织基本无改变，仅构成数天到数周的选择性运动感受器和本体感受器阻滞。

Ⅱ度损伤，又称轴突断伤（axonotmesis），轴突的连贯性丧失，但神经内膜、神经束膜及神经外膜结构仍然保留；-20℃低温下即可产生Ⅱ度损伤，此为冷冻破坏进行疼痛治疗的最恰当的程度。神经的再生从残端开始，速度为1~1.5mm/d。

Ⅲ度、Ⅳ度和Ⅴ度损伤又称为神经离断，即神经的完整性出现进行性的严重伤害，呈神经游走、瓦解或不能再生。

冷冻破坏的神经损伤属可逆性，神经的再生相对较容易，不伴神经炎或感觉迟钝等后遗症，这是其主要优点。胸科手术中运用冷冻肋间神经，可防止术后伤口疼痛，近年来冷冻破坏技术已发展到治疗多种慢性非恶性疼痛综合征，包括肋间神经痛、三叉神经痛、小关节疼痛、坐骨神经痛、会阴部痛、尾骨痛等，因其破坏作用可逆，一般无后遗症，容易被人们接受。而更细小直径的探头，利于经皮施行冷冻破坏操作。但最好还是在直视下将探头与靶神经接触，可做到定位最正确，冷冻破坏效果最稳定。然而冷冻破坏方法的主要缺点是镇痛时间维持较短，作用容易自动消失，可能与靶神经的定位不够精确有关；也与探头尖端的低温程度不足，出现冷冻不全或去神经支配时间相对短暂有关。因此，冷冻破坏一般不适用于要求长时间持续镇痛的癌痛治疗，但对顽固性非癌症疼痛，冷冻镇痛法仍是一项有价值的选择。

4. 化学破坏　周围神经的化学破坏最常用药物是乙醇和苯酚。应用苯酚进行周围神经破坏后，神经炎后遗症的发生率估计在 2%～28% 之间，高于交感神经链或脊索破坏后的并发率。乙醇后遗神经炎的发生率可能更高。有研究表明，应用无水乙醇或 6% 水合苯酚进行周围神经破坏性治疗，两者的疼痛缓解率和感觉迟钝率大致相同，而苯酚的全身副作用较多。乙醇和苯酚都可选用，或相互换用。但苯酚主要用于非癌性疼痛治疗；乙醇的神经破坏和感觉阻滞效应似较苯酚强，因此更适用于预计寿命较短的癌痛病人。

推荐使用的方法是射频热凝或联合化学药物的方法。但药物破坏性治疗由于药液的流动性，使药物扩散难以预测，破坏的范围不易控制。因此，普遍认为神经射频热凝技术比药物注射破坏法更优越而科学。在注射药物破坏神经技术中，损毁药物如苯酚或乙醇，常需要反复注射。乙醇还可能引起神经瘤形成，一般仅用于生命预期有限的患者。冷冻热凝神经镇痛要求配置一个相当大直径的探头和笨重的把手，要求术者徒手扶持设备以保证在冷冻时探头尖端不移位。若其尖端形成的冰球体积较大，可影响在脊髓部位操作的精准性。

（六）常用的神经松解药物

神经松解药也被称为神经破坏药，依据其性质、浓度、剂量可对神经组织产生程度不等的破坏作用。其对神经的破坏作用是使神经细胞脱水、变性，导致神经组织的传导功能中断，痛觉消失，主要用于癌痛与某些顽固性疼痛的治疗。临床常用的神经破坏药主要是苯酚和乙醇，其他还有多柔比星、丝裂霉素、链霉素、氯甲酚，氯甲苯酚甘油溶液，硫酸镁水溶液，但这几种神经破坏药临床应用相对较少。甘油、亚甲蓝亦有暂时性镇痛作用，但并不常用。

1. 乙醇 是临床最常用的破坏性神经阻滞用药。将乙醇内的水除去，便成为无水乙醇，药典规定的无水乙醇纯度应在 99.5% 以上，含甲醇不得超过 0.1%，比重为 0.789，分子量为 46.05。乙醇为无色透明液体，沸点 78.3℃，易燃。无水乙醇对水的亲合力很强，能迅速吸收水分，故无水乙醇必须分装在致密容器中，避免频繁从大容器中开口抽吸使其浓度降低。

乙醇与生物组织细胞接触可引起细胞脱水、变性、硬化。乙醇对神经细胞的作用与此类似，神经根和髓鞘发生退行性变。在神经干内注射乙醇，可使神经纤维完全变性失去功能。乙醇作用于神经细胞后，其胞质发生膨胀，神经纤维出现断裂、消失。有髓神经纤维于 2~12 个月后可再生，而无髓神经纤维则不易再生。神经细胞坏死后，神经纤维也随之消失且不能再生。于神经节内注射乙醇，神经细胞破坏后不会再生。但注药后往往不会破坏所有的神经细胞。

在蛛网膜下腔进行脊神经破坏术是利用比重与体位的因素来控制和调节毁损的范围及节段，理论上可以达到破坏患侧脊神经后根（感觉根），而不影响两侧前根（运动根）的效果。根据神经破坏药依据与脑脊液（CSF）的比重的比较，可将神经破坏药物分为轻比重与重比重两种。95%～99%乙醇在38℃时比重为0.78～0.79，属轻比重，在CSF中上浮。故在蛛网膜下腔注入乙醇后，脊髓后根出现脱髓鞘和变性，后根轴索也可发生变化，注药附近的后根神经节中度肿胀、染色质溶解。而后，剩余的神经细胞及神经纤维可再生，以代偿其功能。神经纤维受损后，自受损部位分别向末梢和中枢（神经细胞）侧发生变性。末梢方向发生Waller变性，即在损伤后1～3天，从损伤部位至末梢全部轴索出现肿胀、断裂、消失；有髓纤维于10天左右后也发生脱髓鞘反应。在损伤数月后，神经纤维再生。在轴索消失的部位，由神经细胞开始，首先通过施万细胞分裂形成空腔，神经纤维沿此腔向末梢延伸。从神经细胞到受损部位，神经纤维生长速度较慢，0.25mm/天。而在末梢则以3～4mm/d的速度生长。随着轴索的再生，髓鞘也再生，1年左右再生完成，感觉功能逐渐得到恢复。

神经破坏药按注入位置的不同，其浓度与剂量各不相同。蛛网膜下腔阻断需采用无水乙醇；硬膜外间隙阻断需采用30%～50%乙醇；腹腔神经丛阻断需采用 50%~100% 乙醇；交感神经节阻断需采用 50%~100% 乙醇；神经根阻断需采用 30%~100% 乙醇；末梢神经阻断需采用 50% 乙醇。根据部位及乙醇浓度的不同，患者会伴随不同程度的不适，可有剧烈的痛苦但很短暂。一般应用无水乙醇进行配制，但若将其暴露于空气中，会因吸入水分而被稀释。神经破坏和痛觉缓解在注射几天后会变得更加明显。

2. 苯酚　简称酚或称石炭酸，沸点 182℃，熔点 41℃，易溶于有机溶剂，不易溶于水。在 25℃ 时 100g 水仅能溶解 6.7g 苯酚，68℃ 以上时可完全溶于水。在常温下，苯酚水溶液难以配制成高浓度。当需要高浓度苯酚制剂时，则以 50% 水和甘油作为溶剂，以加速苯酚溶解。临床苯酚制剂有 5%~8% 苯酚水溶液。为延缓其吸收，亦可配制成 5%、10%、15% 苯酚甘油溶液，其效果随着苯酚浓度的增加而相应增强。注药后苯酚从甘油中逐渐释放出来，被神经组织摄取，发挥作用。5%~7% 苯酚甘油比重大约为 1.068，7.5%~10% 苯酚甘油比重约为 1.25。

1%~2% 苯酚溶液具有局部麻醉作用，3%~6% 苯酚水溶液具有较强的选择性神经破坏作用。5% 苯酚溶液可使组织蛋白凝固。苯酚有剧毒，不可口服。人体摄入苯酚超过 8g 可出现惊厥等毒性反应。蛛网膜下腔脊神经破坏术是利用比重与体位的关系，破坏患侧后根（感觉根），而不影响两侧前根（运动根）。5%~7% 苯酚甘油溶液的比重为 1.25，属重比重液，在 CSF 中下沉。调节体位使患侧脊神经后根处于最低点，注射苯酚甘油溶液，即可达到破坏后根而不影响前根的效果。动物实验表明，注射 1%~7% 苯酚甘油溶液时脊髓不发生损伤，CSF 无改变。

在晚期肿瘤患者蛛网膜下隙注射苯酚后的组织学研究显示，后根神经纤维产生脱髓鞘作用和退行性改变，脊髓后柱亦呈退行性变化。CSF 压力升高，白细胞与白蛋白稍增加，10 天左右恢复正常。后根的轴突亦出现变性，靠近注射点的后根神经节呈中度肿胀和染色质溶解。由于治疗体位，苯酚主要作用于神经根，而不是脊髓，尤其是后根变化最为明显。这可阻断感觉传导，运动神经功能的影响较少。剂量过大或浓度过高时可能出现神经根的大面积变性及脊髓受损，从而导致运动麻痹与截瘫。

蛛网膜下腔可用 5%~15% 苯酚甘油溶液；硬膜外腔可用 10%~15% 苯酚甘油或 7% 苯酚水溶液；交感神经节采用 10% 苯酚甘油溶液或 7% 苯酚水溶液；神经根采用 7% 苯酚水溶液或苯酚甘油溶液；末梢神经采用 5% 苯酚甘油溶液或 3%~5% 苯酚水溶液。

在室温下，不加甘油就无法获得超过 6.7% 浓度的苯酚溶液，掺有甘油的苯酚溶液的比重比 CSF 重，但在室温时和加热时都很黏，如果穿刺针细于 20G，则会有很大的注射阻力。配制好的苯酚溶液应在冷冻和避光条件下保存。临床上应用苯酚溶液进行神经破坏性阻断时，首先表现出的是类似局部麻醉作用：如发热和麻木感，随后出现慢性去神经支配作用，麻木的过程和范围在用药后 24 小时内会逐渐减小。

表3-1 两种常用神经松解药的比较

	苯酚	乙醇
物理特性	透明、无色、有刺激性臭味、难溶于水、比 CSF 比重大、室温下不稳定	透明、无色、易吸收水分、比 CSF 比重低、室温下稳定
化学结构	酸	乙醇
常用浓度	6%～10%	50%～100%
神经松解药浓度	5%	50%～100%
并发症	神经炎不常见，有毒，高浓度时引起肝、心中毒	神经炎常见，常用浓度无肝、心毒性，有过敏现象发生
应用部位	硬膜外腔、椎旁、神经根周、蛛网膜下腔	蛛网膜下腔、腹腔神经节、腰交感神经链、椎旁、硬膜外腔、周围神经

3. 其他神经松解药

1）阿霉素：阿霉素是一种临床肿瘤科常用的抗生素类化学治疗药，对神经组织具有亲和性，可进入神经内沿轴浆逆行转运。

2）氯甲酚：氯甲酚用作神经破坏药时发挥镇痛作用慢，并发症少，较苯酚易操作。2%氯甲苯酚甘油溶液的首次用量为 0.75ml，效果差时可重复注药。

3）甘油：甘油直接注入半月神经节对三叉神经痛有良好的治疗效果。甘油有脱髓鞘作用，可破坏神经纤维，轴突溶解。此药对粗大的神经纤维影响较明显，故有的患者面部触觉得以保留。注射时应使用 1 毫升注射器，每次 0.05ml，逐次注射，直到疼痛消失，总量以 0.5ml 为限。需在 X 线（C 臂或 DSA）或 CT 引导下进行。但应不易控制药液的弥散范围，在三叉神经痛的治疗中，目前已逐渐被射频技术所取代。

4）亚甲蓝：具有神经阻滞作用，持续时间较长。与乙醇、苯酚不同，此药不使蛋白凝固，不引起细胞膜损害，神经纤维仅有轻度脂滴形成，神经细胞内有小空泡变，发生轻度间质性炎症。故亚甲蓝不属于典型的神经破坏药。临床应用 2% 浓度的作用是可逆的，并不造成永久性损害。但在应用时应注意勿渗透至皮下，否则易造成皮肤染色。

二、各 论

（一）半月神经节阻滞/阻断术

1. 适应证 用于三叉神经多个分支支配区癌性疼痛。

2. 禁忌证

（1）注射部位感染或肿瘤侵袭。

（2）患者不能合作。

（3）有严重出血倾向者。

3. 操作方法

（1）患者取仰卧位，面向前方，头轻度后仰。先确定颧弓长度，标记出其中点。再确定同侧口角外方 2.5cm 处稍微向上作为进针点，相当于上颌白齿，或相对第 2 上磨牙，分别用记号笔各作一标记。常规消毒后，局麻下以至少 10cm

长的穿刺针刺入皮肤，影像引导下，正面观针尖对准瞳孔稍内侧方向，侧面观针尖对准颧弓中点标记的方向缓慢进针抵达颧骨支，在影像监示器或神经定位刺激器引导下边进针，边调整进针方向。进针深度一般达到 6~7cm 时，针尖触及骨性感觉，提示针尖已抵达颅底卵圆孔周围骨面，配合影像学引导进行扫描，确定针尖与卵圆孔的关系，然后有方向的调整进针路径，直至患者诉有向下唇部放电样感觉时立即停止进针，影像学监视证实针尖进入卵圆孔。固定引导针，回吸无血、无脑脊液后，缓慢注射阻滞药物或化学毁损药物。

（2）射频热凝时，50Hz 频率，电流是 0.1~0.3mA 左右出现支配区放电样疼痛；2Hz 频率，刺激电压在 0.2~0.5V 内，出现下颌神经支配区的跳动。调节进针深度，精确测试出所需阻断的神经分支。

（3）脉冲射频时，针尖到位并测试定位后，应用 4~8Hz，20~30 秒，调节电流至针尖温度为 42℃，加温时间为 5~15 分钟。脉冲射频时患者几乎完全无痛苦，术后 75% 的人能缓解疼痛。因此，在三叉神经第 1 支疼痛或第 3 支疼痛并非很剧烈的人可使用脉冲射频治疗，可更好的保留角膜反射功能和咀嚼功能。

4. 注意事项

（1）如进针到颅底诱发出上颌神经异感后仍继续进针，有可能损伤三叉神经第一支眼神经。

（2）严重的并发症是神经节被阻滞后发生的角膜反射功能受损，继角膜知觉丧失后导致角膜溃疡或失明。

（3）进针过深损伤颅内血管造成颅内血肿、或将神经破坏药误注入蛛网膜下腔导致其它颅神经功能受损。

（4）治疗期间反复穿刺可造成脑膜中动脉损伤、出血，以及穿刺处组织损伤性疼痛。

（5）注射神经损毁药后，部分患者出现穿刺部位肿胀，可以嘱患者用冰袋间断冷敷，减轻肿胀。应禁用热敷，以免加重肿胀。

（6）由于硬脑膜内陷包绕着三叉神经半月节的后 2/3，并且硬膜内有直接从大脑延续来的脑脊液，因此即便向硬膜内误注射少量局麻药，也有可能会引起患者意识丧失和心跳呼吸停止。

（7）要求技术十分精确，最好在影像监视器或神经定位刺激器引导下进行，并且仅限于有经验的医生操作。

（8）术前应向患者家属解释清楚可能发生的并发症。应征得家属同意，必须进行相关的术前知情告知程序并签署相关手术同意书。

（9）一般主张用 55℃ 开始热凝，因为应用太高的射频温度会产生明显的手术后并发症。如果有潜在的多发硬化病的患者，第一次毁损的温度要低于 60℃。

（10）第 1 支毁损技术的关键是每次稍微提高热凝的温度以增加神经毁损的程度，直到额部的感觉明显减退而未消失，角膜反射仅仅非常轻微的减退则可。一般是 55℃ 和 60℃ 各持续 60 秒，60℃ 以后每次加温热凝后均于患者清醒状态下用小棉片检查角膜反射，以确认角膜保留好的感觉功能。

（11）第二支、第三支射频热凝时根据患者对脸部感觉保留的要求调节热凝温度，可加热至 65~70℃，当到达目标温度后维持平台温度 2~4 分钟。

（二）胸背根神经节射频术

1. 适应证 癌症侵犯胸壁、肋骨和胸膜产生疼痛，可在相应的胸神经后根神经节进行射频毁损。

2. 操作方法 患者仰或俯卧于 CT 台上，建议至少 1.25mm 薄层平扫，并找到各节段背根神经节所在椎间孔裸露的层面，并测量该层面进针点距离中线的距离、进针的角度及深度，并于相应体表标识。局麻下采用 22G（射频针于胸腰段采用 15cm 长，裸露端 5mm），沿设计的穿刺路径缓慢进针，进针过程中 CT 扫描并及时调整，直到针尖位于椎间孔上 1/3 后方即椎间孔外口处，回抽无血无液体后在各穿刺点分别注入欧乃派克造影剂 0.5ml，经造影确认位置正确且无造影剂入血及胸膜损伤后行方波测试：进行感觉及运动觉测试，50Hz、0.3v 的电刺激诱发出支配区疼痛反应；2Hz、1V 的电刺激未出现肋间肌肉收缩，证实针尖到达 DRG。若脊神经后支支配的多裂肌纤维收缩引起单纯背部节律性肌肉跳动感，证实位置正确；若测试不理想，则设定刺激电极参数 50Hz、0.3V，轻柔地向前或向后寻找，或将穿刺针尖进一步偏向头侧，即椎间孔上缘位置，一般均会顺利寻找到背根神经节。1% 利多卡因 1ml 局麻后，开始连续射频，温度从 60℃ 开始，逐渐升温至 70℃、80℃、85℃，各持续 75s。

3. 风险及注意事项

（1）术前注意完善知情告知：可能伴有术后短暂的痛敏，在疼痛减轻前的 4~6 周，可能出现疼痛加重。

（2）穿刺失误可能损伤胸膜造成气胸，或刺入椎间孔过深导致硬膜损伤、局麻药注入蛛网膜下腔，或脊髓损伤的可能。

（三）腰脊神经后根节脉冲射频

1. 适应证 对于下肢等相应支配节段出现非严重性癌性疼痛时，可选用脉冲射频进行治疗，但若疼痛严重，则推荐药物综合治疗或应用鞘内镇痛泵置入术等其他方案。

2. 禁忌证 全身严重感染或穿刺点局部感染；有严重出血倾向者或凝血功能异常者；诊断不明确或局麻药诊断性阻滞无效者；患者不合作或拒绝治疗者；全身状态严重衰竭患者。

3. 操作技术 取俯卧位行前后位 X 射线透视、或 CT 等引导方法以确定并标记椎体节段及穿刺点、进针路径。常规消毒皮肤、铺单、局麻后，于影像引导下从进针点进行穿刺，在穿刺的过程中不应碰到骨面，间断使用侧位透视以了解进针深度。当针尖位于椎间孔内时应小心、缓慢进针。不必寻找异感，如在影像监视下发现针尖超过椎间孔后缘 1mm 后，拔出针芯，插入射频电极，以 50Hz 频率、逐步升高电压进行测试，如达到 0.5V 的电压仍无反应，则进针 1mm 再进行测试，直到以小于 0.5V 的电压引出刺激出现反应为止。再此行影像学下观察，证实针尖位置准确无误，回抽无血及脑脊液，置入射频电极进行脉冲射频。给予脉冲射频，2Hz、42℃、180

秒。撤针，无菌辅料覆盖。

4. 潜在风险及注意事项

（1）出血或血肿：凝血功能异常、针尖损伤硬膜外间隙静脉丛或针尖越过椎体前缘刺破大血管，是出血的主要原因。

（2）感染：术中注意无菌操作以及加强穿刺点护理。

（3）头痛：为穿刺过程中损伤硬脊膜和蛛网膜，导致脑脊液外漏所致。

（4）截瘫：为损伤脊髓 Adankiewicz 动脉引起。

（5）对行脉冲射频的患者，应提前告知患者及家属，脉冲射频属调制技术，其治疗效果可能在几天甚至几周后才出现；1 个月内应随访。

（四）脊神经后支破坏性阻滞

应用神经破坏性药物进行脊神经后支破坏性阻滞，因注射后的药物弥散方向的不可控性，有损伤相应节段脊神经的运动功能的可能，具有一定的局限性，应妥善选择适应症。

1. 适应证　颈、胸、腰脊神经分布区的顽固性癌症疼痛及支配区的带状疱疹后神经痛患者，且无法进行脊神经后支射频治疗、脊髓电刺激治疗等其他治疗的患者。

2. 禁忌证

（1）可用应用药物或其它临床方法治愈或可控制的疼痛性疾病。

（2）穿刺部位及邻近部位有感染者。

（3）合并出血性疾病或出凝血功能异常者。

（4）不能配合治疗或有精神异常者。

（5）乙醇等毁损药物过敏者。

3. 操作方法

（1）患者取俯卧位，在 X 线（C 臂或 DSA）或 CT 引导下在体表皮肤标记出穿刺点和与穿刺有关的局部重要的体表结构，常规体表皮肤消毒后铺单。

（2）局麻下以 12~14cm 长，23G 穿刺针，在影像引导下，从颈、胸、腰椎旁向椎间孔进针边进针，边回吸，将针刺达椎间孔。在影像监视下观察和判断穿刺针尖的部位，回吸无血液、空气或脑脊液流出后注射少量造影剂，进一步确认穿刺针尖的部位。观察确认无造影剂进入蛛网膜下腔或血管后，缓慢注射 1%~2% 利多卡因 5ml，15 分钟后观察疼痛的变化、被阻滞的神经分布区的阻滞范围和阻滞程度，观察有无非阻滞区的神经功能障碍；可配合使用神经刺激仪，确定针尖位置，注意远离运动支。

（3）无进入蛛网膜下腔或血管的征象，缓慢分次注射神经破坏性阻滞药液。使用的神经破坏性阻滞药为 75%~100% 乙醇或 10%~15% 酚甘油溶液或 5%~8% 酚水溶液。注射神经破坏性阻滞药物的剂量要根据在颈、胸、腰椎的不同位置和不同的病情来确定。乙醇的常用剂量为 1~4ml，酚甘油溶液为 2~5ml，酚水溶液为 1~4ml；注药后，应注意用无菌生理盐水冲洗针管后再撤针，患者继续保持俯卧位并监测生命体征 2 小时。

4. 风险及并发症

（1）注射药物后患者可能出现体位性低血压，或恶心、呕吐等症状，应及时纠正；误将药物注入硬膜外腔或蛛网膜下腔，或注入动脉，可引起相应部位瘫痪或神经功能障碍：括约肌功能受损等。

（2）如穿刺时进针角度不当，有可能刺进胸膜和肺脏，产生气胸血气胸等；有可能损伤腹部血管或腹部脏器等。

（3）使用神经毁损性药物时，注意冲洗针管后再撤针，若药液扩散引起神经炎症状，应及时对症治疗。

（4）术前完善知情告知程序，告知存在颈或腰神经根阻滞后会出现肢体乏力、活动不灵及麻木的风险、少数患者的疼痛可能有中枢机制，在术前无法判断，治疗后疼痛依然存在，需采取进一步的治疗。

（五）颈交感神经节破坏性阻滞

1. 适应证　应谨慎应用破坏性颈交感神经节阻滞，仅用于经常规方法治疗无效的顽固性疼痛的治疗：

（1）颈部、肩、上肢和上胸部癌症疼痛。

（2）上肢反射性交感神经萎缩症。

（3）上肢幻肢痛。

（4）颈部、肩、上肢和上胸部带状疱疹后遗神经痛。

（5）上肢血管痉挛性或循环障碍性疾病（如雷诺病、急性动脉闭塞症等、血栓闭塞性脉管炎）。

2. 禁忌证

（1）穿刺点附近有感染者。

（2）正在应用抗凝疗法者或凝血功能异常者。

（3）疼痛程度较轻且应用非破坏性治疗有

效者。

3. 操作方法

（1）患者取仰卧位，头颈部保持不动。常规皮肤消毒后，术者先以食指和中指将颈总动脉和胸锁乳突肌推向外侧。在食管旁和胸锁乳突肌前缘胸锁关节上方约两横指（环状软骨平面相当于第 6 颈椎横突）与皮肤垂直进针。推荐使用影像学引导措施。

（2）一般的患者用食指尖可触及第 7 颈椎横突，引导进针。但应尽可能使用影像学引导，如超声引导或 X 线透视等引导方法。穿刺针触到骨质，或影像学监视下针尖已达第 7 颈椎横突的前外侧。

（3）回吸无血液、空气或脑脊液，可缓慢注入 2% 利多卡因 1ml 进行局麻药试验性阻滞。阻滞成功的标志为给药侧出现霍纳氏综合征，表现为瞳孔缩小、眼睑下垂、眼球下陷、鼻塞、眼结膜充血、面微红、无汗、温暖感等。患者常觉上肢发热，疼痛减轻。

（4）局麻药试验性阻滞 15 分钟后，可根据病情需要，注入无水乙醇 0.5~2ml，推荐使用超声监视，或在无水乙醇中加入造影剂、应用 DSA 或 CT 扫描检测药物弥散范围。

（5）对于穿刺较困难或针尖位置不明确的病例，推荐在 DSA、C 臂引导下穿刺，经造影确认后再注入无水乙醇。

（6）对于上肢缺血性疾病的患者，可在星状神经节阻滞前后，反复观察比较患侧手指充血时间的变化、皮温变化、末梢血氧，当显示手指血供明显改善，表明产生了阻滞效果，不必再注入乙醇。

4. 潜在风险及注意事项

（1）药物注入血管会出现毒性反应。

（2）阻滞后应至少观察 120 分钟，无不良反应方可下床活动。

（3）切勿同时阻滞双侧星状神经节，以防发生心肺意外。

治疗颈、胸、腹部肿瘤特别是伴有骨转移，或有交感神经持续性疼痛者，应尽可在影像学引导下进行。

（4）当穿刺针损伤颈部血管，引起局部血肿，应在回吸有回血时，拔针后压迫止血，切勿给药。

5. 穿刺针误入蛛网膜下腔甚至注入无水乙醇会导致极其严重的合并症。

6. 因穿刺角度不适当或穿刺部位过低导致气胸或血气胸。

7. 无菌操作不严格，可引起感染造成深部脓肿。

8. 用乙醇永久性阻断颈交感神经节治疗顽固性疼痛性疾病，要严格选择适应症，并向患者及家属详细说明可能发生的合并症，征得同意并办理签字手续后方可实施。

9. 在多数情况下，只应用局麻药进行颈交感神经节阻滞，极少数情况下，可使用神经破坏性药物损毁颈交感神经节。

六、胸交感神经破坏性阻滞

（一）适应证

1. 胸部癌症疼痛。

2. 肿瘤相关胸部交感神经持续性疼痛。

（二）禁忌证

1. 诊断不明确的疼痛。

2. 全身或腹腔内感染及穿刺点周围存在感染者。

3. 有严重出血倾向者或凝血功能异常者。

4. 疼痛程度较轻且应用非破坏性治疗有效者。

（三）操作方法

1. 在影像引导下操作，CT引导下操作，取俯卧位。常规皮肤消毒，以CT引导路径确定皮肤穿刺点，通常位于脊椎棘突正中线旁开3.5cm处。CT引导下，以CT引导路径进针，使用带有长度标记的23G至少长度为10cm的穿刺针。引导下，使针尖向内侧偏斜，紧靠横突上缘缓慢进针，记进针深度，从横突表面再刺入约4cm遇有骨质阻力，表明已达胸椎体侧面，针尖位于交感神经节附近，回吸无血、无气，经造影确认无造影剂进入椎管、血管或胸腔，如造影剂呈纵向条索状扩散，表明穿刺部位正确。

2. 可注入1%利多卡因2ml（含造影剂）行试验性阻滞。观察疼痛的变化、被阻滞的神经分布区的阻滞范围和阻滞程度，观察有无非阻滞区的神经功能障碍。询问患者原有疼痛的变化。观察药液弥散范围。局麻药试验性阻滞15分钟后，可采用60℃、70℃、80℃，各60～120s进行射频热凝治疗。可根据病情需要，注入无水乙醇0.5～2ml，给予毁损性药物后，应注意用无菌生理盐水冲洗针管后再撤针。治疗后平卧监测生命体征2小时。

（四）潜在风险及注意事项

1. 穿刺针误入蛛网膜下腔且进行性射频热凝、甚至注入无水乙醇会导致截瘫等严重合并症，应高度注意。

2. 穿刺角度不适当可导致气胸或血气胸，且术前注意排除确定胸主动脉位置变异。

3. 无菌操作不严格，可引起深部感染。

4. 注意药液可能沿穿刺针道回渗，累及椎间孔处神经根等，产生相应神经损伤等并发症。

5. 毁损阻滞胸交感神经治疗顽固性疼痛性疾病，要严格选择适应症，并向患者及家属详细讲解说明可能发生的合并症及潜在风险，严格执行知情同意制度。

七、腹腔神经丛毁损术

（一）适应证

腹腔神经丛化学毁损能很好地缓解腹腔恶性肿瘤引起的上中腹痛和背部牵涉痛，尤其对胰腺癌，以及远端食管、胃、肝、胆管、小肠、近端结肠、肾上腺和肾部肿瘤的疼痛有较好效果，对于腹膜后转移性肿大淋巴结压迫造成的顽固性疼痛也有效。

（二）禁忌证

1. 有严重出血倾向者或凝血功能异常者。

2. 术前不能明确性质的腹膜后肿块。

3. 腹主动脉瘤。

4. 全身或腹腔内感染及穿刺点周围存在感染者。

5. 术前已合并有肠梗阻的病人应避免应用腹腔神经丛阻滞术。

6. 疼痛程度较轻且应用非破坏性治疗有效者。

（三）**操作方法**

1. 膈脚后双针技术

局部皮肤无菌消毒后，应用 1% 利多卡因浸润麻醉穿刺区域皮肤、皮下、肌肉组织，将两支 20G、15cm 长穿刺套管针沿 CT 引导方向进行穿刺。一般经验为首先将针与中线呈 45°、并略向头侧呈 15° 缓慢进针，以确保针尖安全顶至腰 1 椎体。当针尖接触到椎体并确认深度后，将针尖回撤至皮下组织内，并重新调整进针角度，使最终能够使得左侧针尖应位于主动脉后方，右侧针尖位于主动脉前外侧方。缓慢将针芯撤出，观察针管内有无血液、脑脊液或尿液流出。配合 CT 影像监测，分别从两支针内注入少量造影剂，观察造影剂分布，确定针尖位置未在血管内等。每支针可注入含有少量造影剂的无水乙醇 10~20ml 行膈脚后神经毁损术。务必稍撤针后用无菌生理盐水冲洗针管后再完全撤针。

2. 经膈脚双针技术

与传统双针膈脚后技术相比较优点是针尖位于膈脚前方，因此降低了神经系统合并症的发生几率。局部皮肤无菌消毒后应用 1% 利多卡因浸润麻醉穿刺区域皮肤、皮下、肌肉组织，将两支 20G、15cm 长穿刺套管针沿 CT 引导方向进行穿刺。一般经验为首先将针与中线呈 45° 略向头侧呈 15° 缓慢进针，以确保针尖安全顶至腰 1 椎体。当针尖接触到椎体并确认深度后，将针尖回撤至皮下组织内，并重新调整进针角度，使最终能够使得针尖经主动脉外侧到达膈脚前方。最终，左侧针尖应位于主动脉正侧偏前方，右侧针尖位于主动脉前外侧方。此种主动脉旁膈脚前的针尖位置可减少药物蔓延至腰躯体神经根的几率。配合CT影像监测，分别从两支针内注入少量造影剂，观察造影剂分布，确定针尖位置未在血管内等。每支针可注入含有少量造影剂的无水乙醇 10～20ml。务必稍撤针后用无菌生理盐水冲洗针管后再完全撤针。

3. 主动脉旁单针技术

建议在 CT 引导下进行。局部皮肤无菌消毒后应用 1% 利多卡因浸润麻醉穿刺区域皮肤、皮下、肌肉组织，将两支 20G、15cm 长穿刺套管针沿 CT 引导方向进行穿刺。一般经验为首先将针与中线呈 45° 并略向头侧呈 15° 缓慢进针，以确保针尖安全顶至腰 1 椎体。当针尖接触到椎体并确认深度后，将针尖回撤至皮下组织内，并重新调整进针角度，使最终能够使得针尖经主动脉外侧到达膈脚前方。最终，针尖应位于主动脉正侧偏前方。此种主动脉旁膈脚前的针尖位置可减少药物蔓延至腰躯体神经根的几率。配合 CT 影像监测，注入少量造影剂，观察造影剂分布，确定针尖位置未在血管内等。每支针可注入含有少量造影剂的无水乙醇 10～20ml。务必稍撤针后用无菌生理盐水冲洗针管后再完全撤针。

4. 经主动脉单针技术

此技术的神经破坏药物的用药量明显少于传统双针法膈脚后技术，并且其效果相当甚至更佳。因其将针直接插入腹腔神经节区域，而单针主动脉旁技术可因为主动脉前淋巴结肿大或肿瘤而限制药物从外侧向中线扩散。主动脉瘤、附壁血栓及管壁钙化都是经主动脉技术的禁忌证。

建议在 CT 引导下进行。首先进行 Tl2～L1 区域 CT 定位扫描，然后进行横断扫描，确定主动脉与椎体、腹腔内及腹膜后器官位置，或由于肿瘤、手术、淋巴结肿大所致解剖结构改变。标记进针点、进针角度、进针深度。无菌消毒。应用 1% 利多卡因浸润麻醉局部皮肤、皮下及肌肉组织，将 22G、15cm 长穿刺套管针从中线以 CT 引导路径插入直至主动脉后壁，此时进针阻力增大且可感受到主动脉搏动。连接内含生理盐水的 5ml 注射器，将针插入主动脉腔内，回抽可见搏动性动脉血液。然后将针穿过主动脉前壁（此时可有落空感），回抽无血液流出，撤去注射器，经针注入含 1% 利多卡因的水溶性造影剂 3～5ml。行穿刺区域 CT 扫描，确认针尖位置、尤其是造影剂的分布，造影剂应该分布于主动脉前及周围。膈脚后间隙内不应出现造影剂。确认针尖位置及造影剂的分布无误后，注入含有少量造影剂的无水乙醇 12～15ml，然后用无菌生理盐水冲洗针管并撤针。

（四）潜在风险及注意事项

1. 术前准备应包括适量经口补液或静脉输液以防治阻滞术所致低血压。

2. 应用造影剂前应检查评估肾脏功能，并核查无碘制剂过敏史。

3. 血管内药物误注可导致脊髓营养血管内血栓形成或血管痉挛引起截瘫。

4. 约 50% 的患者可能出现阻滞后腹泻。

5. 注药后应用无菌生理盐水冲洗针管后撤针，避免神经毁损药物可在拔针时沿针道溢出，造成针道组织刺激性疼痛。

6. 规范应用影像监测及体征询问，确定有无腰部的运动及感觉神经受累可能，避免累及躯体神经根。

7. 腹膜炎、血尿的风险：穿刺损伤肠管或肾脏所致。

8. 气胸、胸导管损伤及乳糜胸的风险。

9. 体位性低血压：由于交感神经破坏性阻滞后，上腹部脏器血管扩张，血容量增加，导致回心血量减少，患者血压下降，同时会有心率增加，一般在 24 小时内低血压状态自身纠正，所以术前可适当补液，术后患者应该保持卧位数小时，必要时通过补液补充血容量。

10. 醉酒现象和酒精过敏：患者出现面色潮红、头晕、兴奋等表现，多为一过性反应，可自行恢复，症状严重者或可对症治疗。

八、腰交感神经节射频消融术

（一）适应证

升结肠、乙状结肠、直肠、子宫、卵巢、输卵管等部位的癌痛。

（二）禁忌证

1. 局部或腹腔内感染及脓毒血症均为内脏神经阻滞术的绝对禁忌证。

2. 有严重出血倾向者或凝血功能异常者。

3. 疼痛程度较轻且应用非破坏性治疗有效者。

4. 诊断不明确的疼痛

（三）操作方法

患者取俯卧位，腹下垫枕，使腰椎轻度屈

曲。以 CT 引导穿刺路径定位穿刺点及预定穿刺角度，术区皮肤常规消毒。用带有 1cm 裸端，长 150mm 的 20G 射频针沿预定角度，朝向 L2 椎体的侧面进针。针尖刺中椎体后，将针稍后撤至软组织内，稍稍调整进针方向，加大穿刺针与局部皮肤的成角，沿椎体的侧缘继续进针，CT 引导下最终使针尖位于椎体的前侧缘。经穿刺针注入少量造影剂，造影剂应沿椎体的前外侧缘弥散，环绕椎体前外侧方的交感神经链。穿刺针到位后，经仔细回吸未见血液及脑脊液，可开始进行 50Hz，1V 的测试刺激。此时，患者应能感到下背部的局限性疼痛。如患者感觉腹股沟区疼痛，说明针尖靠近生殖股神经或 L1、L2 神经根；如果患者感觉下肢疼痛，说明针尖靠近下部腰椎的神经根，此时皆必须重新穿刺定位。运动神经刺激测试应用 2Hz，3V，测试阴性者方可进行射频消融治疗。可采用 70℃、80℃，各 60s 进行射频消融治疗。

（四）潜在风险及注意事项

1. 腹部脏器损伤，如输尿管损伤、内脏穿孔。

2. 误入硬膜外、硬膜下及蛛网膜下腔或导致椎间盘、脊髓及神经根的损伤。

3. 出血。

九、上腹下神经丛阻滞

（一）适应证

来自子宫癌、卵巢癌、前列腺癌、低位消化系统肿瘤、子宫内膜异位症的顽固性疼痛。

（二）禁忌证

1. 有严重出血倾向者或凝血功能异常者。

2. 全身或腹腔内感染及穿刺点周围存在感染者。

3. 相关药物过敏者。

4. 诊断不明确或局麻药诊断性阻滞无效者。

（三）操作技术

病人俯卧于 CT 床上，在腹下垫一枕头以使腰椎弯曲使腰 5 横突与髂骨翼的间隙最大化。对腰椎进行 CT 扫描，以腰 5 椎体平面为中心，确定入针点及进针方向，用 1.0% 利多卡因局麻，插入 20G，15cm 的穿刺套管针，以 CT 引导方向，进针到腰 5 椎体，并逐渐使针尖滑过椎体的前外侧面。将吸入生理盐水的 5ml 无阻力注射器与针头连接，向椎前间隙缓慢进针直至出现突破感，说明已经刺破腰大肌前筋膜进入椎前间隙。仔细回吸，经针注入 2~3ml 水溶性造影剂并做 CT 扫描以确定针在腹膜后的位置。回吸液中无血液、脑脊液或尿液后，缓慢、递增性注入总量 5ml 的 1.0% 利多卡因作为试验剂量。如果疼痛开始减轻，在确认患者在腹壁下神经丛阻滞后肠道及膀胱功能不受损的前提下，逐步加入无水乙醇 5~10ml。

（四）风险及注意事项

1. 出血或血管内注射。

2. 脏器或输尿管损伤。

3. 误入硬膜外、硬膜下及蛛网膜下腔或导致椎间盘、脊髓及神经根的损伤。

十、奇神经节毁损术

（一）适应证

奇神经节毁损术用于交感神经介导的会阴、直肠及生殖器疼痛的评价与治疗，以及上述部位恶性肿瘤疼痛的治疗，如盆腔/会阴恶性肿瘤，如子宫癌、直肠癌、前列腺癌。

（二）禁忌证

1. 有严重出血倾向者或凝血功能异常者。

2. 全身或腹腔内感染及穿刺点周围存在感染者。

3. 相关药物过敏者。

4. 诊断不明确或局麻药诊断性阻滞无效者。

（三）操作技术

病人俯卧位卧于 CT 床上，在腹下垫一枕头以腰椎弯曲以充分显露臀裂下缘。对骶尾椎进行 CT 定位扫描，确定骶尾关节和骶骨尖。确认中线，给覆盖肛门尾骨韧带及尾骨尖下皮肤消毒。穿刺点皮肤及皮下软组织用 1.0% 利多卡因局麻。将穿刺针从局麻处插入直到针尖接触到骶尾关节前面。回吸观察确认无血液，脑脊液或尿液后，经针注入 2~3ml 水溶性造影剂并行 CT 扫描以确定造影剂在骶尾关节前的扩散情况。再次确认针尖位置及回吸液中没有血液、脑脊液或尿液，在确认患者在奇神经节局麻药物阻滞后肠道及膀胱功能不会受损的前提下，分次递增性注入无水乙醇总量 3~5ml。

（四）潜在风险及注意事项

1. 对于尾骨弧度过大的患者，可在距针尖适当距离弯曲穿刺针约 30°，以使针尖位置更易接触到骶尾关节。

2. 对于骶尾关节增生严重，无法穿刺至其前方的患者，也可酌情选择 CT 引导下由侧面进行穿刺。

3. 于穿刺点处放置冰袋可减轻治疗后出血

及疼痛。

4. 若损伤直肠，可能引发感染甚至肠瘘。

5. 尾神经及骶神经根损伤的可能。

（姚 鹏 王志彬）

第二节 经皮骨成形术

一、概 述

经皮骨成形术（percutaneous osteoplasty，POP）作为经皮椎体成形术（percutaneous verte-broplasty，PVP）的延伸和扩展，泛指全身各部位骨骼疾病的经皮骨水泥注射技术。POP 是在 CT 机或 C 形臂机引导下经皮穿刺病损骨骼之病灶，注射适量骨水泥（甲基丙烯酸甲酯，polymethyl-methacrylate，PMMA），以达到增加病损骨骼强度和稳定性，防止骨骼进一步塌陷、骨折和破坏，消除或缓解疼痛的一种微创介入治疗技术。POP 是目前治疗骨转移瘤及骨肿瘤骨痛的有效方法之一，可迅速缓解疼痛，部分灭活局部肿瘤细胞，降低或预防病理性骨折和阻止局部骨破坏的进一步发生，改善患者行动，提高生活质量。

二、癌性骨痛

癌（肿瘤）侵蚀或转移至骨骼产生的疼痛称之为癌性骨痛（bone cancer pain），是恶性肿瘤晚期致痛的常见原因之一。据统计，产生癌性骨痛的原发肿瘤依次为骨髓瘤、乳腺癌、支气管癌、前列腺癌、膀胱癌、食管癌、颈部癌及其他癌，好发于脊椎（胸椎、腰椎、骶椎和颈椎）

189

和不规则骨骼（髂骨、肩胛骨、肋骨、耻骨、颅骨、胸骨等）。肿瘤侵犯骨骼时，不管是原发性骨肿瘤还是骨转移肿瘤，均产生难以忍受的疼痛。骨膜内存在与痛觉有关的感觉神经末梢，骨髓和哈佛管中也有感觉神经纤维，骨髓腔内压的变化、骨髓受到刺激是产生骨性疼痛的原因。肿瘤细胞瀑布式分泌细胞因子、前列腺素、肽类等致痛物质，促使其周围骨质破坏、吸收或钙盐沉积，造成破骨性和（或）成骨性骨破坏，刺激和压迫神经系统，致敏神经末梢而产生剧烈疼痛，瘤体牵拉骨膜也是致痛原因之一，一旦引起病理性骨折时疼痛加剧。肿瘤转移到颅骨、椎体可产生相应的头痛、腰腿痛和根性神经痛。除有骨骼本身疼痛之外，还有邻近的神经根、感觉神经的刺激所致的体表性疼痛。

三、医生治疗选择的困惑

Abrams HL 在 1950 年报道：27%癌症患者最终出现骨转移。随着现代医疗诊治技术的不断发展，肿瘤患者的寿命明显延长，75%的晚期癌症患者经受着疼痛的折磨，25%~30%的患者疼痛严重而难以忍受，顽固性癌痛已成为影响这些患者生活质量的重要因素之一。尽管现在已经有很多药物和治疗手段来缓解疼痛，但顽固性癌痛仍是目前医学界所面临的严峻挑战。当肿瘤患者出现脊椎、骨盆等骨转移，出现难以忍受的剧烈疼痛，脊椎、骨盆不稳定，活动困难，随时有瘫痪的风险，镇痛药物治疗效果不佳时，医生治疗的最佳选择是什么？医生经常亦是束手无策、无可奈何，给治疗选择带来极大的困惑。经皮成形术

（POP）具有微创、安全、有效、经济的特点，可消除或缓解疼痛，有效率达 75%~97%，不失为治疗癌性骨痛的一种有益选择和补充。

四、作用机制

POP 治疗癌性骨痛主要基于：①加固骨骼，由于骨水泥抗压力强、硬度高，注入病变骨骼病灶后，可增加局部骨骼强度，起到一定的支撑作用，从而预防微骨折，阻止局部骨破坏，防止骨骼进一步畸形，比较适合治疗承重骨的骨破坏及大多数骨骼的病理性骨折；②缓解疼痛 骨水泥聚合时一过性产热——聚合热（70~85℃），使骨水泥周围的神经末梢和肿瘤细胞灭活、坏死，骨水泥单体的毒性也可能产生有一定的抗肿瘤作用，使肿瘤体积缩小，从而缓解患者疼痛；③骨水泥的机械作用可截断骨转移瘤及骨肿瘤供血，使局部血流中断，从而抑制肿瘤的局部生长。

五、诊 断

大部分癌性骨痛患者行 POP 前已经明确诊断，而有些则是以疼痛首诊，可能首先发现的就是肿瘤骨转移，而原发灶难以寻踪。癌性骨痛的性质多为钝痛，常伴有阵发性刺痛、撕裂痛，进行性加重，持续存在和（或）阵发性加剧，定位不明确，伴有深部压痛。疼痛程度为中至重度，发生在脊椎的骨髓瘤或骨转移瘤活动时疼痛加剧，翻身困难。通常夜间疼痛加重导致患者不能入睡或入睡后痛醒，各种镇痛药物难以奏效。

癌性骨痛的诊断主要根据患者主诉、体检、病史加影像学检查，包括 X 线片、ECT、MRI、

CT 及 PET-CT 等。

各种影像学检查对于骨转移瘤及骨肿瘤的诊断均有其局限性。①X 线片：敏感性低，当骨转移病灶直径达 1~2cm，局部脱钙量达 30%~50% 时，X 线才能发现骨小梁的破坏性病变。②ECT：敏感性较高但特异性较低，可有 94% 的骨转移瘤患者为阳性，较 X 线早 3~6 个月，较 CT 或 MRI 早 2~3 个月。20%~30% 没有明显骨痛的肿瘤患者可用 ECT 发现骨转移。但 ECT 诊断存在假阳性和假阴性，对单发病灶、老年人、体力劳动者、有外伤史没有明确原发灶患者易出现假阳性，对以破骨为主的小病灶易忽略或遗漏。单纯 ECT 对疗效评价有限，疼痛缓解与其变化经常不一致，不能判断骨骼旁组织的转移和压迫情况，不能正确显示肿块的大小等。ECT 主要用于肿瘤骨转移的筛查。注意：ECT 阳性者不能作为诊断依据和疗效评价指标。③PET-CT：正电子发射计算机断层成像（PET-CT）于 20 世纪 90 年代被用于骨转移瘤的诊断和疗效跟踪。其机制是直接测定肿瘤细胞本身对葡萄糖的摄入，可能较 ECT 的敏感性更好，特异性更高，对那些仅限于骨髓内尚未引起成骨或溶骨反应的骨转移瘤也可显示；从葡萄糖代谢变化的角度显示骨转移瘤，避免了许多良性骨病带来的假阳性；有影像和代谢双重显示功能，可能可以显示治疗效果。其缺点除成本过高外，对局部病灶解剖结构显示不及 CT 和 MRI。④CT、MRI：可以了解骨转移的范围以及与周围组织的关系，准确显示肿瘤的大小，侵犯的范围和关节及血管有无累及，准确显示脊髓硬膜囊、神经根、脊椎骨及其附件侵蚀情况，决定局部治疗方案的选择；对部分放射性核素冷区的病变，可以发现骨破坏，其灵敏度高于 ECT，有助于明确诊断；某些肿瘤有较特异性的信号改变，有助于组织学定性，如原发性肿瘤或转移瘤，某些特异性肿瘤，如脂肪瘤、动脉瘤、软骨瘤等，有助于鉴别诊断。CT 可以了解骨转移瘤或骨肿瘤造成骨破坏的性质是破骨型、成骨型还是混合型，MRI 可以较早期发现骨转移病灶，所以对骨肿瘤或骨转移瘤的检查 CT 和 MRI 一个都不能少。⑤骨穿刺活检：属于创伤性检查，阳性率为 70% 左右，但脊椎骨的穿刺活检很困难。

诊断要点：放射学核素全身扫描（ECT）是初步诊断骨转移瘤的筛查方法，进一步确诊还须根据情况选择 X 线片、或 MRI、或 CT、或 PET-CT 扫描等方法，必要时考虑骨骼穿刺活检。

诊断标准：需同时具备以下两项诊断条件：①经组织病理学或细胞学检查诊断为恶性肿瘤，或骨病灶穿刺活检或细胞学诊断为恶性肿瘤骨转移；②骨病灶经 X 线片、或 MRI、或 CT 扫描、或 PET-CT 扫描诊断为恶性肿瘤骨转移。

诊断还须明确骨转移瘤及骨肿瘤病灶的部位、大小、类型（破骨、成骨或混合型）、形状（椎体后缘有无破坏）及其与周边组织的关系等。还要对患者的疼痛程度、身体及心理状态作出适当评估，对其运动功能、感觉障碍、是否有脏器功能失调等情况也应了解，与肿瘤无关的疼痛亦要加以鉴别。一般骨转移瘤及骨肿瘤的诊断均基于病史加影像学诊断，有骨转移瘤病灶的病理学诊断较少，甚至有些骨转移瘤很难找到原发肿瘤，但这并不影响实施 POP 治疗。

六、适 应 证

1. 诊断明确的全身各部位骨骼的骨转移瘤、骨肿瘤及椎体血管瘤伴有疼痛；

2. MRI 及 CT 提示骨转移瘤，但原发病灶尚不明确；

3. 经 CT 证实骨转移瘤及骨肿瘤骨骼侵蚀病灶为破骨型或破骨与成骨混合型骨破坏。

七、禁 忌 证

1. 患者凝血机制异常；

2. 伴有拟穿刺部位感染、压疮、皮肤破损；

3. 伴有多器官功能衰竭不能耐受手术；

4. CT 显示肿瘤骨转移椎体后缘完全破坏并椎管内转移、截瘫；

5. CT 显示骨转移病灶完全钙化（成骨型）；

6. 患者及其家属不能理解配合。

八、术 前 准 备

1. 检查三大常规，PT 系列，肝、肾功能，血糖，ESR，CRP，肿瘤相关抗原，EKG，胸片，病损骨的 MRI、CT 及 X 线检查，必要时行 ECT、PET-CT 检查。

2. 准备 POP 手术器械、骨水泥，微创手术包，急救药品及器械，生命体征监测仪，氧气，等。

3. 手术场地消毒，一般采用紫外线照射60~120 分钟，空气过滤消毒。

4. 术前与患者及其家属谈话，告知手术方法、可能发生的风险和并发症，并签署知情同意书报医院主管部门审批。

5. 术前穿刺静脉留置针备用，术前 30 分钟内静脉用抗生素 1 次，静脉推注或点滴氟比洛芬酯 50mg 或肌注曲马多 100mg。

九、操作步骤

1. 治疗在 CT 室内进行，患者卧位于 CT 检查床上，体位根据病灶部位而定，以利于手术操作及患者舒适为原则，一般采用俯卧、仰卧、侧卧或某些特殊体位。无创监测生命体征、EKG，开放静脉输液。在拟穿刺部位放置栅状定位器后定位扫描图 3-1，薄层（1~2mm）轴位扫描骨肿瘤或骨转移瘤病灶。

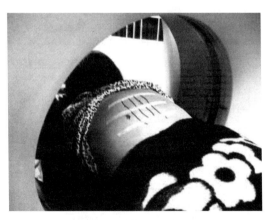

图 3-1 患者俯卧位 T9 CT 定位薄层扫描

2. 根据 CT 图像选择拟穿刺层面，设计拟穿刺路径及测量其深度和角度图 3-2，标记穿刺点。

3. 打开微创穿刺包，手消毒戴无菌手套，手术野常规消毒、铺巾，用 0.5% 利多卡因 5ml 自标记点行局部浸润麻醉，用手术尖刀片在穿刺点局麻皮丘上切开一约 5mm 长与皮纹平行的切口，用骨穿针按拟设计路径穿刺，在 CT 引导下调整穿刺针位置，建立工作信道，确认针尖位于病灶中间或前中 1/3 处图 3-3。

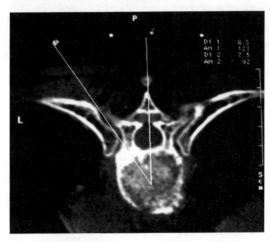

图 3-2　选择拟穿刺图像，个体化设计拟穿刺路径

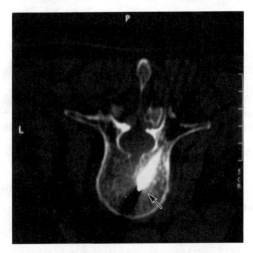

图 3-3　CT 显示，骨穿针尖位于病损椎体前中约 1/3 处

4. 调制、注射骨水泥，手术前应仔细阅读骨水泥说明书，了解骨水泥的特性和成形时间。骨水泥的粉剂和溶液需要在注射前临时调制，大部分有固定的比例，将溶液倒入装有粉剂的容器中充分调匀即可，有的需要术者根据注射容量按比例调制，一般按溶液：粉剂＝1：2配制，即5ml溶液配10ml粉剂，必须充分调匀，将稀薄期的骨水泥注入推杆或特制注射器中备用。待骨水泥呈块状即牙膏前期时经工作通道缓慢推注1.0~1.5ml，立即CT扫描骨水泥分布情况，若显示骨水泥分布良好无外漏时，再经工作通道继续推注骨水泥，注射容量根据病损椎体病灶大小而定。一般颈椎（C1~7）及高、中位胸椎（T1~8）注射骨水泥1.5~3.0ml/椎体，低位胸椎及腰椎（T9~L5）3.0~5.0ml，其他扁骨、长骨和不规则骨应根据病灶大小注射1.0~10.0ml不等。特别提醒：注射骨水泥时，手术者应不断与患者进行交流，及时了解患者的感觉与疼痛情况。若患者感觉到注射部位有灼热、疼痛剧烈时，应停止注射，立即CT扫描注射部位，若发现有骨水泥外漏，应停止注射或调整工作通道后再注射。骨水泥注射结束时，推杆须留在工作通道中，或即刻将针芯插入骨穿针中将其中的骨水泥推入病灶中，以免拔除工作通道或骨穿针时出现骨水泥拖尾现象。顺、逆时针旋转工作通道或骨穿针数次，待体外骨水泥成形后拔除，用无菌纱布按压穿刺针眼片刻，观察针眼无出血后贴无菌敷料。CT扫描评判骨水泥填充效果及有无骨水泥外漏图3-4。观察患者无异常反应、生命体征平稳5分钟后，仰卧于推床上送回病房。

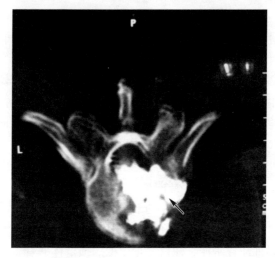

图 3-4　CT 扫描评判骨水泥填充效果及有无骨水泥外漏

5. 用 COOK® 系列行 POP 时，不用建立工作通道，直接将骨穿针穿刺到骨转移瘤及骨肿瘤病灶的前中 1/3 处，用特制注射器将牙膏状骨水泥经骨穿针分次注入病灶，其余步骤与上述相同。

十、术后处理

1. 患者回病房后仰卧位，检查穿刺针眼有无出血，卧床 2 小时，无创监测生命体征 2 小时至平稳，检查双下肢感觉、运动状况。

2. 颈椎行 PVP 后，应严密观察术后出血情况，床旁备气管切开包以应急需。

3. 术后 2 小时后可下床适应性活动，逐渐过渡到正常。

4. 术后局部可有酸胀疼痛不适，给予镇痛药对症处理。

5. 术后继续抗肿瘤药物及其他治疗。

十一、并发症及其处理

1. 骨水泥外漏　据报道发生率约20%，其中95%患者无临床症状，3%有脊髓损伤表现，1%发生肺栓塞，国外报道死亡两例。预防其发生的关键是掌握以下几点：①穿刺精准到位，CT显示穿刺针尖位于病灶中间或前中1/3处；②注射骨水泥时机恰当，稀薄期禁止注射，牙膏前期开始注射，牙膏期赶紧注射；③注射骨水泥速度合适，掌握先慢后快的原则，牙膏前期注射宜慢，牙膏期注射稍快；④注射骨水泥容量合适，根据病灶大小、部位及与周围脏器的关系决定注射骨水泥的容量，量大易外漏，量小可能效果欠佳，在安全的前提下以量较大为好。在CT引导下穿刺可确保穿刺部位精准，注射骨水泥时应密切观察患者反应，第一杆（管）注射后立即扫描判断骨水泥扩散情况，一旦发现骨水泥外漏，立即停止注射。少量无症状的骨水泥外露不需要处理，如果骨水泥漏到椎管内引起神经压迫症状、体征时应立即经手术取出。

2. 术中、术后出血，发生率较低，但很凶险。术中、术后出血均与手术穿刺有关，因骨转移瘤、椎体血管瘤及骨髓瘤本身血供丰富，穿刺时容易出血。术中若仅发现穿刺针或工作通道出血，可用针芯或推杆插入堵住即可，待骨水泥注入填塞后即可止血。担心的是穿刺致病损骨骼周围的血管损伤出血，如颈椎前外侧入路应避开颈动脉、颈内静脉、椎动脉，这些血管只有在CT图像上才能辨别，穿刺时尽量避开。而在CT图像上亦不能辨别的是甲状腺血管，尤其是甲状腺动脉，有些患者甲状腺较大，穿刺时为避开颈动脉，穿刺针有可能自甲状腺内穿过致局部出血，少量出血经局部按压可止血，若穿刺时误伤甲状腺动脉可致较大量出血，血块压迫气管致呼吸困难而发生灾难性后果。遇到此种紧急情况时，应果断请外科医生急会诊协助手术解决，决不可心存侥幸、坐失良机！

3. 椎间隙感染 发生率约 1‰~8‰，与患者免疫抵抗力下降，术前存在轻度椎间隙感染或泌尿系统感染，手术操作及手术室环境等因素有关。术前检查如发现有感染迹象应积极治疗，术前 30 分钟内给予静脉点滴抗生素 1 次，术后 4h 内可追加 1 次。术中严格执行无菌操作原则，术后如判断有椎间隙感染时应请相关科室（骨科、感染科）会诊，给予积极有效抗感染治疗。

4. 神经损伤 发生率约 1‰，与术中操作误伤或骨水泥外漏灼伤、压迫有关。在 CT 引导下穿刺可最大限度地避免损伤神经，穿刺时应动作轻柔，与患者交谈，一旦发生异感立即停止穿刺，扫描针尖位置并予以调整。术后如发现有神经损伤，可给予营养神经药物和功能锻炼康复治疗。

5. 气胸及其他脏器损伤 发生率较低，与穿刺操作不当有关，在 CT 引导下穿刺可最大限度避免其发生，胸椎穿刺时应特别小心。若术中发生气胸及其他脏器损伤，应沉着冷静，对症处理，首先维持生命体征平稳，必要时应请相关科室急会诊协助处理。

十二、注意事项

1. 术中严密观察患者生命体征，尤其是椎注骨水泥时要不断与患者交流，以便及时发现异常情况予以处理，确保安全。

2. 注射骨水泥的量因病灶大小和位置而异，一次注射骨水泥总量为 1.0~10ml 不等。

3. 一次治疗骨转移瘤病灶的多少因人而异，最多不超过 3 个，在确保安全的前提下根据患者的全身状况而定，因骨转移瘤和骨髓瘤患者一般情况均较差。

（陈家骅）

第三节 癌痛的微创全身给药治疗

一、概 述

90% 的癌症患者在患病期间会出现不同程度的疼痛，规范化癌痛治疗，可以使 80% 以上的癌痛得到控制，但仍有部分癌痛患者镇痛效果欠佳或副作用明显不能耐受，称之为难治性或顽固性癌痛。难治性癌痛的药物治疗，必须个体化选择安全有效的药物和适当的给药途径，一般来说，可更换不同的阿片类药物，或改变给药途径。微创全身给药是常用的替代途径，微创全身给药系指经皮下、静脉持续输注药物。改变给药途径可提高镇痛效果，减少副作用，尽管机制不十分清楚，但至少临床药理学的改变，包括药物的生物利用度，首过效应，分布，代谢产物，排泄等，会影响镇痛效果与副作用的平衡。

微创全身给药方法包括持续输注和患者自控镇痛（PCA），这些给药方法可以维持稳定的血药浓度，持续的镇痛，同时减少了副作用。PCA还可用于癌痛患者的阿片类药物滴定，快速调整剂量，及时和个体化的治疗爆发痛。肌肉注射不属于微创给药途径，不符合临床药理学原则，此外肿瘤晚期患者出现恶液质或老年人缺乏肌肉注射的部位。改变给药途径不仅仅是途径改变，临床药理学也会改变，包括药物的吸收、分布、代谢、排泄，药物的作用部位，起效时间，作用时间。药物剂量相应减少，临床镇痛效果提高，副作用减少。

二、持续皮下输注

（一）适应证与禁忌证

持续皮下给药（continuous subcutaneous infusion，CSCI）的优点是仅需要小针头，输注部位要求不高，不需要特别观察。缺点是输注剂量受限，需要不断更换输注部位。

适应证：不适宜胃肠道给药者，经胃肠道给药效果差，或副作用明显、不能耐受者，大剂量口服用药依从性差者。此外，还可用于早期滴定，治疗爆发痛，以及顽固性和难治性癌痛的治疗。

禁忌症：全身水肿，凝血功能异常或末梢循环差者。

（二）剂量换算

1. 换算方法　持续皮下给药与口服给药剂量换算，可按照1∶2换算，即持续皮下给药吗啡1mg，相当于口服吗啡2mg。常用阿片类药物换算成吗啡持续皮下给药等效剂量见表3-2。

例如1. 口服盐酸羟考酮缓释片120mg，2

次/日，换算成皮下持续输注吗啡的剂量为：

口服盐酸羟考酮缓释片全天用量 = 120mg × 2 = 240mg

皮下持续输注吗啡 24 小时用量 = 240mg × 0.5 = 120mg

例如 2. 口服硫酸吗啡控释片 120mg，2 次/日，换算成皮下持续输注羟考酮的剂量为：

口服硫酸吗啡控释片的全天剂量 = 120mg × 2 = 240mg

换算成口服羟考酮的全天剂量 = 240mg × 1/2 = 120mg

皮下持续输注羟考酮 24 小时剂量 = 120mg × 1/2 = 60mg

例如 3. 芬太尼透皮贴剂 16.8mg，72 小时，换算成皮下持续输注吗啡的剂量为：

芬太尼透皮贴剂 24 小时用量 = 16.8/3 = 5.6mg

芬太尼透皮贴剂 24 小时用量 = 5.6mg × 50 = 280mg 吗啡 24 小时用量

皮下持续输注吗啡 24 小时用量 = 280mg/2 = 140mg

表 3-2　常用阿片类药物换算为持续皮下
给药的等效剂量

阿片类药物	吗啡持续皮下给药等效剂量（转换倍数）
阿芬太尼（皮下）	15
芬太尼贴剂（经皮）	50
可待因（皮下）	0.1
可待因（口服）	0.05
氢吗啡酮（皮下）	4

续表

阿片类药物	吗啡持续皮下给药等效剂量（转换倍数）
氢吗啡酮（口服）	3.8
羟考酮（口服）	0.5
羟考酮（皮下）	1

2. 注意事项　按照上述换算出的剂量，开始可给予 2/3 量，在实际应用中个体化滴定，调整最佳剂量。

（三）药液配制

1. 配制方法　药物的配制方法有两种，应用药物的原液和将原液稀释一倍，例如盐酸吗啡应用原液为 10mg/ml，若稀释一倍则为 5mg/ml。这样容易调整剂量，便于冲击量的计算和给予，同时也容易计算 24 小时的用量。配制药物的总剂量需要根据应用的药袋或注射器的容量，总剂量一般不超过 1 周。

药物配伍：

（1）盐酸吗啡，10mg/ml；

（2）氢吗啡酮，2mg/ml；

（3）芬太尼，0.1mg/ml。

（四）输注部位

全身各部位均可用于皮下给药，最好是局部淋巴回流良好，不影响患者的活动，睡眠等部位，常用部位有前臂内侧，上臂外侧，腹壁或胸壁；不活动的患者还可以在大腿的内侧或外侧。避开以下部位：局部有感染、破损，经过放射治疗的皮肤，皮肤水肿，体表肿瘤皮肤，皮肤皱褶或乳腺皮肤，关节周围皮肤等。

（五）参数设置

1. 背景剂量　参考口服或经皮给药的换算剂量设定背景剂量，吗啡起始剂量每小时 2.5～5mg，氢吗啡酮起始剂量每小时 0.5～1mg，一定要根据疼痛评估进行滴定。皮下输注或 PCA 不应当超过 2ml/h。

2. 冲击剂量（解救剂量）　PCA 的解救剂量一般为每小时剂量的 25%～50%，间隔时间 10～15 分钟，24 小时按压解救剂量超过 3 次，应当调整背景剂量。

（六）参数调整

1. 递增剂量　根据疼痛缓解情况，VAS 在 3 以下可保持原剂量不变，4～6 可增加原剂量=量的 25%～50%，如果 7 以上则可增加原剂量的 50%～100%。

2. 最大剂量　原则上没有上限，但大剂量超过 300mg，应当考虑更换药物，增加辅助镇痛药物，或改为鞘内途径给药。

（七）监测与护理

1. 监测内容

（1）生命体征：血压、心率、体温、呼吸频率、血氧饱和度。

（2）镇痛效果：按照 VAS 或 NRS 等疼痛评估工具，定时、动态评估镇痛效果，尤其是开始应用滴定时，密切观察效果，及时调整剂量。

（3）意识，定向力。

（4）副作用：注意观察有何副作用和不良反应，常见副作用有头晕，嗜睡，恶心、呕吐，便秘，瘙痒；少见副作用有意识异常，谵妄，呼吸抑制。

2. 护理内容

（1）微量泵 及时观察工作情况，电量，显示，各个构件。

（2）输注管路 是否通畅，有无扭曲和打折。

（3）药物剩余量 已经应用量，剩余量，按压次数。

（4）输注部位至少每 4 小时检查一次，局部是否有硬结，发红和水肿等并发症。

（5）更换部位 原则上局部皮肤无异常就可持续应用，一般输注部位可持续应用 10 天以上。

（八）注意事项

1. 患者与家属的宣教 讲解持续皮下给药的原理，原则，镇痛的特点，可能出现的问题，如何使用，如何使用 PCA 解救量，紧急情况的联系方式。PCA 泵报警时及时与医师或护士联系。

2. 设备的维护 PCA 泵系微电子设备，防止浸水，碰撞及摔坏，定期校对精确度。

三、持续静脉输注

（一）适应证与禁忌证

静脉给药的优点是药物直接进入循环，生物利用度高，起效快，效果确切，首过作用小，容量不受限制。静脉给药疼痛缓解快，滴定比皮下途径快。缺点是需要维持静脉液路，费用增加，需要密切观察患者，需要适当的穿刺部位。

适应症：适应证与皮下给药相同，另外，需要快速滴定和调整剂量，治疗爆发痛，优化阿片类药物治疗预防骨转移相关的疼痛等。

禁忌症：无绝对禁忌症

（二）剂量换算

1. 换算方法 静脉给药与口服给药剂量换算，可按照 1 : 3 换算，即静脉给药吗啡 1mg，相当于口服吗啡 3mg。其他药物可按等剂量吗啡换算。

2. 注意事项 按照上述换算出的剂量，开始可给予 2/3 量，在实际应用中个体化滴定，调整最佳剂量。

（三）药液配制

1. 配制方法 药物的配制方法有两种，应用药物的原液和将原液稀释一倍。这样容易调整剂量，便于冲击量的计算和给予，同时也容易计算 24 小时的用量。配制药物的总剂量需要根据应用的药袋或注射器的容量，总剂量一般不超过 1 周。

2. 常用药物 与皮下输注相同。

（四）输注部位

最好选择上肢或经中心静脉给药，以不影响患者的活动，睡眠为准。

（五）参数设置

1. 背景剂量 参考口服或经皮给药的换算剂量设定背景剂量，吗啡起始剂量每小时 2.5～5mg，氢吗啡酮起始剂量每小时 0.5～1mg，一定要根据疼痛评估进行滴定。

2. 冲击剂量（解救剂量） PCA 的解救剂量一般为每小时剂量的 25%～50%，间隔时间 10～15 分钟，24 小时按压解救剂量超过 3 次，应当调整背景剂量。

（六）参数调整

1. 递增剂量　根据疼痛缓解情况，VAS 在 3 以下可保持原剂不变，4~6 可增加原剂的 25%~50%，如果 7 以上则可增加原剂的 50%~100%。

2. 最大剂量　原则上没有上限，但大剂量超过 300mg，应当考虑更换药物，增加辅助镇痛药物，或改为鞘内途径给药。

（七）监测与护理

1. 监测内容

（1）生命体征：血压、心率、体温、呼吸频率、血氧饱和度。

（2）镇痛效果：按照 VAS 或 NRS 等疼痛评估工具，定时、动态评估镇痛效果，尤其是开始应用滴定时，密切观察效果，及时调整剂量。

（3）意识，定向。

（4）副作用：注意观察副作用和不良反应，常见副作用有头晕，嗜睡，恶心、呕吐，便秘，瘙痒；少见副作用有意识异常，谵妄，呼吸抑制。

2. 护理内容

（1）微量泵：工作情况，电量，显示，各个构件。

（2）输注管路是否通畅，有无打折，有无回血、渗液。

（3）药物剩余量　已经应用量，剩余量，按压次数。

（4）输注部位至少每 4 小时检查一次，输注局部是否有发红，渗出，淤血等并发症。

（5）更换部位　原则上留置针可保持 1 周左右，中心静脉则可长期应用。

（八）注意事项

1. 患者与家属的宣教 讲解持续皮下给药的原理，原则，镇痛的特点，可能出现的问题，如何使用，如何使用 PCA 解救量，紧急情况的联系方式。PCA 泵报警时及时与医师或护士联系。特别注意观察输注导管有无回血等异常，及时与医护人员联系。

2. 设备的维护 PCA 泵系微电子设备，防止浸水，碰撞及摔坏，定期校对精确度。

（刘小立 杨书芳）

第四节 鞘内药物输注治疗

前 言

鞘内药物输注（inthrathecal drug delivery，ITDD）用于癌痛的治疗有 30 余年的历史，与传统的阿片类药物给药途径相比，ITDD 给药具有效力高、副作用小的优势。随着用于鞘内注射新型药物的不断开发和鞘内给药装置的不断改进，ITDD 成为控制癌性疼痛、尤其是顽固性癌痛的重要治疗方式。

本章主要阐述 ITDD 治疗顽固性癌痛相关理论基础、常用药物、设备装置、外科操作技术，以及常见并发症的预防和处理。

一、鞘内镇痛相关分子机制

鞘内镇痛即将镇痛药物直接注入蛛网膜下腔。蛛网膜下腔内含脑脊液，并与脑室相通，内容脊髓和大脑。注入鞘内的镇痛药物作用于脊髓或随脑脊液循环作用于脑相关部位。因此，鞘内所给镇痛药物需在脊髓或脑有相应的作用靶点，才能发挥镇痛。

传入伤害性痛觉的 Aδ 和 C 类纤维以及病理状态下传入非伤害性疼痛的 Aβ 纤维在脊髓背角形成突触联系，是痛觉传道的中转站。这一突触联络又受脑、上位脊髓的下行神经（传至脊髓）、脊髓的中间神经元及其他初级传入神经元的相互调节。脊髓灰质分为 10 层（REXED'S 分层），其中，Aδ 纤维主要终止在 I、V、X 层，C 纤维主要终止在 II 层的外侧部（II o），有些仅对非伤害性刺激起反应的 C 纤维终止在 II 层的内侧部（II i）。传递非伤害性信息的 Aβ 纤维终止在 III-V 层。另外，内脏传入纤维主要投射到 I、II、V 和 X 层。神经突触上的离子通道或受体是鞘内药物发挥镇痛作用的重要靶点（表 3-3）。

表 3-3 鞘内输注药物作用的靶点

鞘内输注药物	作用靶点（受体或离子通道）
吗啡、氢吗啡酮、芬太尼、舒芬太尼	阿片受体（mu, delta, kappa）
可乐定、右美托咪定	α-2 肾上腺能受体
巴氯芬、咪达唑仑	GABA 受体
氯胺酮	NMDA 受体
局麻药：布比卡因、左旋布比卡因、罗哌卡因	钠离子通道
齐考诺肽	钙离子通道
腺苷、加巴喷丁酮咯酸、新斯的明、奥曲肽	其他药物（不常用）

（一）受体

1. 阿片类受体 阿片类受体分为 μ、κ、δ 和痛敏肽/孤啡肽受体（"阿片样孤儿受体"（opioid-like orphanin receptor 1，ORL$_1$）），其中 μ 受体与镇痛关系最密切。μ 受体广泛分布于中枢神经，在大脑皮层额部和颞部、中央丘脑、侧丘脑、脑室和导水管周围灰质区受体密度高，这些结构与痛觉的整合和感受有关。在边缘系统和蓝斑核阿片受体也呈高度分布，这些结构涉及情绪和精神活动。而脊髓阿片受体的表达主要在脊髓背角的浅层（Ⅰ层和Ⅱ层），而初级传入神经的痛觉 C 纤维和 Aδ 纤维也主要终止在这里。此外，μ、δ、κ 和 ORL$_1$ 阿片受体在背根节（Dorsal root ganglion，DRG）神经元中也有高度表达。这些结构是痛觉冲动传入中枢的中转站。鞘内给予的阿片类药物主要作用在突触前水平，以减少伤害信息的传递。

2. α-2 肾上腺能受体 该受体分布于脊髓背角突触后膜。鞘内给 α-2 肾上腺能药物可乐定，可激活脊髓的下行抑制通路，包括降低 Aδ 纤维和 C 纤维介导的躯体交感反射、自主交感神经活性及提高脊髓内神经元的去极化阈值。

3. 毒蕈碱受体 主要分布于脊髓背角Ⅱ和Ⅲ层的初级传入神经元的突触前末梢。鞘内注射胆碱酯酶抑制剂-新斯的明，可产生镇痛作用。目前，研究表明鞘内给予可乐定产生的镇痛作用受到脊髓毒蕈碱样和烟碱样受体的调节，而可乐定的抗异常疼痛作用是由于脊髓释放了乙酰胆碱。

4. 腺苷受体 存在于脊髓背角的灰质中，

鞘内给予腺苷对伤害性感受的作用有限，往往不能单独使用。腺苷可减少疼痛异常和痛觉过敏的面积，与新斯的明有协同作用与可乐定有相加作用。

5. 环氧合酶受体（COX-R）存在于脊髓的神经胶质和神经元中。研究表明鞘内使用非选择性 COX 抑制剂酮咯酸能够产生镇痛作用，可能逆转了因脊髓内长期使用阿片类药物产生的高敏性（痛觉过敏）。有证据表明新斯的明和酮咯酸在鞘内使用存在协同作用。

6. N-甲基-D-天（门）冬氨酸受体（NMDA 受体）NMDA 受体在脊髓背角的位置尚不确切。鞘内使用 NMDA 受体拮抗剂对神经性疼痛患者能够产生抗伤害感受作用。这些药物还预防或降低了脊髓的"上扬（wind up）"现象，这种"上扬"在慢性疼痛综合征的发展和长久不愈中起很大作用。NMDA 受体拮抗剂也可用于改变阿片类药物使用导致的急性或慢性痛觉高敏。

（二）离子通道

1. 钠离子通道　目前发现电压门控钠离子通道（voltage-gated sodium channel，VGSC）共有 10 种 α-亚基异构体（Nav1.1-Nax1.9），DRG 神经元作为主要的感觉神经元可以表达至少 6 种钠通道异构体，其中 Nav1.3 在成熟 DRG 中的表达水平较低，但在神经损伤后表达水平则显著提高。Nav1.3 可以引发小的受损的伤害性感觉 DRG 神经元处于高频活跃状态。Nav1.7 在小直径的 DRG 神经元和生长锥中呈高度表达。Nav1.8 主要表达在感觉神经元，尤其是小直径伤害性感觉 DRG 神经元。这些表达方式使其成为可能的理想治疗靶点。局部麻醉药可以抑制钠离子通道的开放，减少痛觉信号的传导。

2. 钙离子通道 电压门控的钙离子通道（Voltage-gated Ion Channel，VGCC）分为低阈值钙通道和高阈值钙通道（主要为 T 形），高阈值钙通道根据其电生理和药理学特性又分为 N、P/Q、L 和 R 等亚型。其中 N 型 VGCC 大量分布于背根节（DRG）及脊髓背角神经元（感受伤害性刺激）的突触前部位，参与调节神经递质的释放。在延髓、中脑、小脑、丘脑、大脑皮质浅层等突触分布密集区均有分布，这是 N 型 VGCC 参与疼痛的传递及调节的解剖基础，其 $\alpha2\delta$ 亚单位是齐考诺肽（Ziconotide 地）鞘内作用的靶点。P/Q、L 形 VGCC 亦大量分布于 DRG 和脑神经元的突触前，但相应的临床药物还有待开发。

二、鞘内输注常用镇痛药物

（一）阿片类药物

鞘内阿片类药物通过脊髓和脊髓上阿片受体产生强效的镇痛作用。阿片类药物辛醇/水分配系数决定了其鞘内作用的特点，系数越高药物的脂溶性越强。高脂溶性的阿片类药物，如芬太尼，注入鞘内起效迅速，但作用维持时间短。由于其脑脊液溶解度低，因此在鞘内的扩散范围小，主要作用于脊髓阿片受体，以局部节段性镇痛为主。水溶性的阿片类药物相反，起效相对慢，但作用维持时间长。由于其脑脊液溶解度高，可以随着脑脊液循环作用于脊髓上阿片受体，起到全身镇痛作用，这也是鞘内注射阿片类药物首选吗啡的重要原因之一（图3-5，图3-6）。

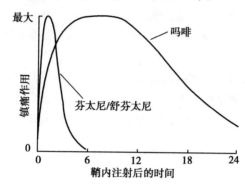

图 3-5 鞘内注射阿片类药物起效和作用时间

1. 吗啡（Morphine）长期以来，吗啡一直作为鞘内镇痛的首选药物。鞘内注射用吗啡常用不含防腐剂的硫酸吗啡。鞘内注射吗啡对急性、延迟性和慢性疼痛均有效，对慢性神经病理性疼痛的作用优于全身给药，是人类鞘内给药的金标准。胃肠外吗啡和鞘内吗啡用量的等效比为100：1，因此鞘内给药总体副作用也少于全身给药。鞘内吗啡镇痛效果的决定因素是脑脊液中吗啡的浓度。推荐初始剂量为 0.1~0.5mg，长期输注最大推荐剂量是 20mg/d，如果 20mg/d 以上剂量疼痛缓解不明显，应考虑鞘内联合用药或疼痛过敏综合征。

鞘内吗啡的主要并发症首先是导管顶端炎性团块的形成，如果镇痛作用突然消失或产生新的逐渐加重的神经症状，应该考虑导管尖部炎性团块的形成。炎性团块的发生率随鞘内吗啡剂量/浓度的增加而增加，因此对于长期使用植入式药物输注系统患者，国外专家推荐了安全的药物灌注浓度和每日最大剂量（表3-4）。此外，耐药

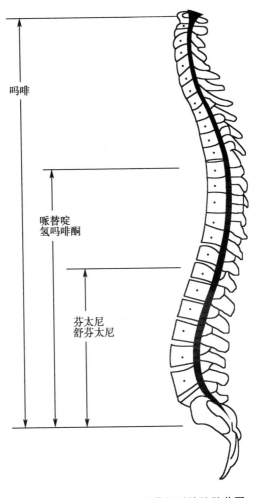

图 3-6　腰大池注入阿片类药物后的扩散范围
（James P. Rathmell，MD，Timothy R. The Role of Intrathecal Drugs in the Treatment of Acute Pain. Anesth Analg 2005；101：S30-S43.）

性的产生、恶心、呕吐、瘙痒等全身应用吗啡时的并发症并不少见，但便秘的发生率很低，与鞘内用药量小有关。

2. 氢吗啡酮（Hydromorphone）氢吗啡酮除了与吗啡的作用强度之比是 5：1 外，在很多方面与吗啡相似。氢吗啡酮溶液稳定性优于吗啡，与输注系统的合成材料保持良好的相容性。高效液相色谱检测 37℃下 10mg/ml 的氢吗啡酮溶液保存 4 个月，仍能保持大于 95% 的效能。此外，临床研究也证实氢吗啡酮鞘内给药相对于吗啡的优越性，对吗啡给药镇痛效果不佳或不能耐受副作用的 37 名患者再改用氢吗啡酮（10 个月）后，疼痛评分均得到不同程度的改善，嗜睡恶心的副作用也较使用吗啡时有所改善。虽然鞘内输注氢吗啡酮时导管顶端炎性团块的发生率低于吗啡，但也有少数患者（从数据库中搜索出 15 名）使用氢吗啡酮后出现导管尖端炎性团块的报道，他们或单独或联合用药，以前是否曾经有过鞘内吗啡治疗史尚不清楚。

3. 芬太尼和舒芬太尼（Fentanyl/Sufentanil）芬太尼和舒芬太尼镇痛效能分别是吗啡的 100 倍和 1000 倍。它们均为高脂溶性的阿片类药物，注入鞘内起效迅速、分布快，从脑脊液清除也快，因此，镇痛作用具有节段性，而脊髓副作用轻微，导管尖端炎性团块很罕见。尽管临床用于鞘内输注治疗慢性疼痛和癌痛的临床资料有限，仍被推荐为鞘内使用的二线阿片类药物。

4. 其他阿片类药物　盐酸哌替啶和美沙酮都已经有在鞘内使用的个案报道，其作用结果也各不相同，具体有待进一步的研究。

（二）局麻药

局麻药是手术麻醉、术后疼痛治疗、癌性疼痛管理等常用的药物，鞘内应用局麻药使电压敏感性 Na+ 通道失活，阻断脊髓神经的前后根，以及交感神经、感觉神经和运动神经纤维传导。局麻药可因交感神经阻断而引起低血压，并因运动阻断和感觉麻痹而会引起不快感，鞘内局麻药的阻滞范围和阻滞程度与局麻药输注的容量和浓度相关，持续长时间鞘内输注局麻药亦会出现局麻药耐受。长期应用的主要不良反应包括躯体和内脏器官运动功能减退。局麻药与阿片类鞘内联合注射有协同作用并可减少局麻药的副作用和阿片类药物的用量。

1. 布比卡因（Bupivacaine）是目前临床上鞘内输注最为常用的局麻药，常与阿片类（吗啡或氢吗啡酮）联合使用。布比卡因无神经毒性，对癌或非癌症患者均是安全的。大剂量的布比卡因可能会引起麻木、运动肌无力和可能的肠、膀胱功能障碍。临床研究显示，$1\sim20mg/d$ 的布比卡因鞘内输注是安全有效的，但也有报道 $10mg/d$ 的鞘内布比卡因出现运动阻滞。

2. 罗哌卡因（Ropivacaine）曾有研究者对 12 名慢性疼痛患者比较使用罗哌卡因和布比卡因的效果，两组均能获得满意的镇痛的效果，且相互之间无明显差异，只是达到同样镇痛效果时罗哌卡因所需剂量比布比卡因要高 23%。

（三）钙通道阻滞剂

齐考诺肽（Ziconotide）：齐考诺肽是 ω-芋螺毒素的合成等效物，为脊髓背侧角区域中突触前神经末梢上的 N 型 VGCC 的选择性、可逆性强效阻断剂。该药不与阿片受体结合，其药理作用不会被阿片受体拮抗剂所阻断，亦不会产生阿片耐受、成瘾呼吸抑制等副作用。它既可用于急性疼痛，也可用于慢性疼痛和癌痛的治疗。鞘内输注齐考诺肽，初始给药剂量不应超过 2.4μg/d（0.1μg/h），此后再根据患者的反应逐步加大剂量。一般每周增加剂量的次数不超过 2~3 次，每次增加剂量的幅度不超过 2.4μg/d，直至最大推荐剂量 19.2μg/d，对于神经性疼痛和癌性痛，最大推荐剂量 25μg/d。

齐考诺肽鞘内治疗窗较窄，当剂量大时会引起严重精神症状和神经系统损伤，有精神病病史的患者不推荐使用。用药过程中，应密切观察患者是否出现认知缺损、幻觉以及情绪或意识方面的改变。如果出现严重神经系统或精神病学体征或症状，应即刻停药。

（四）α2-肾上腺素能受体激动药

1. 可乐定（Clonidine）可乐定为鞘内给药的二线药物，与局麻药合用可延长或增强麻醉效果；与阿片类药物合用，可减少后者药用量；与拟胆碱药或胆碱酯酶抑制剂如新斯的明合用，既增强镇痛效能，又抵消其不良反应。在动物模型研究中发现，持续 28 天椎管内单纯输注可乐定未发现明显的脊髓病理改变，而持续 28 天输注可乐定和吗啡的混合药液，可以减轻椎管内吗啡给药所致的炎性的反应。

联合应用阿片类时，鞘内给药一般 2~4μg/（kg·h）开始，逐渐加大剂量直到有效。单独鞘内给可乐定从 4~8μg/（kg·h）直到有效，一般不超过 30μg/（kg·h）的剂量，同时应监测有无副作用。可乐定的副作用包括心动过缓、低血压、口干和镇静作用等，鞘内使用发生率较低，但留置的注药导管超过第五胸椎平面时，心动过缓更明显。

2. 右美托咪定（Dexmedetomidine）右美托咪定作用于脑和脊髓的 α2-肾上腺素能受体，抑制神经元放电，产生镇静、镇痛、抑制交感活性的效应。临床报道显示，围术期右美托咪定与阿片类药物、局麻药等鞘内镇痛，可以有效减少药物的用量和不良反应，但用于癌痛治疗报道很少。有个例报道，鞘内吗啡耐受的癌痛患者，联合使用右美托咪定 15μg/d，可以获得优良的镇痛效果，持续使用 2 个月，未发现明显的不良反应。

（五）NMDA 受体拮抗剂

NMDA 受体拮抗剂被认为对预防阿片类药物的耐受和治疗神经病理性疼痛有效，在治疗烧灼痛（causalgia）和带状疱疹后神经痛等难治性神经病理性疼痛上已获得良好的效果。临床使用的 NMDA 受体拮抗剂中，氯胺酮（Ketamine）最受临床关注。鞘内联合应用吗啡和氯胺酮的镇痛效果优于单独使用吗啡，并可降低吗啡的需要量和药物耐受。动物研究证实，反复鞘内注射氯胺酮未发现脊髓损伤的证据。一般主张使用小剂量，有学者认为，小剂量氯胺酮对 NMDA 受体的作用不应该认为是传统意义上的"镇痛"，而应该考虑为"抗痛过敏"和"对耐受的防护作用"。对于晚期癌症患者推荐鞘内推注氯胺酮 1mg，2 次/d，可降低吗啡需求，且无严重不良反应。

鞘内氯胺酮的已知不良反应包括感觉分离、幻觉、嗜睡、眩晕、眼球震颤等。

（六）其他药物

其他有报道用于鞘内镇痛的药物包括：腺苷（Adenosine）、加巴喷丁（Gabapentin）、新斯的明（Neostigmine）、咪达唑仑（Midazolam）、非甾体抗炎药（non-steroidal anti-inflammatory drugs，NSAIDs）、巴氯芬（Baclofen）等，多用于顽固性神经病理性疼痛的治疗，用于癌痛治疗的报道罕见。由于国内目前还没有可用的供鞘内注射的剂型，本文不做详细叙述。

（七）鞘内联合用药

鞘内药物输注与口服或静脉等其他途径相比，具有选择性高和使用剂量小的优点。阿片类药物（吗啡和氢吗啡酮）依然是鞘内镇痛的主流药物，局麻药和可乐定是鞘内阿片类药物最常用的辅助镇痛药。目前还没有一种镇痛药对所有的患者或所有类型的疼痛均有效，为了达到最佳的镇痛效果，有时需要同时使用 2 种或 3 种药物。鞘内局麻药+阿片类药、α2 肾上腺素能受体激动药+阿片类、齐考诺肽+阿片类、NMDA 受体阻滞药+阿片类、阿片类药+阿片类药等性质不同和作用不同受体的两类药物联合，可产生协同作用，并可减少单独使用时所产生的副作用。2012 年，PACC（Polyanalgesic Consensus Conference）专家小组根据文献检索和鞘内用药经验丰富的临床专家建议，对鞘内药物输注治疗伤害感受性疼痛和神经病理性疼痛提出推荐意见（表3-5，表3-6），癌痛的鞘内药物治疗通常参考以上推荐。

表 3-4　鞘内药物推荐的浓度和剂量（PACC，2007）

药物	最大浓度	每日最大剂量
吗啡	20mg/ml	15mg
氢吗啡酮	10mg/ml	4mg
芬太尼	2mg/ml	?
舒芬太尼	50μg/ml	?
布比卡因	40mg/ml	30mg
可乐定	2mg/ml	1.5mg
齐考诺肽	100μg/ml	19.2μg

表 3-5　鞘内药物输注治疗伤害感受性疼痛（PACC，2012）

一线	吗啡	氢吗啡酮	齐考诺肽	芬太尼
二线	吗啡+布比卡因	齐考诺肽+阿片	氢吗啡酮+布比卡因	芬太尼+布比卡因
三线	阿片+可乐定	齐考诺肽+阿片	芬太尼	舒芬太尼
四线	阿片+可乐定+布比卡因	舒芬太尼+布比卡因或可乐定		
五线	舒芬太尼+布比卡因+可乐定			

表 3-6　鞘内药物输注治疗神经病理性疼痛（PACC，2012）

一线	吗啡	齐考诺肽	吗啡+布比卡因
二线	氢吗啡酮	氢吗啡酮+布比卡因或氢吗啡酮+可乐定	吗啡+可乐定

续表

一线	吗啡	齐考诺肽		吗啡+布比卡因
三线	可乐定	齐考诺肽+阿片	芬太尼	芬太尼+布比卡因或芬太尼+可乐定
四线	阿片+可乐定+布比卡因		布比卡因+可乐定	

　　由于国内目前可用于鞘内注射的镇痛药物有限，同时结合文献，并根据笔者的临床经验，对于癌痛患者，建议参考以下推荐（表3-7）。

表3-7　鞘内镇痛药治疗癌痛推荐

	药物使用	适用状况
一线	吗啡	全身痛患者
二线	吗啡+（布比卡因/罗哌卡因）▲	全身痛伴剧烈节段性疼痛患者
三线	芬太尼/舒芬太尼+（布比卡因/罗哌卡因）▲	吗啡耐受患者
四线	阿片类药物+右美托咪定△	阿片类药物耐受患者
五线	阿片类药物+（氯胺酮、新斯的明、咪达唑仑）△	癌性神经病理性、疼痛阿片类药物耐受患者

　　▲未被批准用于植入式鞘内药物输注系统；△超说明书用药，需经伦理委员会批准方可使用。

三、鞘内药物输注装置

目前临床用于鞘内药物输注的装置主要有两种：①植入式的鞘内药物输注系统（inthrathecal drug delivery system，IDDS），输注通道与药物输注泵均植入体内；②植入式鞘内药物输注通道（inthrathecal drug delivery Port，IDDP），持续输注需另加外置的药物输注设备，两种装置在癌痛患者使用各有优缺点（表 3-8），现介绍如下：

表 3-8　两种鞘内药物输注新系统优缺点

装置	优点	缺点
IDDS	①全植入式系统，可自控给药，便利性好；②感染机会少，适宜长时间使用。	①价格昂贵，短期使用效价比低；②给药方式单一，可用药物种类少。
IDDP	①价格适中，短期使用效价比高；②可自控给药，可复合用药。	①半植入式，需外置给药装置，便利性较差；②感染几率高，不适宜长时间使用。

（一）IDDS

IDDS 由可编程的植入式输注泵、泵-导管无缝连接管、植入式导管（图 3-7）及植入相关附件和附属工具组成。目前临床可使用植入式输注泵为二代泵（Synchromed® Ⅱ），其结构见（图 3-8），根据储药器的容量有 2 种规格，20ml 容量和 40ml 容量。具体参数见表 3-9。

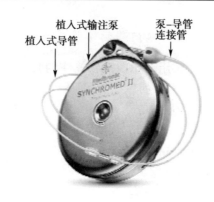

图 3-7 IDDS 的组成

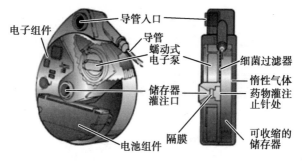

图 3-8 可编程的植入式输注泵结构

表 3-9 植入式输注泵物理参数

参数	20ml 容量泵	40ml 容量泵
外部特征		
厚度	19.5mm	26.0mm
重量（排空/注满）	165/185g	175/215g
直径	87.5mm	87.5mm
泵储存器		
容量	20.0ml	40.0ml
残余量	1.4ml	1.4ml
运输时的灌注容量	17.5ml	37.5ml

续表

参数	20ml 容量泵	40ml 容量泵
泵管道		
容量	0. 25ml	0. 25ml
储存器灌注口		
隔膜穿孔次数	500	500
导管入口		
预冲容量	0. 14ml	0. 14ml
隔膜穿孔次数	500	500
流速		
最大流速（可程控）	24ml/天	24ml/天
最小流速（可程控）	0. 048ml/天	0. 048ml/天
泄漏流速（停止泵）	0. 030ml/天	0. 030ml/天

（二）植入式的鞘内药物输注通道

IDDP 由植入式输注港（Port）、鞘内导管和附属工具组成（图 3-9）。最新的 IDDP 的 Port 采用生物兼容性较好的聚砜材料，钛腔抗刨削及 $20\mu m$ 孔径的钛滤网的，可以阻滞微小颗粒的通过。新型三角外形设计易于插入（外形扁平有缝针孔），6g 的重量令患者无任何不适感，并且采用了更细的（19G：外径 1. 05mm，内经 0. 6mm；20G：外径 0. 8mm，内经 0. 45mm）聚氨酯鞘内植入导管。12mm 直径的硅胶隔膜更容易体表标定，使用专用无损伤针头，最大可以耐受 500-800 次左右的穿刺。

四、患者选择和禁忌证

（一）患者选择

癌痛患者是否采用鞘内输注镇痛药物的方式

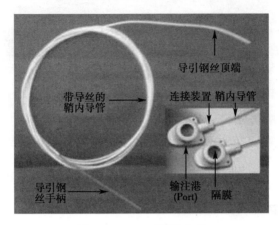

图 3-9 IDDP 系统的组成

来缓解疼痛目前并没有统一的标准。多数疼痛医生认为，如果慢性顽固性癌痛患者全身给药疼痛缓解不理想，或者不能耐受全身给药的副作用均可以采用鞘内药物输注治疗。除了前述的药物选择外，还要考虑选择何种类型的给药装置对癌痛患者效价比更高。尽管国外基本都采用 IDDS 装置，但从效价比和国内可供鞘内输注的镇痛药物种类稀少的实际情况，笔者认为应根据癌痛患者的具体情况来选择使用鞘内药物输注装置，表3-10供临床疼痛医生参考。

表 3-10 鞘内输注装置选择策略

评价指标	IDDP	IDDS
预计生存期	<3 月	≥3 月
疼痛进展情况	进展迅速	基本平稳
疼痛的性质	神经病理性疼痛为主	伤害性疼痛为主
爆发痛	发作频繁	较少发作

续表

评价指标	IDDP	IDDS
阿片耐受	可疑	鞘内吗啡试验，疼痛缓解≥50%
患者活动情况	活动受限	活动正常
经济状况	一般	富裕

（二）禁忌证

绝对的禁忌证包括：全身感染、手术部位的局部感染、尚未纠正的凝血障碍、对所植入的泵或导管以及所用药物过敏、静脉药物依赖。

相对禁忌证包括：患者衰竭或者体型过瘦无法完成植入，如：皮下脂肪过薄的患者就无法完成泵体囊袋的制作。接受抗凝治疗的患者需要慎重考虑，尽管这类患者并非鞘内药物输注的绝对禁忌，但是行任何有创操作之前都必须确保抗凝的状态已经得到逆转。对于有心理问题的患者应该等待心理问题解决后再行鞘内药物输注的手术。对于有药物成瘾的患者，在行鞘内药物输注之前应该更加仔细的评估。

五、植入技术

（一）术前准备

1. 患者准备　主要包括：①血常规、凝血机制无异常；②脊柱 MRI 检查：穿刺部位无肿瘤侵犯或椎体及附件破坏导致穿刺受限，椎管内无占位性病变，脑脊液回流通畅。③术前告知患者可能出现的并发症及副作用，签署特殊治疗知情同意书、特殊耗材使用知情同意书、镇痛装置使用知情同意书；

2. 鞘内吗啡测试 植入 IDDS 系统的患者植入前应常规行鞘内吗啡测试，常用单次鞘内注射法，具体方法为：无菌治疗室内，22G 细针行蛛网膜下腔穿刺，穿刺成功见脑脊液从针尾滴出，一次性注入吗啡注射剂。未曾使用阿片类药物患者一般注入 0.1～0.2mg，正在使用强阿片类药物的患者可一次注入相当于 24 小时鞘内吗啡剂量的 1/2～2/3，即 24 小时口服剂量的 400～600 分之一的剂量。测试通过的指征为给药后未出现严重不良反应且 VSA 评分较给药前显著降低者（疼痛缓解≥50%）。选择 IDDP 植入的患者，生存期较短，且可使用药物不仅仅局限于阿片类药物，故笔者主张植入前可不行测试。

3. 手术准备 鞘内药物输注系统植入术应在万级以上非污染手术室进行。导管植入须有 C 形臂机 X 线机或 DSA 引导。

4. 装置准备 原则上，无论 IDDS 还是 IDDP 系统的植入，均因有备份装置，装置故障导致手术终端或停止。

（二）手术操作

鞘内药物输注系统的植入手术由两个步骤组成：①鞘内导管的植入；②可编程的鞘内药物输注泵或 Port 的植入。

（1）鞘内导管的植入

1）经皮蛛网膜下腔穿刺：经皮蛛网膜下腔穿刺间隙常规选择 L2/3 或 L3/4 椎间隙。使用 15G Tuohy 脊柱穿刺针的斜面朝向硬脑膜纤维的头侧或与硬脑膜纤维平行，在 X 线引导下插入穿刺针。当插入穿刺针时，建议采用一种较浅的旁正中位斜穿方法。皮肤进入点应与椎弓根平行，距正中线约 1~2cm，在目标椎板间隙之下约 1~1.5 脊突水平。例如，使用 L4 椎弓根作为进入点，瞄准穿刺针朝向 L2~3 椎板间隙的正中线，针与皮肤的夹角约 30°（图 3~10）。出入蛛网膜下腔的标志是脑脊液通畅的流出穿刺针。

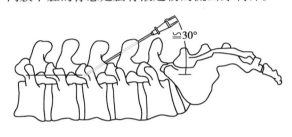

A. 侧视图

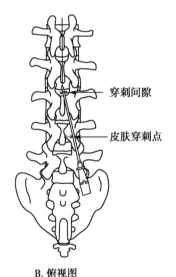

穿刺间隙

皮肤穿刺点

B. 俯视图

图 3-10　浅角度旁正中位斜穿刺示意图

2）蛛网膜下腔置管：鞘内植入式输注系统的导管带有金属管芯，X 线下均无论带不带管芯均可显影。将导管通过穿刺针置入蛛网膜下腔时阻力很小，如遇阻力大，应在 X 线引导下调整。导管顶端的位置根据给药种类和患者疼痛部位而定。鞘内只单纯给吗啡（IDDS），顶端位置在 T10 椎体下缘至 T12 椎体上缘之间。如鞘内给予局麻药、芬太尼等具有节段性镇痛作用的药物，应根据患者疼痛部位或引起疼痛的病变部位来决定导管顶端的位置（表 3-11，图 3-11）。

表 3-11　患者疼痛部位与鞘内导管顶端合适位置

疼痛部位	导管顶端位置
腰、盆腔、下肢	T10 ~ T2
下腹部	T8 ~ T10
上腹部	T6 ~ T8
胸部	T4 ~ T6
颈肩部	C4 ~ C6

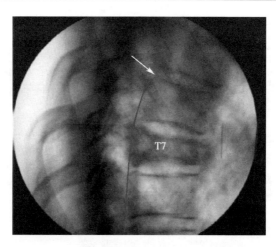

图 3-11　导管顶端应超过相应的病变部位
（T7 椎体破坏，导管顶端位于 T6 椎体上缘）

3）导管固定：导管顶端到达位置后，将穿刺针退至黄韧带外，在穿刺针位点齐穿刺针与脊柱平行处作一个切口，剥离切口的边缘，使筋膜区域暴露得足够大，形成导管固定器的一个平滑筋膜平面，然后从筋膜中撤除穿刺针，同时抓住导管以防止导管移位。滑动穿刺针到导管末端，从导管中同时撤除穿刺针和导丝，为帮助导丝撤除以及避免导管损坏，在穿刺针和导丝撤除过程中应握住导管使其成直形（图 3-12）。导丝撤离后，确认脑脊液正常反流，再通过锚定器（图3-13）将导管固定在周围筋膜上。

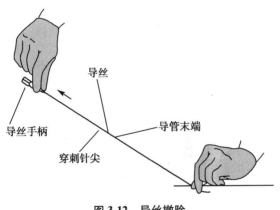

图 3-12　导丝撤除

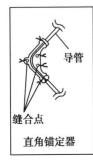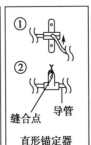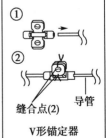

图 3-13　导管固定器

4）皮下隧道与皮下囊袋：在手术前识别和标记的输注泵（港）位点准备皮下囊袋。囊袋因大小、深浅适宜，过小可能使切口搁置于输注泵（港）上。对于 IDDS 系统，埋入深度不得超过 2.5cm，否则会影响体外程控；囊袋定位应远离：上髂嵴、胸廓、腰带线等，尽量减少患者不适，同时避免与当前或将来的手术位点或辐射治疗位点冲突。对于 IDDP 系统，由于 Port 体积较小对于肥胖或正常患者，尽量埋置于两侧肋弓腋前线内侧，瘦弱患者可以埋置于上腹部。

采用导管导引器沿皮下隧道行进，从脊柱切口位点行进到输注泵位点，使导管从脊柱切口位点导入到输注泵植入器位点（图 3-14）。要在输注泵位点导入足够长的导管，使在输注泵后有完整的 1-2 个导管圈。

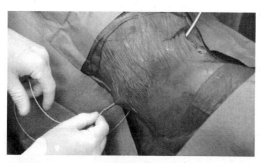

图 3-14　引导器将导管经皮下隧道引导至皮下囊袋

（2）可编程的鞘内药物输注泵或 Port 的植入：IDDS 系统输注泵植入前应先抽出泵内的储存液体，然后注入药物（图 3-15），其抽出的液体容量和灌注的药液容量与泵的容量有关，具体参照（表 3-9）。泵与导管连接一般通过导管-泵连接管相连，根据不同型号的导管和连接导管连接方式略有不同，连接前应冲洗导管接入口。IDDP 系统导管直接与 Port 连接。在把输注泵（或 Port）固定在皮下囊袋中之前，盘起多余导管放置于其背侧，泵的中心储药器和 Port 隔膜面朝上，缝合固定不少于三个点，防止其反转。最后彻底冲洗囊袋和脊柱切口。缝合皮下和皮肤，关闭切口，并覆盖敷料，完成手术（图 3-16）。

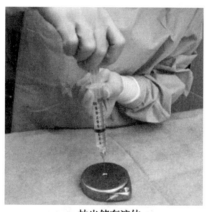

a. 抽出储存液体

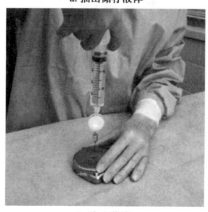

b. 注入药液

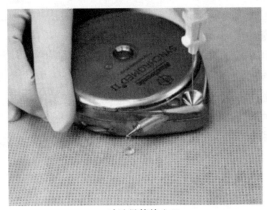

c. 冲洗导管接入口

图 3-15　IDDS 泵灌注（推注速度 1.5~2ml/min）

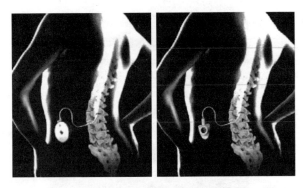

图 3-16　鞘内药物输注系统
植入示意图（a. IDDS，b. IDDP）

（三）并发症

（1）手术操作相关并发症：鞘内输注系统植入术属微创外科范畴，有影像学引导，手术较安全。常见的与手术操作有关的可能并发症包括皮下淤血和血肿、脊神经损伤、脊髓损伤、硬膜外出血和血肿、蛛网膜下腔出血。选择合理患者，调节癌痛患者生理状态至较佳水平，熟练仔细的的手术操作，可最大限度地避免上述并发症的发生。

（2）药物相关并发症：14篇回顾性研究显示，鞘内药物输注最常见的并发症是药物不良反应。源于药物的并发症通常在鞘内给药后即可发生，持续用药通常会耐受，反应减轻。严重的不良反应包括呼吸抑制/停止、过敏反应和导管被污染导致的脑（脊）膜炎。阿片类药物的不良反应较其他药物要常见，有些并发症与药物的选择有关，如吗啡和氢吗啡酮导致鞘内导管顶端炎性肉芽肿的发生率远远高于芬太尼。表3-12罗列了鞘内输输注并发症与常用药物之间的关系。

表3-12 药物相关的鞘内输注药物治疗并发症

不良反应	可能相关的药物
外周水肿	阿片类药物
激素改变	阿片类药物
呼吸抑制/嗜睡	阿片类药物苯二氮䓬类局麻药，巴氯芬
导管尖端炎性肉芽肿	阿片类药物（芬太尼除外）
痛觉过敏/耐药/药物戒断反应	阿片类药物 巴氯芬
免疫抑制	阿片类药物
精神异常，自杀倾向，幻觉、意识错乱	齐考诺肽 可乐定 巴氯芬
尿潴留、虚弱、低血压	阿片类药物，局麻药
脱髓鞘、脊髓坏死性损伤	氯胺酮 右美托咪定

（3）输注装置相关并发症：导管、泵或 Port 故障导致的并发症是二次手术最常见的原因。尽管常常将导管缝合固定，但弯曲打折、导管渗漏甚至导管脱落仍时有发生。有文献报道，植入 IDDS 系统长期治疗的患者，需要手术再次处理的并发症年发生率为 10.5%，其中 35% 与泵相关，65% 与导管相关，泵的编程错误导致不精确的流速亦有报道。与 IDDS 装置有关的并发症可以导致感染、（脑（脊）髓）、皮袋脓肿、出血血肿、疼痛不适及渗液等（表 3-13）。IDDP 装置的并发症基本与 IDDS 相似，但由于 IDDP 需要有外置的输入装置，所以出现感染的机会远大于 IDDS，加之肿瘤患者免疫力的原因，具体发生率无文献报道。笔者单位植入 IDDP 系统 100 余例，出现过 1 例脑脊液感染，感染患者使用超过 1 年半，故建议 IDDP 系统用于存活期小于 3 个月的癌痛患者更为安全。另外，应严格使用专用无损伤针头，反复不恰当的隔膜穿刺，可以导致隔膜渗漏或损坏。

表 3-13 与装置有关的并发症

与装置有关的并发症
感染/脊（脑）膜炎
硬脊膜穿透后头痛/脑脊液漏
导管尖端肉芽肿（团块）形成
鞘内导管/泵（或 Port）故障
皮带局部出血、血肿形成、渗液、疼痛或不适感、破损

（4）与患者相关的并发症：与患者相关的并发症主要是植入部位的感染。导管顶端形成炎性肉芽肿约为 0.7% 的年发生率。可能增加这种发生率的潜在性因素包括精神心理异常、睡眠呼吸暂停综合征、免疫抑制、吸烟、糖尿病、血液病和正在进行的抗凝治疗。

（5）混合用药可能带来的并发症：鞘内用药和鞘内联合用药应严格遵循相关法律、药典和说明书的规定，无菌不含防腐剂或赋形剂，药物 pH 值或渗透压接近脑脊液生理值。鞘内联合用药除了以上要求，药物之间应不会发生化学反应。此外，联合使用药物有可能带来设备方面的问题，IDDS 系统制造商于 2012 年 11 月发表了"医学装置安全紧急通告"，不推荐在其生产的 IDDS 系统使用未经批准的药物。迄今为止，经 FDA 批准可用于美敦力 IDDS 系统的药物包括：不含防腐剂鞘内注射用硫酸吗啡（中国内地推荐沈阳制药厂盐酸吗啡）、齐考诺肽和巴氯芬。

五、术后管理与维护

由于 IDDS 与 IDDP 系统药物输注装置存在很大不同，术后的管理与维护大相径庭，分述如下：

1. IDDS 系统的管理与维护

IDDS 系统术后管理与维护包括治疗维持和患者管理相关事项。

（1）治疗维持：治疗维持涉及目前正在进行鞘内给药手术和患者管理的相关考虑事项，它们将贯穿患者治疗的整个过程，主要涵盖以下三个基本内容：

1）泵的再灌注和程控剂量调整：IDDS 输注泵储药器需要进行定期的、有计划的再灌注。再灌注的间隔时间取决于：每日用药剂量、药物浓度、药物稳定性、泵储药器的容积（容量）等。再灌注应使用专用再灌注器具，严格按照再灌注操作规程，一般先抽出残余的旧药液，然后再灌注新的药液，一次再灌注时间约需 30 分钟左右（图 3-17）。具体产品的再灌注、输注泵的剂量程控操作可以参照生产商相关操作流程和注意事项。

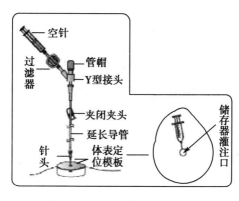

图 3-17　IDDS 输注泵再灌注

2）通过导管接入端口抽注进行诊断：导管接入端口与导管直接连接通脑脊液，因此与储存器灌注口严禁混淆，需专用的器具操作。导管接入端口抽注主要用于抽出导管和泵内管道的旧药液，有时用来诊断脑脊液回流是否通畅。操作时应首先反复 2~3 次抽吸，每次 1~2ml，防止导管内的药物一次性大剂量注入鞘内（图 3-18）。

2. 不良事件的监测及处理　常见的不良事

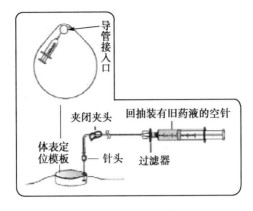

图 3-18　IDDS 导管接入口抽注

件监测、判断及预防处理见 3-14。

3. IDDP 系统术后管理与维护　IDDP 系统术后管理与维护与 IDDS 系统有很大不同，由于不带药物输注装置，因此可以选择经 Port 单次注射给药或持续注射给药，前者需要反复穿刺，后者由于外置设备理论上均会增加感染机会。由于这方面缺乏大病例数临床研究，其安全性一直备受关注。笔者根据自己的临床经验，综合国内专家的意见和建议，建议对癌痛患者采用患者自控（Patient Controlled Analgesia，PCA）方式经 Port 持续注射；一方面，PCA 方式是目前临床最能满足患者个体化需求的给药方式，另一方面，常用 PCA 泵的储药盒容量为 100~250ml，可以满足患者联合用药的需求；此外，更为重要的是 PCA 泵经延长管无损伤针穿入 Port 形成密闭给药通道，可以减少反复穿刺 Port 导致的感染机会。因此在临床上，采用 IDDP+PCA（图 3-19）用于顽固性癌痛的治疗是比较常用的鞘内给药方式。

表 3-14　IDDS 常见不良事件的监测与处理

不良事件	可能原因	处理
皮下囊袋问题		
皮下积液／血肿	• 术后皮下出血、渗液导致肿胀	• 临床观察至吸收 • 加压包扎 • 手术止血
感染／皮肤糜烂	• 囊袋感染或浅表（皮肤）感染	• 培养囊袋内容物。 • 用全身性抗生素积极治疗。 • 观察是否有脑膜炎的症状。 • 感染仍不消退，需要取出系统
囊袋积液	• 脑脊液沿着导管漏液，积聚在泵囊袋中 • 导管断开、连接脱落 • 囊袋渗液或漏液	• 局部加压包扎 • 用 X 射线检查验证导管和导管接入端口的方向和连接是否完好无损。 • 部件移位或连接开连接，需采用手术方法修复

续表

不良事件	可能原因	处理
怀疑脑脊液漏 下述症状可能表明脑脊液漏（内部漏液）： ● 头痛、眩晕、恶心 ● 沿导管路径的和囊袋位点处肿胀 ● 在脊柱导管位点的肿胀、红肿、疼痛和（或）漏液	● 在脊柱内插入位点导管周围组织的愈合不全 ● 在导管放置步骤过程中多次硬网膜下穿刺，或在导管放置过程中从和针头和导管 ● 反流引起脑脊液流失 ● 导管移位或迁移而脱出鞘内间隙 ● 导管断开连接、破裂或穿刺	● 用X射线导管造影剂检查导管放置和畅通情况 ● 漏液检查或培养 如果脑脊液漏持续存在： ● 在X线透视下，行硬膜外腔血液填补 ● 手术修正导管

续表

不良事件	可能原因	处理
怀疑的炎性包块 炎性包块导致神经损害发生前几天至几个月期间，可能发生下述症状： ● 每天药物需要剂量增大、药物效应减小甚至丧失、疼痛程度加剧 ● 导管尖端处皮水平或附近区域出现新的神经痛 ● 新的或不同的感觉症状（例如：麻木、刺痛、灼烧感，感觉过敏和痛觉过敏） ● 新的、偶发的或间歇性的排便功能障碍和（或）膀胱括约肌功能障碍 ● 新的运动乏力、步态改变和（或）行走困难 ● 与基线时不同的任何神经症状或体征（如反射改变）	可能的原因包括： ● 所输注的一种或几种药物的性质 ● 感染伴惰性细胞或难养细胞 ● 对导管材质过敏 ● 与脊柱导管植入有关的创伤	● 核查患者的病史和神经疾病。 ● 进行神经成像检查：如造影剂增强磁共振成像术（MRI）、CT脊髓造影术，或采用放射标记镍的导管造影剂检查（如果MRI是禁忌的） ● 手术干预。完全或部分切除椎管内包块，可以恢复神经功能或防止进一步的神经功能退化

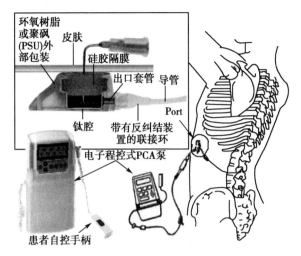

图 3-19 IDDP+PCA 系统示意图

1. 治疗维持 目前经 IDDP 系统给药的 PCA 镇痛泵要求达到一定的精确度和稳定性，禁止使用一次性 PCA 镇痛泵，避免由于输注精确度低、流速不稳导致的鞘内镇痛药物过量导致的并发症，有时可能是致命性的。治疗维持应中需注意如下事项：

（1）PCA 泵的精确度单次给药应达到小于 0.1ml/bolus，持续给药精度可达到 < 0.1ml/h，且流速稳定，误差不超过 ±10%；

（2）PCA 储药盒中镇痛液的配制应在无菌环境中进行，药液配制后应立即使用，持续使用时间不超过 20 天；

（3）PCA 储药盒为一次性使用，更换时，应同时更换延长管道和无损伤针头。Port 操作严格无菌操作，更换完毕以无菌敷料覆盖；

（4）PCA 泵经 IDDP 输注药物使用参照前述

"鞘内常用镇痛药物"。需要注意的是：①目前临床电子式 PCA 泵储药盒材料多为聚氯乙烯（PVC），对吗啡的吸附<5%~10%，对芬太尼族阿片类药物的吸附在 20%~30%，相应药物效价会发生改变；②鞘内联合使用局麻药布比卡因和罗哌卡因，起始浓度分别为 0.1% 和 0.125%，出现麻木、运动阻滞几率虽少，还是需密切关注患者的感觉和运动阻滞情况，尤其对一些局麻药敏感的患者。

2. 不良事件的处理

（1）由于 IDDP 系统的 Port 体积较小，手术相关不良事件的发生率较少，如有发生可参照 IDDS 系统判断和处理。

（2）最令人担忧的是 IDDP 系统长时间用药可能导致脑脊液的感染，其可能的原因包括：肿瘤患者免疫力低下；无菌操作不严格导致的污染（包括手术、器械、系统本身和 PCA 药盒配液、置换等）；IDDP+PCA 系统管道接头松动或脱落、针头自 Port 中脱出等。恶性肿瘤患者，尤其对中枢神经系统原发性肿瘤、中枢神经系统转移瘤、某些血液系统肿瘤、椎管内转移瘤等，患者脑脊液常常异常，因此所有植入 IDDP 系统的患者手术时均应留取脑脊液标本行脑脊液常规、脑脊液生化，必要时脑脊液细胞学检查，留作基线对照。IDDP 系统患者脑脊液感染早期临床症状往往不典型，所以及早预防、及时发现是使用 IDDP 系统减少和避免脑脊液感染的重要措施，如一旦确认脑脊液感染应积极治疗。预防和治疗流程可参照图 3-20。

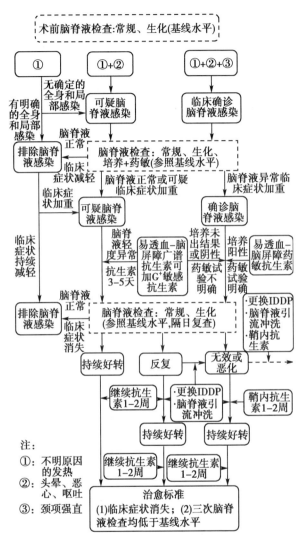

图 3-20 鞘内输注系统脑脊液感染处理流程

（金 毅）

第四章

抗肿瘤治疗癌痛

第一节 姑息化疗

一、姑息化疗的定义

癌痛治疗的基本思路包括去除疼痛的来源、改变中枢对疼痛的感受、改变疼痛向中枢的传导、阻断疼痛向中枢传导的路径。虽然"三阶梯"治疗可以缓解大约 70%~90% 的癌痛，但仍有一部分患者不能达到令人满意镇痛效果。78.6%~85.1% 的患者癌痛原因是由于肿瘤发展所致，去除疼痛来源，也即是减少疼痛部位的肿瘤负荷是最根本、最有效的治疗手段。一旦抗肿瘤疗效出现，疼痛即可显著缓解。因此，近年强调癌痛需要病因治疗，只要可能，最好的癌痛治疗就是针对肿瘤的治疗。化疗作为恶性肿瘤的主要治疗手段之一，在抑制或消灭癌细胞的同时亦能解除疼痛，在癌痛的姑息治疗方面起到了越来越重要的作用。以减轻疼痛为治疗首要目的的化疗不同于传统意义上以根治肿瘤为目的的化疗，除了关注抗肿瘤效果外，更多的追求最小的毒副作用和最好的生活质量。所要达到的目的并不是彻底地消灭肿瘤，而在于能够平稳地控制肿瘤的进展，缓解患者的痛苦，延长其生命。在生存时间、生活质量及肿瘤三者之间达到一种平衡。

二、姑息化疗的应用原则

1. 对药物敏感的肿瘤，愈早化疗，效果愈好。出现明显肿块时，肿块愈大，转入休止期的肿瘤细胞愈多，对化疗的敏感性降低。且肿块局部血供不良，药物难以进入瘤体发挥作用。能否从姑息化疗中获益的关键即是肿瘤是否对化疗敏感。表 4-1 中列出了各种常见肿瘤的化疗敏感性。对于高度敏感的肿瘤，即使患者处于晚期阶段，姑息化疗也不应错过。对于一些敏感的肿瘤，比如小细胞肺癌和卵巢癌，虽然化疗很难治愈，但可能会延长生存时间和提高生活质量。所以这组患者应该考虑行姑息化疗，但应该根据患者的体质情况和治疗意愿具体施行。对于第三组对化疗不敏感肿瘤，通常不再考虑行姑息化疗，但也不尽然。随着新的化疗方案和靶向治疗药物的出现，很多此类肿瘤比如非小细胞肺癌的患者不但有效的延长了生存，更减少了在院治疗的时间，生活质量也得到了提升。如患者的治疗意愿强烈，经济基础好，也可考虑行必要的姑息化疗。有证据表明，对于此类肿瘤患者，如能参加临床试验，可能是更好的选择。

表 4-1 各种常见肿瘤的化疗敏感性

高度敏感	敏感	不敏感
生殖细胞肿瘤	前列腺癌	食管癌
睾丸精原细胞癌	乳腺癌	非小细胞肺癌

续表

高度敏感	敏感	不敏感
绒癌	小细胞肺癌	恶性黑色素瘤
急性淋巴细胞白血病	慢性粒细胞白血病	肾癌
急性粒细胞性白血病	卵巢癌	胰腺癌
小儿肿瘤	膀胱癌	肝癌
尤因肉瘤	子宫内膜癌	
肾母细胞瘤	神经内分泌肿瘤	
横纹肌肉瘤	卡波西肉瘤	
淋巴瘤	多发性骨髓瘤	
霍奇金淋巴瘤	神经母细胞瘤	
非霍奇金淋巴瘤	胃癌	
	宫颈癌	
	结直肠癌	
	头颈部肿瘤	

2. 重视化疗时机的选择　既然肿瘤无法治愈，而治疗的目的是缓解或预防肿瘤导致的疼痛和各种症状。那么姑息化疗的一个关键问题必须被考虑：姑息化疗什么时间开始治疗最合适？应该持续多久？什么时间结束是合理的？这个问题没有确定的答案。对于不同的患者，都有不同的因素制约着治疗的选择。我们既要考虑化疗带来的肿瘤治疗受益，也要小心权衡化疗的毒副作用。在某些情况下，密切监测化疗过程和适当的延长住院时间以治疗迟发性的化疗副作用，可能会给患者带来更多的好处。对于一些敏感的肿

瘤，化疗可能是唯一的缓解症状的治疗方法，比如小细胞肺癌导致的肿瘤上腔静脉综合征或气道阻塞，此时化疗必须及时进行，而对于体质的要求就不那么严格，即便需要一些抗感染或者输血的支持治疗。另一方面，如果肿瘤对于化疗敏感性差，可能更适合选择肿瘤的局部治疗，如介入、放疗或手术。对于一些比较稳定的肿瘤，选择合适的治疗方案变得更加困难，因为我们很难判断是肿瘤本身生长缓慢，还是化疗抑制了肿瘤的生长。对于此类患者，治疗的周期通常取决于患者对化疗的耐受能力。如果治疗没有明显的副作用，就可以给予标准的化疗疗程甚至适当延长。如果化疗的耐受力差，就应与患者讨论在适当的时机中断治疗。直到肿瘤显示了明确的进展，然后再恢复治疗。

传统的姑息化疗观念认为，姑息化疗应争取在患者体质较好时化疗。体质好，机体的承受能力强，可以比较容易度过毒副作用关；机体抵抗力强，药物发挥疗效时体内的免疫防御机制还可进一步杀灭肿瘤细胞，而提高疗效。但近期亦有研究提出不同的观点，美国 Prigerson 医师在 JAMA Oncology 杂志上发表研究，评估化疗与生命终末期生活质量（QOD）间的关系，结果显示，基础体质好的患者，使用化疗者的 QOD 反而更差；而对 PS 评分中等或较差的患者来说，化疗与 QOD 无任何关系。

3. 重视个体化，重视患者的知情　姑息化疗制定用药方案应根据不同疾病、病情、肿瘤类型、发展速度、患者体质和药物特点等因素，全面考虑。而姑息化疗能否成功的关键是患者，家属和医生，都充分了解治疗的目的和风险，特别是关于生存。在一项研究中，一些转移性结肠癌和肺癌的患者，如果被告知他们在6个月内有显著的死亡率，那么他们将不太可能选择可能延长寿命的疗法，而会选择接受舒适护理地；具体地说，如果6个月生存的可能性是90%，75%，25%或10%，相应的选择延长生命的化疗的患者比例分别为51%，29%，31%，21%。值得注意的是，研究中发现，患者普遍倾向于高估自己的生存几率，平均比医生的估计多6个月。因此患者和家属是否正确了解了疾病的状况，决定了姑息化疗能否达到预期的目的。

4. 重视循证医学 应尽可能的选用获得循证医学证实的疗效较好的方案，避免化疗药物的随意性的搭配。重视精准治疗，有条件应完善相关的基因敏感性检测，为合理选择治疗方案打基础。

三、常见肿瘤的癌痛化疗

化学治疗可通过对肿瘤细胞的杀灭和抑制，从而对化疗敏感的肿瘤如淋巴瘤、小细胞肺癌、卵巢癌、骨髓瘤或白血病等造成的破坏、浸润以及压迫神经组织等引起的疼痛能够迅速减轻和控制。下面简要介绍几种常见肿瘤癌痛的化疗方法。

（一）肺癌

肺癌居恶性肿瘤死因的首位，在全部肿瘤死亡病例中占19%。其中小细胞肺癌占肺癌的20%。铂类联合VP-16是小细胞肺癌的标准化疗方案，对于广泛期病例，4~6周期的VP-16+

DDP 方案可使中位生存期达到 9~12 个月。伊立替康和拓扑替康为常用的复发患者的二线化疗药物。另外一些化疗药物也有一定的有效率：紫杉醇 29.2%（7/24）、吉西他滨 15.4%（4/26）、长春瑞滨 14.7%（5/34）、多西他赛 30%（3/10）。此外有报道沙利度胺对于小细胞肺癌一线进展的患者也有治疗效果（OS：11.7 个月 vs 8.7 个月）。对于非小细胞肺癌，铂类联合吉西他滨、多西他赛或紫杉醇最为常用，对于非鳞癌的患者，培美曲塞+DDP 方案的优势更明显。此外，表皮生长因子受体酪氨酸激酶抑制剂：吉非替尼、厄洛替尼等在 EGFR 体细胞突变的患者中有着明显的治疗效果。针对 ALK 基因突变阳性的患者，可以选择克唑替尼和其他 ALK-TKIs 药物。贝伐单抗、西妥昔单抗、重组人血管内皮抑制素也广泛的应用于化疗的联合方案中。

（二）乳腺癌

文献报道，姑息化疗可以有效缓解晚期乳腺癌患者的疼痛症状。蒽环类药物表柔比星和多柔比星、紫杉醇、多西他赛、卡培他滨、吉西他滨和长春瑞滨是最常使用的化疗药物。对于 ER 阳性和（或）HER-2 阴性的晚期乳腺癌患者，优先选择内分泌治疗。绝经前患者需卵巢抑制和（或）去势+他莫昔芬，绝经后患者应用芳香化酶抑制剂。二线内分泌治疗失败后可选择其他机制的 AI，他莫昔芬、甲地孕酮或氟维司群。2012 年，FDA 和欧盟相继批准依维莫司联合依西美坦治疗非甾体类芳香化酶抑制剂失败后的进展期乳腺癌的治疗。对于 ER 阴性和 HER-2 阳性的晚期乳腺癌患者，建议酌情单药或联合化疗联合抗 HER-2 治疗。对于 ER 阳性和 HER-2 阳性的晚期患者，内分泌治疗联合抗 HER-2 可能带来更大的生存受益。对于一线接受赫赛汀联合化疗进展的患者，可以选择更换化疗药物并继续联合赫赛汀，也可变更为拉帕替尼联合卡培他滨。此外，赫赛汀联合细胞毒药物耦联物（T-DMI）可用于赫赛汀耐药后的二线治疗；双重抑制HER-2 通路如：赫赛汀+帕妥珠单抗、赫赛汀+拉帕替尼也可作为二线以后的选择。此外有研究显示，依维莫司对于既往接受过赫赛汀的晚期乳腺癌患者有一定疗效，在无法获得 T-DMI 的情况下，也可作为一种二线以后的治疗选择。

（三）卵巢癌

卵巢癌已经成为第四个发达国家中最常见的肿瘤，占妇科恶性肿瘤的 23%。在过去的 20 年里，使用铂类联合紫衫醇的方案将晚期卵巢癌的中位生存从 12 个月提高到超过 24 个月。大大改善了患者的生存质量。此外拓扑替康、脂质体多柔比星、奥沙利铂、长春瑞滨、吉西他滨、多西他赛也常用于晚期卵巢癌的治疗中。顺铂腹腔化疗可以用于减少由于腹水导致的腹胀症状。2009年美国 NCCN 指南已将腹腔化疗作为 Ⅱ 期或残存肿瘤小于 1cm 的满意减瘤的 Ⅲ 期卵巢癌的术后标准化疗方案。在一项研究中，卡铂可以更有效地改善生活质量，减少顺铂导致的化疗不适。内分泌治疗可以用于复发卵巢癌患者无法耐受化疗时的可能有效药物，包括阿那曲唑、来曲唑、他莫昔芬。对于铂类耐药的患者，他莫昔芬客观缓解率为 15%。对于雌激素受体阳性的卵巢癌患者，来曲唑的客观缓解率为 16%。贝伐单抗联合化疗明显优于单独化疗，自 2008 年起，美国 NCCN 指南就已将贝伐单抗列为卵巢癌治疗的有效药物，此外贝伐单抗腹腔灌注控制腹水也取得了一定的效果。

（四）胃癌

胃癌是仅次于肺癌的发病率第二的肿瘤。对于晚期胃癌，常用化疗药物有 5-Fu、VP-16、DDP、紫杉醇、多西他赛、伊立替康、奥沙利铂、卡培他滨、替吉奥等。其中以紫衫类为基础的化疗和以氟尿嘧啶类为基础的化疗最为常用。此外曲妥珠单抗联合化疗治疗 HER-2 阳性的胃癌患者可以有效提高生存时间。贝伐单抗联合化疗也取得了一定的效果。对于静脉化疗耐受差的患者，单药口服替吉奥也不失为一种好的选择。2014 年，小分子抗血管生成靶向药阿帕替尼正式上市，应用于晚期胃癌化疗失败的患者的解救治疗。

（五）结直肠癌

结直肠癌发病率约占所有肿瘤的 10% ~ 15%，占西方国家癌症死亡的第二位，在我国居第五位。氟尿嘧啶治疗进展期结直肠癌已有超过40 年的历史，中位生存期约 10 ~ 14 个月。而奥沙利铂和伊立替康在结直肠癌中的应用大大提高了患者的生存时间。随着贝伐单抗和西妥昔单抗在晚期结直肠癌中的进一步应用，患者的中位生存时间超过了 24 个月。此外新的人源化 EGFR 单克隆抗体帕尼妥单抗也应用于 KRAS 野生型的晚期结直肠癌患者。对于静脉化疗耐受差的患者，口服希罗达或者替吉奥也有很好的疗效。

四、总 结

姑息化疗的根本目的是缓解肿瘤引起的疼痛和各种不适症状，而并非治愈。因此，在制定化疗目标和方案时一定要注意平衡化疗的效果和化疗副作用带来的不利影响。控制好化疗相关的毒副作用，尽可能的给予缓和的化疗方案，并使得化疗可以得到按计划进行。在化疗的过程中，加强患者的生理和心理护理，保持患者的良好乐观的心态，是保证患者顺利完成化疗疗程计划的重要部分。传统的化疗将肿瘤的大小视作给予化疗，鉴别效果的唯一标准。关注的是无进展生存和总生存，缺乏对患者生活质量的关注。而姑息化疗恰恰应更多的关注患者自身的感受。

曾经"姑息化疗"一词被认为是一种自相矛盾的说法。而今天，越来越多的肿瘤医生意识到了姑息化疗的重要性和必要性。但是，如何设计出更多更合理的临床试验来验证姑息化疗对于晚期肿瘤的作用，仍然是摆在每一位肿瘤医生面前的巨大挑战。

（成宪江）

第二节 姑息放疗

由于肿瘤的异质性及当前诊断手段的限制，相当多的肿瘤患者在确诊时已属中晚期，常发生全身远处转移，临床预后差，且往往伴随多处疼痛不适，缺乏有效治愈手段，临床治疗目的主要是减轻痛苦，提高生活质量，延长生存期。恶性肿瘤转移性病变的放射治疗称为姑息性放射治疗，常应用于恶性肿瘤骨转移、颅内转移及肿瘤原发灶的治疗。具有毒性小、副作用少及资源消耗低等优势，大剂量短程放疗可有效缓解骨转移所致疼痛及硬膜外脊髓压迫症状，全脑放疗在脑转移综合治疗中占有重要地位。另外治疗时应根据患者具体情况综合考虑治疗方案，达到最大的姑息治疗目的，尽可能延长患者生存期。

一、骨转移放疗

骨转移癌只有很少数有治愈可能，治疗主要以控制、缓解症状为主，制订骨转移癌姑息性治疗方案的基本原则是：明确治疗目标，个体化多学科综合治疗，动态评估病情及调整治疗方案。对骨转移癌的治疗需要多学科共同参与，以最终达到减轻患者痛苦、提高患者生活质量、控制肿瘤病情进展、延长患者生存期的目标。

恶性肿瘤发生骨转移比例较高，研究发现乳腺癌、前列腺癌及肺癌患者死亡后行尸体解剖时85%左右的患者出现了骨转移。骨转移是恶性肿瘤常见的转移部位，以前列腺癌、乳腺癌、多发骨髓瘤、肺癌和甲状腺癌最为常见，前列腺癌65%~75%、乳腺癌65%~75%、多发性骨髓瘤70%~95%、肺癌30%~40%、甲状腺癌60%，其中75%左右患者将经受疼痛及骨相关事件，包括病理性骨折、高钙血症和脊髓压迫症等。骨折也是骨转移癌最严重并发症之一。研究发现病理性骨折发生率，乳腺癌为52%、前列腺癌25%，多发性骨髓瘤37%，其他实体瘤为22%，其中脊椎、股骨等负重部分骨转移癌并发病理性骨折的危险性约30%。一旦发生病理性骨折，患者活动受限后肺感染、血栓、压疮、便秘几率也会相应增加，增加并发症发生。

骨转移通常为多发，单发转移约占10%，中轴骨如脊椎骨和盆骨多见，其次是肋骨、股骨和肱骨等。转移性骨肿瘤可表现为破骨性骨转移、成骨性骨转移或混合性骨转移。最常见的类型为破骨性骨转移。主要表现为骨组织的溶解破坏和吸收。研究证实破骨性骨转移是由破骨细胞的过度激活所致，而不是由肿瘤细胞直接作用引起。所以破骨性骨转移机制被认为是破骨细胞功能的活化和成骨细胞功能的抑制。目前研究发现趋化因子、细胞钻附分子及其受体、骨基质分泌的细胞因子、肿瘤细胞分泌的细胞因子、血小板和血小板源性溶血磷脂酸等也参与破骨性骨转移过程。成骨性骨转移常见于前列腺癌和10%~20%的乳腺癌，偶见于肠癌和宫颈癌。目前成骨性骨转移的许多机制尚不是很明确。有研究发现内皮素-11和骨形态发生蛋白等在成骨性骨转移中起重要作用。然而临床中经常发现成骨破坏为混合型。破骨细胞通过溶骨性破坏可释放并激活存在于骨组织中的一系列生长因子，而这些生长因子对于维持肿瘤细胞在骨组织中的生存和恶性增殖是必需的。

骨转移癌患者往往存在中到重度疼痛，其中难治性疼痛严重影响患者的生活质量，由力学不稳定而诱发的疼痛多是由于脊髓压迫、椎体塌陷和病理性骨折引起。由于治疗方法的局限性，大部分骨转移癌患者疼痛未得到有效控制，疼痛也可表现为根性疼痛，临床表现为皮节分布区放射样疼痛。因此，正确诊断和处理孤立性椎体转移瘤对于减轻局部疼痛、改善神经功能及延长转移瘤患者生命等方面至关重要。

疼痛较轻的患者可先给予镇痛药物治疗。遵循世界卫生组织的三阶梯止痛方案治疗。对于因患病情绪低落的患者可以适量配合应用抗抑郁药，不仅可以协同阿片类药物增强疗效，还可以提高情绪，对患者起到镇静作用。

目前，治疗骨转移疼痛的方法主要有放射治疗、化学治疗、内分泌治疗、放射性核素治疗、双磷酸盐治疗、止痛药物治疗和姑息性手术治疗等。大多数骨转移患者身体条件不适合或不愿意接受外科手术切除+内固定手术治疗，虽然外科治疗骨转移的有效率较高，但不适用于多发骨转移病变，且手术创伤较大，并发症发生率也比较高。另外大多数患者出现骨转移前大多接受过多周期不同方案化疗及内分泌治疗，一般难以耐受进一步接受化疗治疗。传统上放疗是治疗骨转移疼痛的有效方法之一，研究发现放疗减轻疼痛的有效率在 60%～95%。其通过机器发出的射线抑制或杀死肿瘤细胞，为目前骨转移疼痛患者首选方法。

骨转移的放射治疗包括外照射、核素内照射等。外照射缓解疼痛的作用原理可能是射线对骨组织的细胞毒作用，影响神经末梢去极化过程，干扰疼痛信号的传递，抑制缓激肽、前列腺素等疼痛介质的分泌。射线还可直接杀灭肿瘤细胞，控制肿瘤生长，使病灶缩小，减轻骨膜和骨髓腔的压力，缓解疼痛。同时射线还能使胶原蛋白合成增加，血管纤维基质产生，成骨细胞活性增加而新骨形成，有利于维持骨结构。核素内照射是通过静脉注射、口服或组织间置入的方法将放射性核素引入体内，使骨转移部位出现高度选择性的放射性核素浓聚，利用核素不断发射射线对转移灶进行照射，杀死肿瘤细胞，使骨转移病灶缩小或消失。放疗对单发或部位较集中转移灶的治疗效果较多发性病变要好，因多发性的转移若需要给予广泛照射，毒副作用明显。

外照射目前为恶性肿瘤骨转移治疗的首选。常用局部单野、两野对穿、三野照射及调强放疗（IMRT）技术。常规分割每次 2Gy，5 次/周，总剂量 30~60Gy；中分割每次 3~4Gy，3~5 次/周，总剂量 30~40Gy；低分割每次 4Gy，2 次/周，总剂量 20~28Gy；大分割 30~36Gy/10~12 次/2~2.5 周。目前国内外文献均证实不同放射剂量分割组对原发病灶控制及止痛疗效差异无统计学意义，止痛总有效率 85%~92%。另外研究发现单发骨转移和多发骨转移患者的中位生存期相比差异无统计学意义。研究发现单分次与多分次放疗在生存质量、急性毒性方面无差异。

内照射主要是放射性核素治疗。对于广泛骨转移或转移灶位于重要脏器或对射线敏感的组织周围的患者，外照射的放疗方法受到限制，而放射性核素治疗在此显示出一定的优越性。目前临床上应用较多的有：钐-153-乙二胺四甲基磷酸盐（153Sm-EDTMP）、锶-89（89Sr）、碘-131（131I）、碘-125（125I）等，其缓解骨痛的总有效率在 77.8%~91.1%，对前列腺癌、乳腺癌的疗效好于其他类型肿瘤，而对腰痛和其他部位疼痛的疗效好于下肢痛，其主要不良反应是骨髓毒性，低剂量应用时主要表现为可逆性血细胞下降，一般在用药后 3~4 周达到最低值，不需特殊处理，6~8 周可恢复到治疗前水平，对肝肾功能无明显损害。89Sr 在骨转移灶的聚集量是正常骨的 2~25 倍，对骨癌引起的疼痛具有较好的镇痛效果，目前研究认为 89Sr 的治疗剂量在 1.48~2.22mBq/kg 为宜，主要的副作用也是血液系统的毒性反应，部分患者在注射后 4 周左右出现轻度白细胞、血小板减少，在 12 周内即恢复到治疗前水平。131I 常用于治疗分化型甲状腺癌骨转移，根据甲状腺吸131I 率、患者体质及白细胞数，给予 7.4~14.8GBq 的131I，分 2~3 次服用，总有效率 91.1%，毒副作用主要为少数患者白细胞减少和胃肠道反应。另外有学者采用125I 粒子组织间永久置入的方法对骨转移瘤患者进行治疗，止痛有效率为 91%，但例数有限，其作用尚需进一步明确。

双磷酸盐类药物是近 20 年来发展起来的抗代谢性骨病的一类新药，其抗骨吸收的机制可能与以下三点有关：①直接改变破骨细胞的形态，从而抑制其功能；②与骨基质理化结合，直接干扰骨吸收；③直接抑制成骨细胞介导的细胞因子如 IL-6、TNF 的产生。依替磷酸钠是第一代双磷酸盐类药物，第二代双磷酸盐类药物有：氯磷酸钠、帕米磷酸钠和替鲁磷酸钠，最新一代双磷酸盐类药物有：阿仑磷酸钠、奈立磷酸钠、奥帕磷酸钠、利塞磷酸钠以及伊班磷酸钠、唑来磷酸。多项研究报道放疗联合双磷酸盐治疗骨转移疼痛的疗效优于单纯放疗，有研究报道联合组有效率 92.9%，而单纯放疗有效率 78.6%。疼痛缓解时间也长于单纯放疗。单纯放疗疼痛缓解时间为50天~21个月（中位5个月），联合组疼痛缓解时间为42天~60个月（中位10个月）。

传统放疗能在一定程度上缓解骨转移疼痛，减轻肿瘤负荷，但起效较慢，治疗初期局部水肿反而可能会加重疼痛。经皮骨水泥椎体成形术能够重塑加固椎体，可有效预防病理性骨折，提高患者生活质量。目前经皮椎体成形术在临床的使用频率越来越高，经皮椎体成形术具有微创、起效快、有效率高、花费低等特点，骨水泥当其聚合凝固的时候，散发出的热量能够杀死癌细胞，同时破坏神经末梢，影响疼痛信号的传递，起到止痛的目的。另外，在经皮穿刺转移病灶后，瘤体内压力降低也可起到止痛的作用。通过对转移椎体内进行聚甲基丙烯酸甲酯注射填充，可增加椎体硬度，加固转移椎体稳定性，具有较理想的止痛效果，天津医科大学附属肿瘤医院疼痛科研究证实经皮椎体成形术止痛效果可靠，起效快，一般1天后疼痛可明显缓解，且能极大的改善患者的活动能力。在临床中需严格把握椎体成形术适应证，一般认为有凝血功能障碍及不能行急诊椎板切除减压的患者不宜作椎体成形术。相对禁忌证为：椎体广泛性骨质破坏，后缘不完整者；椎体压缩程度超过75%者；椎体塌陷或肿瘤扩散致硬膜囊及神经根压迫者；成骨性转移瘤。对于骨稳定性差患者先给予骨水泥椎体成形术后再行放疗治疗效果优于单纯放疗，减少骨相关事件。

综上所述，恶性肿瘤骨转移引起的顽固性疼痛，用止痛药物或化疗药物多难以缓解，而放射治疗可以获得较持久的止痛效果。虽然关于骨转移放疗方法缺乏统一模式，但多数学者认为，局部放疗有止痛缓解率高，疗效持久，治疗方法简易，费用较低等优势，所以对于单一孤立骨转移灶，局部放疗可作为首选的止痛治疗方式。至于采取何种分割方法，视患者的预期生存时间而定，预后生存期较长的可用常规分割照射，反之用短疗程大分割照射以尽快获得止痛效果。IMRT 技术在必要的时候也可用于恶性肿瘤骨转移的姑息治疗，使精确的放疗技术给患者带来更好的生活质量。对于多发性骨转移瘤，应根据患者的身体情况和经济条件，选择放疗、放射性核素、双磷酸盐等联合治疗，以弥补单一方法的缺点。需要注意的是恶性肿瘤骨转移约有 10%～20%的患者出现高钙血症。对于晚期恶性肿瘤骨转移者要注意观察血钙变化，若发生血钙增高，应给予及时治疗，这样可以有助于减少骨转移高钙血症危象的发生。对于骨稳定性差患者放疗前给予骨水泥椎体成形术治疗是今后临床发展方向，可减少并发症发生，提高患者生活质量。

二、脊髓压迫

脊髓压迫是恶性病变侵犯硬膜外压迫脊髓所致，多见于肿瘤血行转移到椎体的骨髓后生长累及硬膜外。多见于肺癌、乳腺癌、淋巴瘤及骨髓瘤。约 5%～10%的恶性肿瘤患者会因转移性肿瘤压迫硬脊膜而导致疼痛、神经症状以及生活质量下降等一系列的后果。随着病因的发展和扩大，脊髓、脊神经根及其供应血管受压并日趋严重，一旦超过代偿能力，最终会造成脊髓水肿、变性、坏死等病理变化，出现脊髓半切或横贯性损害及椎管阻塞，引起受压平面以下的肢体运动、感觉、反射、括约肌功能以及皮肤营养功能障碍，严重影响患者的生活和劳动能力。

激素被证实可缓解因肿瘤压迫脊髓造成的脊髓水肿，使用多少激素为佳目前尚不明确。但目前普遍认为首次给予大剂量激素治疗是有必要的。应给予 10mg 左右地塞米松或等同剂量其他类型激素。激素同时能改善患者情绪、增加食欲、减轻炎症反应，显著提高患者各方面的生活质量。

放射治疗解除脊髓压迫的作用也是肯定的，另外也是减轻骨转移疼痛的有效方法。主要适应证：①高中度放射敏感的肿瘤，无脊椎不稳定者；②虽已累及椎体及附件，但无脊椎不稳定或有神经损伤但已行手术固定或行术后放射治疗者。放射剂量一般 30~50Gy/2~4 周，照射范围为病变上下各 1~2 个椎体。

如果压迫症状明显，病情发展快，则应先进行肿瘤手术切除减压和固定，然后再放疗，可获得比单纯放射治疗更好的疗效和更好的生存质量。传统的椎板切除术对神经症状的缓解效果并不显著，且容易发生多种并发症，因此在对神经压迫症状的姑息治疗中，多采用脊髓周围环形减压，以克服传统术式的局限。如同时配合内固定重建和融合，可进一步提高减压效果，还能显著减少再次出现症状的几率，最终达到更理想的姑息疗效。

三、脑 转 移

恶性肿瘤患者脑转移的发生率为 10% ~

40%，脑转移瘤病程短且病情重，可短时间内危及生命。70%以上脑转移患者有神经系统方面的症状和体征，头痛为最常见症状，另外可以出现定位功能差和精神异常症状。患者可出现半身瘫痪或活动受限、感觉异常、视乳头水肿等。脑转移预后极差，可以选择激素治疗、外科、放疗、化疗等治疗。全脑放疗为脑转移患者通常治疗方式，由于多发脑转移占比例较高，这样适合外科治疗的病变将会减少。近年来人们一直在寻找合适的放疗技术和剂量来改善治疗疗效，但目前争议仍较多。全脑放疗能改善患者生存，中位生存期从不治疗的 1 个月增加到 3~6 个月。脑转移数、病理原发灶控制、类型、体质、年龄是否合并颅外转移是影响预后的因素。全脑照射后应用 X 刀、γ 刀、射波刀进行补量照射已显示治疗益处。对单发或少发脑转移，可以进行单纯立体定向放射治疗，但以结合全脑放疗为佳。

（郝建磊）

第五章

常见的癌痛治疗

第一节　内脏痛

内脏（viscera）包括消化、呼吸、泌尿、生殖 4 个系统，此外，胸膜、腹膜和会阴等结构，由于与内脏密切相关，也归于内脏范畴。发生于这些内脏器官的肿瘤会导致内脏痛（visceral pain），通常临床所见的内脏痛多数源自消化系统。内脏痛在临床是一种常见又非常复杂的疼痛现象，在致痛刺激、临床特征和伴随症状等方面与躯体痛有很大程度上的不同。本章节主要讨论内脏痛的病因、临床特征、痛觉传导及其微创治疗技术。

一、内脏痛的病因

内脏痛是一组非常复杂而又涉及广泛的疼痛现象，虽然同样是痛觉信号在中枢的感知，但导致内脏痛的刺激因素与躯体痛不同，一般能使皮肤产生痛觉的切割、烧灼等伤害性刺激作用于内脏，却不一定会产生疼痛。产生内脏痛的原因通常包括：①机械刺激，如空腔脏器胃肠道、胆道、泌尿系统受到肿瘤侵犯扩张引起疼痛；肠梗阻时肠管痉挛、扩张引起疼痛；实质脏器肝、脾、肾、肺等内部局限性肿瘤通常不会感到疼痛，当肿瘤生长刺激其包膜，乃至胸膜或腹膜时会引起疼痛；②缺血刺激，肠系膜或大网膜受肿瘤浸润出现扭转、牵拉会诱发内脏痛和内脏缺血，并可能继发炎性反应或坏死；③化学刺激，肿瘤生长过程中释放某些致痛物质，如 5-羟色胺，前列腺素 E-2 等刺激周围组织导致疼痛，因此内脏痛的强度与肿瘤大小不一定相关，腹腔广泛的肿瘤可能会不痛，而局限的微小病灶也可能导致剧烈疼痛；④神经刺激，肿瘤压迫、侵犯支配内脏器官的神经会导致疼痛，如胰腺癌沿腹腔神经丛浸润性生长，患者出现持续性上腹部和腰背部疼痛。

二、内脏痛的临床特征

内脏痛通常表现为人体中轴部位的疼痛。相较于躯体痛，内脏痛具有明显的特征性：①内脏痛大多表现为深部钝痛，比较缓慢和持续，定位模糊、弥散和难以精确描述，例如肠痉挛引起的疼痛常常表现为整个腹部的绞痛和强直感、压迫感。②内脏痛可能会伴随着其他部位如皮肤及肌肉的牵涉痛，如肝脏和胆囊疼痛可引起右肩部疼痛，肾脏疼痛可引起腰部和腹股沟区疼痛，心绞痛常伴有心前区、左肩和左上臂的放射性疼痛。③内脏痛常伴有强烈的自主神经反射，如面色苍白、大量出汗、恶心、呕吐、心率血压改变等，或伴有强烈的情绪反应，如焦虑、恐惧甚至是濒死感。④持续性内脏痛可以引起痛觉过敏，发生痛觉过敏的部位除内脏本身外，还包括体表牵涉部位，以及内脏-内脏间痛觉过敏，即具有共同投射通路的内脏器官之间发生交互作用，导致疼痛增强，如同时患有两种内脏疾病的患者，其疼痛发作次数比单一疾病的人要频繁得多。⑤严重的内脏痛可使患者体位受限，不能平卧，喜欢屈曲侧卧、蹲踞或跪卧位，行走时弯腰，不能挺直身体。

总之，典型内脏痛常常表现出难以描述的不适感并且伴随情绪反应和自主神经反射，而这些症状的强烈程度经常会超过疼痛本身。

三、内脏痛觉传导

（一）内脏痛的外周传导

长期以来，由于受方法学的限制和传统观念的束缚，神经学界对内脏感觉纤维的认识一直存在一种误解，片面地认为自主神经系统只含有运动部分。直至 1980 年前后，HRP 跨越神经节追踪技术问世，将支配内脏的感觉神经元的全程追踪和标记出来，才使得感觉纤维在形态学上得以证实。但是，迄今为止，我们对内脏痛觉传导的认识远不及感觉传导。

内脏器官的神经支配和躯体一样，既包括感觉纤维也包括运动纤维，是整个神经系统的一个组成部分。因为内脏神经所调控的是动植物所共有的新陈代谢活动，而内脏器官的活动是非随意的，所以内脏神经又称为自主神经或自主神经。

内脏感觉的特点与内脏感觉神经的形态结构有关，与躯体感觉相比：①内脏感觉纤维的数目较少，以细纤维为主，痛阈较高，对于一般强度的刺激不产生主观感觉，如在外科手术时手抓、挤压、切割或电灼内脏时，患者并不感觉疼痛，当内脏器官过度膨胀而受到牵张，或内脏平滑肌痉挛，或因缺血而代谢产物积聚等，刺激内脏痛觉感受器而产生内脏痛。②内脏感觉的传入途径比较分散，即一个脏器的感觉纤维可经过多个节段的脊神经进入中枢，而一条脊神经又可包含来自几个脏器的感觉纤维。因此，内脏感觉往往是弥散的，定位不够准确。

由于内脏传入神经全部由细纤维组成，内脏器官没有特定的感受器，主要通过感觉纤维末端形成的游离神经末梢感受刺激。研究认为，以神经末梢为结构的内脏感受器因感受刺激不同分为3类：低阈值机械刺激感受纤维、高阈值机械刺激感受纤维和沉默纤维。许多实验表明向脏器施与一些化学物质如芥子油、松脂油、醋酸等诱发试验性炎症时，通常可以使内脏感受器的感受性发生显著变化，表现为低阈值纤维在不给予扩张刺激时自发性放电增强；高阈值纤维的阈值降低，在非伤害性扩张刺激的状态下也强烈放电；本来对机械性刺激不敏感的沉默纤维变得对该刺激敏感，即使是脏器的正常生理性刺激也能使其兴奋，这些被认为是构成内脏痛觉过敏的基础。

一般认为，内脏感觉传入纤维伴随交感或副交感神经走行，它们常常互相交织形成内脏神经丛。其中，腹腔神经丛司上腹部内脏器官感觉的传导，来自胰腺、肝、脾、胃、小肠、升结肠和横结肠、肾上腺、肾脏、腹主动脉和肠系膜的疼痛信息，经内脏大、小神经向胸腹段脊髓灰质传递；而腹下丛司盆腔脏器的痛觉信息传入，来自于大肠和盆腔器官发出的感觉信息通过腹下丛，传递至脊髓中枢。因此，临床上常采用阻断内脏神经丛的传导来治疗顽固性内脏痛。

（二）内脏痛的中枢传导

传统理论认为内脏痛觉的传导通路与躯体痛觉一样，疼痛刺激由脊神经后根进入脊髓后交叉至对侧，主要由位于脊髓侧索的脊髓丘脑束上行至丘脑腹后外侧核，然后投射到大脑皮质中央后回形成痛觉，而脊髓后索主要传递躯体精细触觉等非伤害性信息，不参与疼痛的感知传导。然而近年来，不断有动物实验和尸体解剖的证据表明，脊髓后索参与内脏痛觉信息的上行传递，特别是在内脏出现炎症或肿瘤等病理变化时，其作用尤为明显。内脏痛觉信息经同侧脊髓后索向上传导至延髓薄束核，然后再经对侧丘脑腹后外侧核投射到大脑皮质中央后回，许多临床情况下切断脊髓侧索并不能缓解内脏痛，而切断脊髓后索却能获得明显的止痛效果，因此，脊髓后索是传递内脏痛的重要通路。一项大鼠行为学研究也进一步证实了切断后索后，对内脏炎性刺激引起的痛反应有明显抑制。此项研究成果近年来已经应用于临床，开展脊髓后正中点状切开术来治疗一些内脏疼痛的患者，取得了肯定的效果。

四、内脏痛的微创治疗

临床常见的内脏痛主要包括上腹痛和盆腔痛，腹腔神经丛或上腹下神经丛毁损术可以用于辅助治疗上腹部或盆腔肿瘤所致癌性内脏痛。药物治疗效果不佳、或者不能耐受药物不良反应，以及严重内脏痛导致患者被动体位时，交感神经阻滞术可以缓解疼痛，减少阿片类药物剂量，降低药物不良反应，以及改善生活质量。

（一）腹腔神经丛阻滞术

腹腔神经丛位于 T12 与 L1 椎体水平、腹主动脉前方，围绕腹腔动脉干与肠系膜上动脉根部周围，是人体最大的交感神经丛。腹腔神经丛阻滞术（Neurolytic Celiac Plexus Block，NCPB）是指将药物注入到腹腔神经丛所在部位，阻断支配内脏的交感神经，以缓解疼痛的一种方法，是目前一致公认的缓解胰腺癌或其他恶性肿瘤所致上腹及背部疼痛的有效方法。

自 1919 年 Kappis 首次报道，NCPB 至今已有近百年的历史。操作方法经历了从盲穿到影像学引导下穿刺技术的变迁，目前常用的是在 X 线或 CT 的引导下，近几年也有学者报道通过超声、磁共振或内镜超声引导，重要的是患者适合以及操作者熟练掌握。X 线引导的优势是直观、整体感强并可动态观察，但是不能分辨腹腔神经丛的形态和位置，对其周围的血管、脏器、肿瘤的大小乃至向周围的浸润范围等均观察不到，操作仍具有一定的盲目性。CT 扫描能清晰分辨腹腔神经丛及周围重要血管、脏器的位置关系，并能观察到肿瘤大小及向腹膜后淋巴结浸润范围，精准度和安全性较高，加之 CT 设备的普及，因此近年来以 CT 为引导的 NCPB 应用最为广泛。传统的穿刺路径为后入路至腹腔干根部腹主动脉两侧，为避免因腹腔神经丛周围被肿瘤包绕，影响药物扩散，膈脚后内脏大小神经阻滞是不错选择，对于后入路有困难者还可以采用腹壁前入路，因为前入路经过肠道，术前需肠道准备，并预防性应用抗生素。所使用的药物通常为 50%～

100%乙醇，浓度与疗效成正比，注射剂量一般为15~30ml，也有报道达50~80ml，但不良反应可能会增加。常见的不良反应包括局部刺激性疼痛、低血压和腹泻，多为一过性，持续24h~48h。严重不良反应的发生率仅有2%，有文献报道NCPB后发生截瘫，考虑为损伤供应脊髓的Adamkiewicz动脉或将酒精注入动脉造成脊髓缺血所致。70%~90%的患者NCPB术后可获得3个月的疼痛缓解，减少阿片类药物用量，并降低药物不良反应，大部分患者在此期间内死亡，生存期长的患者还可以再次NCPB。欧洲姑息治疗研究协作组对截止到2014年关于腹腔神经丛阻滞治疗胰腺癌痛的对照研究进行统计，结果所有的研究均证实与传统镇痛药物或安慰剂相比，不管采取何种操作技术，腹腔神经丛阻滞均能减轻疼痛，减少阿片药物剂量，和降低阿片药物所致不良反应，因此强烈建议腹腔神经丛阻滞技术用于胰腺癌痛。

（二）上腹下神经丛阻滞术

上腹下神经丛位于腰5、骶1椎体前上部，腹主动脉末端及其分叉处，是腹主动脉丛向下的延续部分。上腹下神经丛阻滞术（Superior Hypogastric Plexus Block，SHPB）是治疗盆腔恶性肿瘤晚期癌痛的常用方法，如直肠癌、乙状结肠癌、膀胱癌、卵巢癌、子宫内膜癌、宫颈癌等所致的盆腔内脏痛。

传统的SHPB是经椎旁后入路双针法行双侧阻滞，在X线或CT引导下，经L4/5椎间隙水平，中线两侧各旁开5-7cm，穿刺针向尾侧斜20°，与中线成45°角，使针尖抵达L5椎体前外侧，这种穿刺路径较长，不易调整方向，可能因髂骨翼过高影响操作成功率。也有作者采用后入路经蛛网膜下腔、L5/S1 椎间盘穿刺，使针尖达L5/S1 椎间盘的前面，认为操作更加容易，但如遇老年人骨质增生、椎间隙狭窄时也会导致操作不易成功。还有学者提出前入路行 SHPB，在 CT引导下于 L5 椎体前缘中下 1 /3 水平经腹腔垂直穿刺，到达 L5 椎体前缘，优点是无骨组织阻挡，容易达到理想位置，适用于不能俯卧的患者。由于穿刺路径经过小肠，术前需进行肠道准备、抗生素预防感染，避免盆腔炎及腹膜炎的发生。SHPB 常用药物为无水酒精或苯酚，容量一般不超过 10ml。

SHPB 不良反应轻微，常见的不良反应包括穿刺相关的和药物弥散相关的，如误刺破血管继发出血或血肿、神经根损伤、脏器损伤、感染、椎间盘炎，以及药物误入血管、腹腔、硬膜外间隙、蛛网膜下腔等。

上腹下神经丛阻滞可有效缓解盆腔癌症患者的疼痛，减少止痛剂的用量，但由于盆腔脏器神经分布复杂，自主神经、躯体神经相互交错，即使同一器官的不同部位也由不同性质的神经支配。因此，单纯行上腹下神经阻滞往往难以奏效，临床中应综合评估患者的个体情况，上腹下神经丛阻滞在盆腔癌性疼痛治疗中不应作为一种孤立的方法，可作为综合治疗中的一部分。

（三）脊髓后正中点状切开术

研究证实内脏痛觉的传导主要经过脊髓后索（dorsal column，DC）中间部，基于这一原理，20 世纪 90 年代末，一种新式的脊髓镇痛手术，脊髓后正中点状切开术（punctate midline myelotomy，PMM）逐渐开始应用，主要适用于治疗各种顽固性内脏痛，特别是各种盆腔和腹腔肿瘤引起的顽固性癌性内脏痛。手术在显微镜下操作，选择性地切断脊髓 DC 中的内脏痛觉传导纤维，阻断痛觉传导通路。手术部位根据内脏痛觉的脊髓对应节段来确定，盆腔痛一般在胸 7~胸 8 节段施行，下腹部痛选择胸 4~胸 5 节段，上腹部痛则选择胸 2~胸 3 节段。术后大多会出现暂时性下肢麻木、深感觉减退，持续一段时间后会逐渐恢复，镇痛效果满意，患者术后基本不再使用麻醉性镇痛剂，长期随访，止痛效果稳定持久，多数可维持超过 6 个月的镇痛疗效。但是，由于该技术所需的技术难度较高，所以目前临床较少应用。

（邵月娟）

第二节 爆发痛

疼痛对许多癌症患者来说是一种痛苦生活，广义上讲，癌痛分为 2 类。第一类是持续性的基础痛（或称为：背景痛），长时间持续稳定的疼痛，通过定时的给予固定剂量的阿片类药物治疗，可以缓解疼痛在可耐受的水平。第二类疼痛，就是暴发性癌痛，以散在发生，瞬间疼痛加剧为特征，可以超出患者已控制的背景痛的水平。爆发痛是一种难治性癌痛，主要体现在疼痛大多不可预测，病理机制复杂，任何救援药物均是滞后的。虽然病因治疗常常是最为重要的，但是由于患者病情常属终末期，耐受抗肿瘤治疗的能力下降，同时大多经历多种和反复抗肿瘤治疗，肿瘤不能有效控制，病因治疗多不能实现。从控制爆发痛角度考虑，还有局部靶点治疗的方法，例如骨转移导致的事件性（爆发痛）疼痛，表现为骨转移破坏了骨结构，骨骼的支撑功能缺失，骨折等骨不良事件的结果使患者在日常活动过程中发生疼痛加重的过程，严重影响了患者的生活质量。由于事件性疼痛多为自限性，救援药物常常滞后于疼痛发生，患者需要经历严重疼痛后得到缓解，甚至有些患者在救援药物还没有起效时，疼痛已经自然缓解，有些救援药物（如即释吗啡）没有起到缓解爆发痛的作用，但增加了阿片镇痛药物的不良反应。

爆发痛不仅有救援药物治疗，还应该考虑局部靶点治疗。例如骨转移导致的事件性疼痛，可以采用骨成形术、局部神经松解术。以及药物的联合应用，例如联合抗惊厥药物可以减少爆发痛的次数。合理选择治疗方法涉及我们对爆发痛的全面评估，确定导致爆发痛的病理机制，接诊医生的技术能力，以及对治疗结局的预估能力等。可以预测的是疼痛治疗技术可以改变目前以药物治疗的现状，改善患者的功能，提高患者的生活质量。

一、概　述

爆发痛的发病率由于研究的方法不同差距较大，从 32%～94%。2007 年，美国洛杉矶的学者们曾对 501 例癌症住院患者进行调查，其中 440 例发生过爆发痛的约有 88%。据统计，晚期癌痛患者爆发痛的发生率为 70%～80%，而积极治疗的癌痛患者中仍有 50%～70% 会发生爆发痛，待诊肿瘤患者中有 30%～40% 的发生率。在全球肿瘤患者中，爆发痛的总体发生率估计约为 65%。北欧一项多中心 320 例肿瘤患者研究发现，有 83% 的癌痛患者存在爆发痛，其中 44% 的患者为事件性（或偶发性）爆发痛，39% 为自发性（或特发性）爆发痛，17% 患者二种类型的爆发痛同时存在。因此，在有关肿瘤的临床工作中，对爆发痛的认识、评估、治疗和管理就显得尤为重要。

（一）定义

虽然爆发痛（breakthrough pain）被广泛的应用在癌痛治疗专科医生中，其他术语也在医学文献中使用来描述相同的症状，包括：偶发疼痛（episodic pain）；疼痛恶化（exacerbation pain）；疼痛爆发（pain flare）；瞬态疼痛（transient pain）；及暂短疼痛（transitory pain）。然而，这些术语的应用是为了能够精确地描述临床症状，既促进临床科学研究，也为达到最佳的临床治疗。

在文献上初次出现爆发痛的名词是在 1980 年由于 WHO 对癌痛的关注和推广而得到了关注。其含义是短暂的疼痛程度加重而有别于背景疼痛或基线疼痛。通过镇痛药物获得有效缓解的背景疼痛前提下，疼痛暂时突发加重。1990 年 Portenoy and Hagen 做出建设性工作，提出将这类疼痛命名为爆发痛（breakthrough）。2006 年 WHO 组织专家组对爆发痛给予了统一的定义。

1990 年定义为：患者接受持续阿片药物有效控制持续稳定的背景疼痛的情况下，发生暂短的疼痛加重。

2007 年定义为：在经过多日镇痛药物治疗的持续性基线疼痛的患者，爆发痛是暂短疼痛，持续时间从几秒到几小时，严重超过背景疼痛，并且生理功能和生活质量下降。

目前国际上普遍推荐的定义是 2009 年英国和爱尔兰保守治疗协作委员会（简称 APM）的定义，是指基础疼痛相对稳定，镇痛药物充分应用的前提下，自发的或有相关的可知或不可预知的触发因素引发的短暂疼痛加重。认为只要同时达到以下三个条件就可确诊为爆发痛：①存在慢性癌痛的基础；②近周癌痛得到充分的控制（NRS 评分≤3 分）；③疼痛短暂地急性加重。

暴发性癌痛不是单一的现象，而是由一系列不同性质的疼痛组成。因此，暴发性癌痛可以由不同诱发因素而发作（与肿瘤相关、与治疗相关、伴随的其他疾病），病理生理机制也可能不同（伤害性疼痛、神经源性疼痛、复合性疼痛）。然而，暴发性癌痛与基础疼痛的关系最为密切，如相同的诱发因素、相同的病理生理机制）。

（二）分类

爆发痛可以有多种病因引发，包含了多种病理生理机制，表现出不同的多种临床特征和并发症。在许多患者中，爆发痛是导致疼痛剧烈和影响生活质量的主要因素之一。从临床实践需要的观点，爆发痛应及时被识别，必须迅速区别类型。

1. 病理生理类型分类

1）伤害性疼痛：这种类型的疼痛常常是由

躯体或内脏伤害性感受器激活而诱发（通常是机械性、过热、炎性等伤害性刺激的结果）。并且能够分成 2 个亚型。①躯体痛-疼痛源自皮肤和骨骼肌组织；②内脏痛-疼痛源自体内脏器。

2）神经病理性疼痛：此型疼痛来自外周或中枢神经系统结构的损伤或病理学改变。

3）混合性疼痛：涉及伤害性和神经病理性疼痛。

2. 发病特点分类　是临床使用的分类方法，以往分为触发性（事件性）、自发性（特发性）、剂量终末性爆发痛。近年来，大多数学者认为，依据 APM 的定义和诊断依据，故剂量终末性疼痛不宜认为是爆发痛的一个亚型。

1）自发性爆发痛：指无明显诱因的情况下发生的疼痛，往往无法预测。缺乏触发因素的诱导，随机发生，不可预测。自发痛的疼痛程度多逐渐加重，持续时间多较触发痛长，自发痛的不可预测性使其治疗更为困难。

2）触发性（事件性）：一种是事件性疼痛，是常见类型，多由骨骼或肌肉活动直接引起，例如走路、咳嗽、穿衣等，也可与内脏平滑肌的收缩或痉挛（如肠痉挛）有关，后者有时无法预测。

3）服药末期痛（end-of-dose failure）：这种类型的疼痛是与镇痛药物剂量不足导致邻近下次用药时，镇痛药物的血药浓度不足而感受的疼痛。（例如镇痛药物血药浓度低于镇痛最低浓度）。爆发痛的概念是建立在基线疼痛得到恰当控制的前提下，有些专家认为药效末期剂量不足性实际存在（而非完美）药物作用持续时间的人为问题，而不是爆发痛的某个亚型，可以通过调整定时给药的剂量或间隔时间（如从间隔 12 小时改为 8 小时给药）获得缓解。服药末期痛的发生经常可被预测。多数学者认为，既然爆发痛定义为基础疼痛良好控制之上的突发疼痛，故不宜认为是爆发痛的一个亚型。

（三）爆发痛的特点

爆发痛的特点对于不同的患者各有不同，同一患者可能在不同的时段其爆发痛的特点也会不同。然而爆发痛通常被认为是频繁发生的，急性发作、持续时间短、中度到重度的程度是其特点。例如，Portenoy 和 Hagen 报道，爆发痛平均发作时间为 30 分钟（1~240 分钟），同样有专家发现 64% 的爆发痛持续时间低于 30 分钟，87% 事件性疼痛少于 60 分钟。虽然其有平均 30 分钟的自限性，但疼痛在强度上可以从中度疼痛快速的到达剧烈疼痛。

爆发痛的发生还通常与患者本来所带有的基础性疼痛相关，发生部位也通常与基础疼痛的部位相关联。并且，患者可以在出现疼痛的一天中频繁发生不同类型的疼痛。一天中发生的疼痛频率在很大程度上也具有差异性，患者大体上的经历会是每天 3~4 次以上。爆发痛是否具有可预测性并不确定，有时可以预测，有时则无法被预测。爆发痛的发生通常可以从部位、严重度、瞬时特点、可预测性、病理生理学特点、病因学和缓解因素等方面区别于其他类型的疼痛。

爆发痛是一种疼痛不稳定的状态，在不同的个体间存在较大的差别，在同一患者也可能在不同时间段和不同情况而存在差别。同一患者可能在一天内发生类型、强度、发生频率不同的爆发痛。总体爆发痛特点总结如下：

1. 发作次数每天在 3 次以上，疼痛剧烈，大约 90% 是重度以上疼痛；

2. 发作快，多在 3 分钟内达到最大限度。持续时间平均 30 分钟，大多数属于短暂性疼痛，持续性疼痛约为 15%~30%；

3. 许多爆发痛是不可预测的，即使可以预测（例如活动性疼痛）提前服用救援药物，也是不能确定一定会获益；

4. 爆发痛常常与基础疼痛相关，但无必然的相关性，需要经过全面评估来确定；

5. 是癌痛中的难治性疼痛之一，大多数患者对治疗不满意。有研究发现，存在爆发痛与否对癌痛治疗效果有明显的影响，没有合并爆发痛的患者，癌痛缓解率可以达到 78%。而合并爆发痛的癌痛控制率为 25%。

目前的药物治疗方法是滞后的手段，往往在患者出现疼痛后，再给予救援药物。以目前起效最快的制剂，也是不能避免疼痛突发加重的问题。因此，爆发痛需要多学科治疗，消除爆发痛的病因是最为主要的治疗原则，微创介入技术是未来重点发展的方向，推广快速起效的芬太尼制剂是目前需要改换传统以吗啡为主救援药物的观念。爆发痛是考量疼痛专科医生能力的难治性癌痛，应给予足够的重视，提升医护人员处理爆发痛的能力，改善癌痛治疗效果。

功能损害与基础性疼痛相比，爆发痛给患者造成更为严重的功能损害，而随之相伴的失控、无力感，往往导致患者处于濒临崩溃的边缘。

Bedard 针对加拿大 94 例癌症患者的研究发现，96% 患者报告爆发痛影响了其日常的工作和生活，大约 50% 患者经历过长达 60min、且数字疼痛分级法评分高达 7.8 分的爆发痛；美国疼痛基金会 2011 年发布的一项调查研究显示，73% 患者有因爆发痛从睡梦中惊醒的经历，51% 患者经常需要康复治疗师的帮助。

（四）爆发痛的机制

最常见原因是恶性肿瘤压迫和浸润疼痛敏感器官结构如骨骼、肌肉软组织、周围神经、内脏等。与此同时，手术、化疗和放疗等针对肿瘤的各种治疗手段也可导致疼痛。从病理生理学角度上，大致可以将癌痛分为三大类：神经病理性疼痛、伤害性疼痛（躯体性疼痛和内脏性疼痛）、骨痛。

爆发痛的机制主要与肿瘤相关，中枢和外周神经敏化是基础。患者的生理功能损伤，组织结构破坏，神经系统的完整性受损是爆发痛病因。10% ~ 20% 的患者爆发痛与抗肿瘤相关，而 70% ~ 80% 与肿瘤损害有关。触发痛与自发痛的机制有相同的部分是中枢或外周神经敏化，痛阈下降。不同的是触发痛有诱发因素，对病灶增加刺激，有可能是在正常情况下的生理刺激（不会有痛感），此时会导致疼痛突然增强，诱发因素是触发痛（事件性）疼痛的重要机制。自发痛往往在临床没有看到明显的触发因素（或诱发因素），但患者突然感到疼痛加重，一般与肿瘤刺激相关，包括痛性递质的释放。大多数的爆发痛都与肿瘤进展和活性增强相关，因此，对于爆发痛应该给予足够的重视。

（五）爆发痛的评估

爆发痛的评估一般包括：强度，时序因素，定位，性质，治疗相关因素（包括促发事件和可预测性），爆发痛的类型，功能障碍、及与基础疼痛的关系。从文献看，有多达 10 余种评估表，临床实际看，能够完整体现爆发痛的特点和明确诊断，以及通过治疗前后的评估可以反映出治疗的效果即可，过于复杂的评估表不便于临床使用。

成功的爆发痛治疗有赖于充分的评估，恰当的治疗，及恰当的再评估（例如，确定在没有不能耐受副作用的情况下，治疗目的是否充分达到）。不恰当的评估可能导致无效的治疗，或甚至是错误的治疗。同样，不恰当的再评估也会导致无效或有害的持续治疗。

评估的目的是确定引起疼痛的病因，（例如，肿瘤相关、与肿瘤无关），疼痛的病理生理机制（如，伤害性疼痛、神经病理性疼痛、及混合性的），这些因素为实施的治疗方法提供支持或禁忌。爆发痛的评估与背景性疼痛的评估相类似，但是二者一定存在不同特点。

首先疼痛评估依赖基本的临床技术（如，询问病史和体检）。重要的是询问一般病史与疼痛病史同样重要，实际上患者还应该筛查心理、精神状态、及社会因素，这些有助于体现出疼痛特点。全身体检和疼痛区域的身体检查同样重要，包括身体的功能检查-换言之，任何身体检查都会使收集到的症状详细的说明了病史，并提示出镇痛方案的合理性。确切的影像学研究（如，CT、MRI、骨扫描）能够对疼痛主诉评估非常有用或发现临床检查诱发的疼痛原因。必须注意的是不要过度解读获得的检查结果，无论是肯定或是否定，影像学研究在一定的范围内，尤其是在脊柱，可能对是否存在的疼痛提供较少相互关系。

详细的病史应该询问所有的患者，为了获得完整的疼痛轮廓需要确定如下内容：

疼痛开始情况

疼痛发作的时间方式

疼痛部位

疼痛是否有放射性

疼痛性质（特点）

疼痛严重程度（强度）

疼痛加重（恶化）因素（什么可以使疼痛启动或变得更严重）

疼痛缓解因素（什么可以防止疼痛或使疼痛程度缓解）

镇痛药物的反应（包括对阿片药物的看法或担忧）

介入治疗的反应（包括使用补充或改变药物治疗和治疗方法）

相关的体征（存在的其他症状可能帮助确定疼痛的病因。例如，存在的神经系统症状推测出潜在的神经病理性疼痛成分-感觉功能障碍）

相关的心理学症状

日常生理活动障碍（是确定疼痛对全身影响的重要因素，日常活动能力的评估可以作为治疗效果的指标）。

虽然身体检查必需用于所有的患者，查体应该包括相关区域的神经系统，因为存在神经功能体征提示潜在的疼痛相关的神经并发症。采用触发性的检查来复制出以往的疼痛表现是非常有价值的方法（例如触压、被动性活动、患者运动功能的评估等）。但是合理使用诱发症状的检查，进一步了解疼痛病因。事件性爆发痛的评估即可以解释产生疼痛的原因，也可以评价先前治疗方案的效果。这样做是非常重要的，可以为患者的临床治疗提供合理的方案。有些患者可能存在不同种类的爆发痛，这就需要分别进行评估，以制订不同的治疗方案。

再评估的目的是确定任何干预治疗的效果和耐受情况，再评估的深层价值是鉴别出接受治疗后的爆发痛有意义的改变。例如，骨结构即将发生病理性骨折前会有疼痛加重的过程，此时，必需加强介入治疗的，例如外科手术来增加骨骼的稳定。

用于介入治疗效果的评估，包括：A 疼痛强度；B 疼痛的风险；C 疼痛缓解；D 治疗的满意度 E 功能的改善；F 生活质量的改善。

二、爆发痛的治疗

暴发性癌痛的治疗包括评估、疼痛病因治疗、疼痛本身的治疗（症状治疗）及再评估。爆发痛并非是单一因素，而有不同的一系列机制。因此，可能需要制订个体化的治疗策略，没有一个适合于所有的患者治疗的"金标准"。对于爆发痛恰当的治疗方法依赖于与疼痛相关的因素，包括病因（与肿瘤相关、与治疗相关、与其他疾病相关等），病理生理（伤害性疼痛、神经病理性疼痛、混合性疼痛），以及疼痛的临床特点。此外，恰当的治疗还依赖于患者自身因素，包括疾病的分期（早期或晚期），患者的状态（较好或较差），以及患者的偏好。

当患者反复在阿片药物效应周期结束前出现爆发痛时，应该高度怀疑患者存在血药浓度在药物作用末期不足（剂量终末性疼痛）。这种类型的疼痛是定时给药的剂量不足或间隔时间超过有效镇痛的持续时间，治疗的原则包括：①增加目前使用的长效镇痛药物；②如果存在大剂量用药引起的副作用，减少给药剂量而增加给药次数（减少定时给药的间隔时间）；③如果阿片药物药效末期爆发痛发生在接近下次给药（如上午给药出现的爆发痛），可能上午给予药物的剂量大于晚上给予的药物剂量。

（一）镇痛药物治疗

理想的救援药物包括如下特点：有效；起效迅速；作用持续时间短；耐受性好、副作用小；使用方面；患者愿意使用；容易获得；费用低廉。目前临床上一般以强阿片类药物作为爆发痛的治疗药物，在国内仍然以即时吗啡为主导的爆发痛救援药物。近年来的临床研究发现快速起效的非甾体抗炎药物、抗惊厥药物及抗抑郁药物均对爆发痛有良好的协同镇痛作用。阿片类治疗爆发痛药物已经开始使用快速起效的剂型，如芬太尼鼻喷剂、芬太尼口腔黏膜泡腾片等，起效均在5~10分钟。口腔黏膜芬太尼棒（OTFC）

1. 口服吗啡不是控制爆发痛的理想药物

治疗规范性癌痛的基本方法是使用救援药物，救援药物是需要时使用，而并非像定时用药那样，按间隔一定的时间使用。在活动性疼痛或非自发性疼痛的病例，药物应该在预计发生疼痛前使用。许多患者最常使用的救援药物是即释阿片类镇痛剂，而不是非阿片类镇痛药物或辅助镇痛药物。

　　传统的最常使用的救援药物的方法是口服固定剂量的即释或速释吗啡，（或其阿片类镇痛药物），但是从药效学和药代动力学学角度考虑，口服吗啡并非是治疗爆发的恰当药物，其并不符合事件性暴发性癌痛的特点。因其缓慢的起效时间（20~30分钟），峰值作用需要60~90分钟的时间，其结果导致作用延迟或不能及时缓解爆发痛，药物作用持续时间长（3~6小时），其结果增加了副作用。换句话说，口服吗啡对于许多爆发痛患者而言不是好的救援药物。而且，这些因素同样适用于其他口服的阿片类镇痛药物（氢吗啡酮、羟考酮）。但是限于国内没有相应的快速起效阿片类镇痛药物，目前临床上大多还是采用速释吗啡作为爆发痛的救援药物。

　　胃肠道外吗啡药物常常在医院或临终关怀病房用于爆发痛的治疗，有时也会在家中或护理中心使用。胃肠道外途径给药的吗啡属于快速起效的镇痛剂（5-10分钟），反复给药可以延长作用时间。由于临床使用复杂和患者不愿意采用胃肠道外给药的方法，因此限制了在临床上的应用。

　　2. 新型的快速起效阿片镇痛药物

　　（1）芬太尼口腔泡腾片（Fentayl Buccal Tablet FBT）：FBT于2006年美国FDA批准用于肿瘤疼痛患者的爆发痛治疗。FBT是一种含有芬太尼的甜糖锭，通过口腔黏膜迅速吸收，并在临床试验中比吗啡、羟考酮和氢吗啡酮更迅速的起效（$P < 0.001$）。这种创新的糖自由形式利用

OraVescent 技术，在接触唾液时产生一种泡腾反应，产生碳酸，接着产生二氧化碳。pH 值在含化片溶解时增高。临床试验数据显示芬太尼口腔泡腾片在 10 分钟内降低疼痛强度，是爆发痛治疗的重大进展。

当口腔是在正常的溶解的环境下时，芬太尼有 80% 是非游离状态的，在短时间内 pH 变化伴随着泡腾反应因进而即增加了离子型药物的分解的速率（在低 pH），又增加了非离子型药物膜的渗透性。在一项评价泡腾片吸收技术的研究中，200mcg 芬太尼口腔片达到血浆最大浓度比同为 200mcg 的非泡腾片和 OTFC 都要高些（$P<0.001$）。芬太尼口腔泡腾片共有 5 中规格：100、200、400、600、800mcg。患者被指示将芬太尼泡腾片放置在磨牙上的齿龈与面颊之间，完全崩解的时间大致为 10 分钟。在这期间不应吸吮、咀嚼或者吞咽药片，否则会导致药效下降，如果 10 分钟后仍有部分药物残留，则建议轻柔地按摩相应的面颊部，直到药片完全溶解。FBT 疗效不受癌痛患者年龄、性别、种族和疼痛病理生理的影响。但 FBT 需要唾液或水分来溶解，口腔干燥可能影响药物的吸收。

（2）芬太尼鼻喷雾剂（INFS）：INFS 是迄今为止全球范围内获准上市的第一种枸橼酸芬太尼鼻内喷雾用制剂，该制剂 2009 年 7 月获得欧盟委员会批准，用于治疗已在整日服用阿片类药物止痛的肿瘤患者的暴发性癌痛发作。由于芬太尼强亲脂性，并且在鼻腔黏膜内有很大的吸收面积和吸收完全的特点，达到了快速起效的目的。最近的研究发现，芬太尼鼻腔喷剂，滴定到有效剂量（50~200μg），对于已经对吗啡耐受的癌痛患者与安慰剂对比发，显示出可以在 10 分钟内有效缓解爆发痛，而且对使用者也是安全的，患者可以很好的耐受。

鼻腔内给药的药代动力学研究发现，阿片类药物达到最大血药浓度的时间在 7~20 分钟区间，药物的生物利用度大约为 50%~90%。患有鼻炎患者的生物利用度和药代动力学似乎也与正常人相似。局部使用血管收缩剂可能会延迟最高血药浓度出现的时间，并且减少血药浓度的水平。

鼻腔芬太尼喷雾剂（INFS）制剂，大约有 90% 的生物利用率，给药 2 分钟后，即可测到血浆药物浓度。血浆浓度呈现剂量—依赖方式增长，达到血浆最高药物浓度的中位时间为 12~15 分钟。镇痛作用起效的时间在 7 分钟，持续作用的时间为 56 分钟。达到动脉最高血药浓度的时间更短，表现出吸收迅速和快速起效。在一项包含 139 名肿瘤癌痛患者的交叉试验中，这些患者已经完成滴定程序，在 2 周内接受芬太尼鼻喷雾剂 50、100 或 200mc（最多 2 剂）、或OTFC200~1600mcg 治疗 6 次暴发性癌痛发作，主要终点是由患者评定的达到疼痛显著缓解的时间。研究结果显示，INFS 和 OTFC 这 2 组达到主要终点的中值时间分别为 11 和 16 分钟；约 2/3 的患者认定 INFS 能较 OTFC 更快地达到显著缓解效力，且 INFS 能够显著改善 PID10 得分（用药前和用药 10 分钟间的疼痛强度差）。因而，INFS 提供了可以选择的目前治疗爆发痛的治疗，芬太尼鼻喷剂的作用迅速而且方便，适合用于爆发痛的肿瘤患者，尤其伴有恶心、呕吐、嘴干综合征及口腔黏膜炎的患者。

（3）辅助镇痛药物：辅助镇痛药物是指非阿片类镇痛药物，包括非甾体抗炎镇痛药物、抗惊厥药物、抗抑郁药物、糖皮质激素、脱水药物。可以参考本书相关章节。

（4）介入治疗：介入治疗方法是临床介入治疗爆发痛的主要方法之一，由于目前文献相关内容较少，相关的临床研究报道较少，没有相关的临床指南或专家共识提供参考，所以根据患者爆发痛的病理生理机制、功能障碍、介入技术的安全性和成熟性来考虑治疗方案。骨转移癌痛是临床最为常见的爆发痛，骨成形术、神经损毁术、粒子植入的技术都可以考虑，可以参考相关的章节。癌性神经病理性疼痛，可以考虑采用神经阻滞、神经化学毁损或物理毁损技术、粒子植入可以在缓解疼痛的同时改善神经相关的功能。

（王　昆）

第三节　癌痛急症

（一）定义

所谓"癌痛急症"目前还没有确切的定义。医学专业上，将它看做一种快速加剧的肿瘤疼痛。模仿不稳定心绞痛的定义，可以把癌痛急症定义为在慢性癌痛的基础上，突然出现的疼痛加剧现象（通常为数小时至数天）。

在癌症中，剧烈的疼痛通常意味着肿瘤新的转移或是快速发展过程，但有时，也可能仅仅是慢性癌痛的控制不足造成的。疼痛医生必须熟悉这些症状的表现形式。因为这些表现形式有可能与各种机体损伤相关，如硬膜外脊髓受压。

慢性疾病发展成急症，并不说明这种慢性疾病不再需要认真治疗。一种慢性疾病表现为急症是疾病加重的信号，当迅速给予有效的疼痛治疗时，疼痛经常可以缓解，但是，如果对治疗失去了信心，疼痛或许会变得难以控制。

癌痛急症和爆发痛不同。爆发痛是在慢性疼痛的基础上出现的短暂性疼痛加重，其本质仍是慢性痛的一部分。而癌痛急症是慢性癌痛的迅速升级，其过程往往和各种肿瘤急症情况相关，如肿瘤出血、感染，病理骨折，肠阻塞，肠穿孔、肠粘连等。此时患者经常会出现交感神经兴奋的表现：瞳孔扩张、出汗、心动过速、呼吸急促。而爆发痛通常不会出现这类反应，其更多的表现为人格改变，厌食、睡眠障碍等，主要是由于阿片药物不足引起的。

（二）评估

正确的评估是治疗癌痛急症的基础。医生需要从患者的症状、体征、病史中寻找线索，将现象和发病机制，疼痛和原发疾病紧密的联系起来，才能及时寻找到癌痛急症的原因。患者就诊后，首先要从病历和对患者的观察中获取有关信息。简短的病史和有关的体格检查能确定患者是否存在威胁生命的情况，以及引起癌痛急症的因素。影响对癌性疼痛进行处置的急迫程度的指标包括：起病速度、严重程度、疼痛部位及有关的症状和体征。初始治疗，虽然是姑息性的，但许多癌痛患者得益于这种治疗。

对癌痛的评估应包括疾病、患者和疼痛。在

急诊情况，一定要询问患者最近是否有意外事故（如：摔伤，最近是否接受治疗）以及患者身体状况是否有改变（没食欲、呕吐、尿失禁），这些信息非常重要。如果情况允许还要以标准问卷的形式与患者面谈，不过这在临床实践中有点不切实际。鉴于此，简单的 VAS 和 NRS 评分仍然是评估癌痛急症的重要工具。

通常引起癌痛急症的因素分为：肿瘤相关因素、治疗相关因素和肿瘤间接引起的并发症。具体如下：

1. 肿瘤相关因素

破坏关节

长骨的病理性骨折

椎体骨折与不稳定和（或）脊髓压迫

腹水及肠梗阻

肠穿孔和继发性腹膜炎

肝破裂和急性出血

脾梗死

肺动脉栓塞

纵隔瘘与脓胸

大脑、脑干出血或转移、感染

继发性肿瘤感染（特别是口咽癌）

肿瘤导致心包炎或心脏压塞

肝癌肿瘤栓塞导致的 Budd-Chiari 综合征

2. 治疗相关原因

急性术后疼痛

放疗引起的疼痛：黏膜炎、食管炎、臂丛神经痛、脑膜炎（Lhermitte 综合征），肠炎、膀胱炎、直肠炎

化疗引起的疼痛：化疗药物外渗、神经病变

（铂类、紫杉类，长春碱），急性下巴疼痛（长春新碱）、口腔黏膜炎

类固醇药物停药引起的骨关节痛

地塞米松诱导的直肠疼痛

前列腺癌和乳腺癌应用的内分泌药物导致的骨痛

胸膜固定式引起的化学性胸膜炎

肝动脉栓塞和（或）化疗引起的肝痛

心包穿刺及粘连引起的胸痛

胸腹腔穿刺和化疗灌洗引起的疼痛

腰椎穿刺后头痛

骨髓活检后疼痛

静脉穿刺

支架置入（胆汁或输尿管，食管）

经皮内镜胃造口术及置管

肾造口术及置管

经肝穿刺胆道引流

3. 肿瘤间接引起的并发症

肺栓塞

静脉血栓形成

动脉血栓形成

心内膜炎和多发梗死

带状疱疹

口咽念珠菌病

梭状芽孢杆菌引起的小肠结肠炎

脓毒血症引起的急性肌痛

胆道感染

肾盂肾炎

移植物抗宿主反应

骨髓移植后的肝静脉闭塞性

阑尾炎

（三）常见的癌痛急症

1. 硬膜外脊髓受压 临床上对于新出现的或加重的悲痛，必须进行快速而准确的评估。新出现的背痛常预示着存在转移性脊髓受压，90%的转移性脊髓受压的患者，开始时不伴有易识别的神经病变。由于背痛在人群中是普遍存在的症状，在单纯性脊柱转移癌患者中更为普遍，因此这个症状有时常被人们轻砚。但是由于进行性神经疾病的症状发作很隐蔽，而且在出现晚期体征之前，人们很难发现这些症状，尤其是那些存在复合症状的患者更是如此，因此，识别新出现的背痛非常重要，不容忽视。

大多数情况下，脊髓机械受压常是由于椎体转移性肿瘤的扩展所致。肿瘤挤压压迫硬膜外腔，通过硬脊膜可传导至脊髓并影响脊髓的血供，如不加以治疗将导致脊髓机械性损伤、局部缺血、静脉淤血和栓塞。在脊髓受压的患者中，95%的患者脊髓受压是由于硬膜外腔转移肿瘤的扩展导致的，5%的患者是由髓旁软组织肿瘤所致的：胸段脊髓受压的患者占70%，颈段脊髓受压的占15%，腰骶部脊髓受压占15%。由于脊髓是感觉和运动神经冲动从外周传入并传出的共同通路，因此，脊髓受压常导致受压部位以下脊髓所支配区域的感觉和肌力丧失，自主运动失控。

硬膜外脊髓受压的患者通常会有背痛，但缺乏神经体征。如果没有意识到症状的严重性而延误了治疗，那么可能会一导致患者发生截瘫、麻痹及肠道、膀胱功能障碍。如出现上述功能障碍，对于正在和癌症及其并发症作艰苦斗争的患者及家属来讲无异于雪上加霜。颈部和高位胸段脊髓受压的患者，发生四肢瘫痪和呼吸抑制而死亡的危险性更高。

引发脊髓受压最常见的恶性肿瘤是乳腺癌和肺癌，其次是前列腺癌，淋巴瘤，多发性骨髓瘤。任何能发生骨转移的肿瘤都可能导致脊髓受压，包括肾癌、黑色素瘤、未知的原发癌，极少数情况下，妇科的和胃肠道的恶性肿瘤也能导致脊髓受压。淋巴瘤除可原发侵及椎体外，椎旁淋巴结节受累还能通过浸润椎间孔而压迫脊髓。

硬膜外脊髓受压的早期诊断依赖临床上高度警惕这种疾病和一系列仔细的神经系统检查，还要有适当的影像学诊断。鉴别诊断包括单纯背部扭伤，椎间盘退行性变，腹膜后疾病导致的牵涉痛及骨转移癌。局限的椎旁、神经根或牵涉痛通常是脊柱转移瘤的首发体征。单纯脊柱转移癌痛表现为钝痛、持续而固定，且随时间而逐渐加剧，脊柱病变部位触诊或叩诊能诱发疼痛，卧床时疼痛可能加重，坐位或站立时则会部分缓解，脊髓受压的神经系统评估应包括：询问发病时的症状，是否神经根性疼痛，步态是否有改变，是否有肢体麻木，是否存在尿潴留或尿失禁及便秘。

神经系统检查包括神经反射、肌力、触觉、针刺反应及巴宾斯基征。还要观察患者足跟和足尖走路时的步态和能力。为了评价括约肌张力和感觉，还要进行直肠检查，可用腹部触诊来检查膀胱是否充盈。

怀疑有脊髓受压时，要进行多学科的评估，包括肿瘤学、神经学、神经外科学和放射学。要进行紧急放射诊断。究竟选择哪种诊断方法最合适尚有争议。传统的"金标准"是脊髓造影术，但现在被人们广泛接受的是磁共振检查。脊髓受压一旦确诊，可立即静脉应用高达100mg地塞米松治疗，随后根据专家会诊可考虑进行放疗、外科手术或两者兼备。

2. 病理性骨折　病理性骨折常引起突发的、剧烈的、局限性疼痛，当患者有跌倒史，活动时突发疼痛或突然发作的活动受限时，更要怀疑是否出现了病理性骨折。通常要用普通的X线片进行确诊，之后要请骨科会诊。由于骨折通常不会自发愈合，因此患者有适应证时，可进行放疗或外科手术。如果活动时疼痛非常严重，可考虑应用硬膜外止痛疗法。

3. 感染　局部感染也可能导致快速、剧烈的疼痛。虽然发病前通常存在全身或局部体征，但在骨髓耗竭或脓肿局限的患者，症状可能很轻或根本就不存在。一些非正式的证据表明，经验性地应用抗生素可明显减轻疼痛，尤其是对真菌感染或患有晚期头、颈或骨盆肿瘤的患者更有效。对放置硬膜外导管的患者，发生背部或躯体疼痛时，应进行仔细检查以排除硬膜外脓肿或皮下感染。

癌痛急症的特点要求我们必须给予患者更及时的评估、治疗药物的选择和应用及再评估。合理的治疗决定必须建立在对疾病仔细评估的基础上。但当急诊具有不可控制的疼痛时，我们应该了解，迅速缓解急性痛苦的最初疗法是建立治疗同盟及方便评估的基础。医生应当充分了解首剂速效止痛药的潜在价值。早期建立积极的医患伙伴关系，也有助于后期的治疗，因此传统治疗慢性癌痛的评估和治疗程序，如每 4 小时口服速释吗啡并不很适合，此时静脉滴定阿片药物更为合适。

（四）治疗

1. 癌痛急症治疗中存在的常见问题　大多数因急性癌症疼痛就诊的患者并不会得到足够的阿片类药物缓解疼痛（77%）。一方面是医生缺乏足够的专业知识，担心镇静或呼吸抑制等阿片副作用，没有给患者提供足够的阿片药物，另一方面，很多患者担心上瘾，不愿意接受阿片药物的治疗。因此，急诊医生大多只给患者提供最小剂量的止痛药物，造成治疗不足。如果疼痛程度为轻度或中度，则更容易被患者和医生忽视而得不到治疗。

大多数肿瘤患者认为，阿片药物的增加意味着病情进展，因此坚持不用和少用阿片药物可以否认这种不愉快的消息。患者们最希望的是疼痛能够不治而愈。此外对某些患者而言，PCA 自控镇痛有些复杂，对设备和技术有所担心，还有一些患者担心阿片药物滴定的使用剂量问题。

2. 治疗方案　传统的固定剂量口服速释吗啡的方法，即每 4 小时口服吗啡或静脉连续释放吗啡，剂量不足往往是导致治疗效果差的主要原因。患者自控镇痛技术最早开始于 20 世纪 70 年代，20 世纪 80 年代建立了基础，小剂量短时间的应用阿片药物的策略，在术后患者中证明 PCA 是安全的和有效的。此后，PCA 方法广泛应用于疼痛的维持治疗。近 40 年的临床应用经验证明，①大多数患者愿意参与管理自己的疼痛；

②患者之间药物剂量的差别可以达到 8～10 倍。因此不存在所谓的"标准剂量"。年龄，而非体重，还有基础阿片用药是影响 PCA 用药剂量的主要原因。有研究表明，女性比男性平均多 30% 的吗啡需求量。

PCA 治疗的个体化体现在各个方面。不同的组织损伤可导致阿片药物代谢动力学相差四倍。由于血脑通透性的差异，阿片药物到达脑室也存在很大差异，此外阿片受体基因之间的差异也非常显著。对于痛苦的经历也影响患者对疼痛的感受。

在治疗癌痛急症时，静脉内给予阿片类药物的基本原则是，逐渐增加药物的剂量直到疼痛消失。在治疗过程中，主要以患者的主诉来指导用药。静脉内给予 10mg 吗啡是大多数治疗方案的参照标准，它是比较合适的初始剂量，尤其对于阿片类药物敏感的患者。这个剂量很合适静脉内给予治疗剂量的吗啡后，患者通常在 5 分钟内感到药物起效，10～15 分钟止痛效果达到高峰。在实际静注应用时，初始剂量后每 10 分钟重复给药一次，剂量是首剂的 20%～100%。

对于耐受阿片类药物的患者，首次剂量要根据他们的常规剂量而定。口服吗啡时，维持剂量一般是 1g/d 或更大。长效全天吗啡还需要急救剂量辅助，其辅助剂量一般为全天剂量的 5%～15%. 对阿片耐受的患者，静脉给药首剂量的确定应先累加求出以往 24 小时口服剂量的总和。如果情况需要，可应用标准药物等价表，将此剂量转换为吗啡的等价剂量。由于口服药物存在生物利用度问题（首关效应），因此可将总的剂量除以 3，以获得 24 小时用药的剂量。然后根据疼痛程度，首剂量为上述 24 小时剂量的 5% ~ 15% 对长期应用大剂量阿片药物维持治疗的患者，就需要大幅度增加给药剂量，选择合适的剂量及静脉滴点速度应以严密的监测为指导，并参照有关疼痛缓解与副作用之间的相关报道。

如果疼痛缓解之前出现不良反应，限制了继续增大滴定剂量，这时应处理这些副作用，常用的是应用止吐药。虽然逐渐增加滴定剂量很少出现明显呼吸抑制，可是，一旦发生应立即使用纳洛酮治疗。

一旦患者舒适后，在输入基础剂量阿片药物的基础上，由患者自控或护士控制给予辅助剂量，这样就可得到理想的过渡期维持治疗方案。如果疼痛评估结果显示，除对症治疗外不需要其他治疗，那么进一步评估前面的治疗方案的效果。如果疼痛缓解比较充分，可采用标准转换表将静脉内给药转换为口服给药。根据患者先前的用药情况以及确定合适剂量的难易程度，患者可出院后采取控释口服或经皮剂型再辅以急救剂量或全部服用即释吗啡直至稳定为止。如果短期内未能充分缓解疼痛，就需要住院治疗。

直到最近临床医师才将癌痛急症看作是一种需要治疗的特殊疾病：研究人员也才开始进行前瞻性的研究以寻找特异性的治疗方法。治疗措施应在控制和监测的条件下得到实施，这一点很重要。在全力治疗癌痛急症前，有必要详细询问病史和进行仔细的体格检查，以排除需要紧急治疗的疼痛病因。另外，当静脉给药和使用新药时若要逐渐增加剂量，必须在严密监护下执行。

（成宪江）

第四节 儿童癌痛治疗

一、儿童癌痛评估

在儿童患者中，选择恰当的评估方法需要考虑到患者的年龄、认知水平、相关疾病、疼痛类型以及疼痛发生情况，以下常用的评估方法已经被证实有效。①生物学测试方法：如心率、呼吸频率、血压等生理学参数在疼痛发生时会发生改变；②行为学观察法：观察儿童对疼痛的反应；③自我评估法：依靠患者自身描述疼痛。

在婴幼儿或是不能语言表达的儿童患者中，行为学观察法（运动反应、发声、面部表情、哭泣、复杂的行为学表现例如觉醒方式等）更为适合。即使并不典型，行为学参数仍然可以和生理学参数相关联（如心率、动脉血压、皮肤氧合状态及手掌出汗等）。美国安大略省东部儿童医院疼痛评分系统（The Children's Hospital of Estern Ontario Pain Scale，CHEOPS）是这类患者常用的癌痛评估系统。

3~7岁的患者已经可以描述疼痛的特点，因此行为学观察法和自我评估法可联合用于此年龄阶段的患者，例如客观疼痛分级（ObjectivePain Scale，OPS）。此分级方法利用疼痛或不适出现时对生理/行为学方面的改变来进行评估。因可自我描述主观的疼痛感受，自我评估法可用在较年长的患者；虽然在不同患者间其特异性和有效性略差，但是这种方法在对个体患者疼痛缓解的评估中仍然可靠。视觉模拟评估（Visual Analogue Scale，VAS）及脸谱评估法（Facial Pain Scale）是两种常用的自我评估方法。前者的优点包括为简单便捷，可避免不精确描述疼痛的词语并提供量化的疼痛分数；缺点为对有认知障碍的患者并不适用。脸谱评估法在患儿中更为常用，虽然存在不同版本，但是使用原则相同。

对患儿疼痛充分的评估是对其疼痛合理化治疗的前提，应根据患儿的年龄及不同疾病采用不同日常评估方法。疼痛评估亦能减少日常对患者的护理负担，使患者和医护之间建立良好的沟通基础。

二、儿童癌痛治疗

（一）药物治疗

虽然一些介入治疗方法在止痛方法被证实具有一定价值，但是药物治疗在儿童癌痛治疗中仍然具有十分重要的地位。药物治疗最基本的原则为个体化治疗。通过反复评估、药物选择、给药来达到疼痛最佳缓解并不出现严重药物不良反应。WHO阶梯治疗原则强调在药物选择方面，疼痛强度被视为首要考虑因素。具体如下：轻至中度疼痛应给予非阿片类止痛药，如需要，可合并其他辅助用药。中度至重度疼痛或者经非阿片类药物止痛治疗后未能达到充分缓解的患者应给予阿片类药物，此阶段常用的药物为非甾类抗炎药（NSAIDs）+阿片类，如需要亦可合并其他辅助用药。原则：按时给药，个体化给药（根据患儿的疼痛强度及对治疗的相应），选用恰当的给药方式（尽可能少用侵袭性的给药途径）。根据临床使用情况，止痛药物可分为以下三类：

1. 非阿片类止痛药　最常用的为 NSAIDs，虽然具有不同的化学结构，但因其具有相似的药理学作用而归为一类。这类药物可单独使用控制轻度-中度疼痛，或者联合阿片类药物治疗重度疼痛。对乙酰氨基酚是一种类似 NSAIDs 的特殊药物，具有止痛及退热作用，相对于传统 NSAIDs，其不良反应轻微。对乙酰氨基酚止痛疗效确切，安全性高。根据传统剂量（约 20mg/kg）给药，可能造成给药后疼痛不能快速缓解。有学者建议初始剂量达 40mg/kg 体重时缓解疼痛较好，且未见明显不良反应。根据临床可选择不同的给药时间及给药方式。直肠给药较口服给药可能会增加药物副作用。对于健康儿童，每日给药剂量不超过 90mg/kg 体重并不会增加其肝毒性，对于身体状况较差的患者，需仔细评估。和阿片类药物不同的是，这类药物具有天花板效应，因此需要十分熟悉这类药物的副作用，以便管理。阿司匹林等 NSAIDs 类药物副作用较多，可通过抑制血小板合成导致出血、胃肠病变（包括消化道溃疡）及肾功能损害等。对于可能出现胃肠道溃疡或是出血倾向高的患者，环氧化酶-2 特异性抑制剂类的 NSAIDs（美洛昔康等）可作为理想的选择；常规剂量下，这些药物对血小板聚集及凝血时间无明显影响。目前为止，并没有环氧化酶-2 抑制剂被允许用于儿童患者，只有美洛昔康及依托考昔被批准用于 13~16 岁的青少年患者。对这类药物的使用前提是需要理解其临床药理。对于某个体患者，并没有现成的剂量原则遵循，通过剂量逐渐增加，可能会找到药物在个体患者中的极量，进而降低其不良反应发生率，其过程可能持续几天。对某种药物止痛效果不理想可更换为其他同类药物。表 5-1 可见常用 NSAIDs 的使用方法。

表 5-1 治疗儿童癌痛常用 NSAIDs 药物

药物	剂量	注释
对乙酰氨基酚	10~15mg/kg 每 4~5h 20~40mg/kg 每 6h（直肠） 首剂 20mg/kg + 15mg/kg 每 4h 首剂 40mg/kg + 20mg/kg 每 6h	无血液学及胃肠道副作用
布洛芬	5~10mg/kg 每 6~8h	血液学及胃肠道副作用
萘普生	5mg/kg 每 8~12h	血液学及胃肠道副作用
阿司匹林	10~15mg/kg 每 6~8h	肾毒性，血液学及胃肠道副作用

2. 阿片类止痛药 由于担心可待因的安全性、有效性及药物代谢，新的 WHO 指南取消了第二阶梯治疗（可待因、曲马多），要求对曲马多的安全性及有效性进行进一步研究。采用小剂量的强阿片类药物（如吗啡）治疗中度疼痛要优于使用之前的第二阶梯药物。起始用药采用何种阿片类药物要根据疼痛类型、用药史、给药途径及给药时间等综合决定。

吗啡是 WHO 推荐的止痛药，并在世界范围内广泛用来治疗中至重度疼痛的药物。此药在儿童中的应用也得到充分的研究，且可采用包括口服、静脉给药、皮下给药、直肠给药、硬膜外给药、鞘内给药等的多种途径给药。此外，吗啡价格便宜，易于获得，可被制成长效制剂。其药代动力学证实吗啡在肝脏内代谢，由肾脏排出，因此在调整剂量时应考虑到患儿的肾功能情况，严重肾功能不全者可能会使得吗啡有毒代谢产物蓄积导致肌阵挛、抽搐、疼痛加重及罕见的呼吸抑制等。

羟考酮是另一种常用的阿片类药物。此药不可经静脉给药，长时间的口服使用被证实是安全的。与吗啡比较，其药物半衰期微长，对某些患者采用每6小时给药是可行的。需要注意的是，此药较吗啡昂贵，有时不宜获得。吗啡与羟考酮的药效比约为 1~2：1，即相等剂量的情况下，羟考酮的镇痛效力约为吗啡的 1~2 倍。羟考酮的代谢亦受肾脏功能影响。

氢吗啡酮的的镇痛效力约为吗啡的 5~7.5 倍，即更低剂量的氢吗啡酮即可达到良好的止痛效果。除了直肠给药，常用的给药方式均适用于氢吗啡酮。患者在使用吗啡及羟考酮均不能良好耐受的情况下，氢吗啡酮是一个不错的选择。

芬太尼可采用静脉给药、经皮给药、鼻内给药、经颊黏膜给药等多种方式给药，且可用于肾功能不全的患儿。考虑其较长的半衰期及吸收缓慢，经芬太尼皮给药方式不能对疼痛快速滴定，亦不能作为疼痛快速缓解时的药物。其他止痛剂，如吗啡、羟考酮等可作为疼痛出现时立即解救药物，随后可根据剂量转换改为芬太尼贴剂用于慢性顽固性疼痛。经颊黏膜及经鼻给药方式可作为爆发痛时的快速解救药物。由于芬太尼制剂价格昂贵，因此可采用联合给药方式治疗患儿癌痛，例如爆发痛出现时可给予吗啡快速解救。由于芬太尼存在不同的剂型，在进行药物转换时需精确计算。

1) 剂量修正：常用阿片类药物起始剂量见下表5-2。阿片类药物之间的转换可根据等效剂量转换表。阿片转换时剂量计算有时并不准确，可能是因为长期使用某一阿片类药物造成患儿对此药物产生耐药性，而新换的另一类阿片类药物并没有产生类似的耐药性。建议对于需要阿片转换的患儿，应咨询疼痛/姑息医学领域的专家。

表 5-2　阿片类药物的起始剂量

药物	初始剂量	给药间隔
吗啡		
Ⅳ，SC	0.1mg/kg 体重/次	每 2~4h
Oral	0.15~0.3mg/kg 体重/次	每 4h 或每 1h（如果需要）
羟考酮		
Oral	0.1~0.2mg/kg 体重	每 4~6h
氢吗啡酮		
Ⅳ，SC	0.02mg/kg 体重	每 2~4h
Oral	0.04~0.08mg/kg 体重	每 2~4h
芬太尼		
Ⅳ	0.5~0.1μg/kg 体重	每 1~2h
经皮	根据Ⅳ转换	

Ⅳ：静脉给药；SC：皮下给药

2) 阿片类药物不良反应：便秘作为阿片类药物最常见的副作用，应该采用更加主动的方式管理。除非患儿腹泻，应该在起始使用阿片类药物时即使用粪便软化剂或是高渗通便剂等管理便秘。随着阿片类药物使用剂量增加，通便药物的使用也应该逐渐增强。

瘙痒常发生在使用阿片类药物或药物加量时的头几天，瘙痒常被误认为是一种过敏反应，其发生机制是由于阿片类药物可造成体内组胺释放。苯海拉明可用来缓解瘙痒直至此不良反应消失。如瘙痒严重或持续不退，可考虑换用其他种类的阿片类药物。

恶心及呕吐常见于刚开始使用阿片类药物或药物加量时的头几天，可采用止吐剂缓解症状直至症状消失，尽量不用镇静剂（如异丙嗪）来治疗此副作用。

尿潴留发生率较低，常常可采用非药物治疗缓解，例如人工按压膀胱等，如果需要的话，可间断行导尿直至此症状缓解。

呼吸抑制是使用阿片类药物，特别是采用严格的滴定法后非常罕见的并发症。需对患儿的生命体征、意识水平以及疼痛程度进行监护。当疼痛缓解时，患儿的呼吸频率可能会下降，这并不等同于阿片类药物造成的不良反应。阿片类药物造成的呼吸抑制常常并发意识的丧失。不推荐使用纳洛酮治疗此不良反应，因其可能会造成疼痛加重甚至阿片药物反跳症状。对这类患者，通常采用降低阿片类药物极量及严密的监护即可缓解呼吸抑制。

肌痉挛常发生于长期且大量使用阿片类药物时，其原因为阿片类药物代谢产生的神经兴奋产物所导致的。优势可见到抽搐及患儿人格的改变。一旦出现此种药物副作用，应考虑进行阿片类药物转换。

3. 辅助药物 对患儿疼痛评估能区别出不同的癌痛类型，比如神经病理性疼痛。神经病理性疼痛不同于一般躯体痛，其疼痛性质常为灼烧痛，触摸痛（非疼痛刺激，如触摸导致的疼痛觉）。辅助用药联合阿片类药物对这种神经病理性疼痛有着较好的作用。常用的辅助用药有抗炎药、抗抑郁药（三环类）、抗痉挛药（加巴喷丁等）、类固醇及肌松药等。

（二）非药物治疗

对儿童癌痛的治疗应包括药物以及非药物治疗。后者包括生物反馈疗法、图像引导疗法、催眠、想象、按摩、针灸、中草药，以及艺术疗法等。有报道称 59% 的肿瘤患儿采用过非药物治疗。虽然这些治疗的疗效仍未证实，但一些患者确能获益。大部分临床医师推荐使用非药物治疗除非证实这种方法对患儿不利或是增加家庭负担。采用这种方法可使得患儿的家人认为对患者付出是有意义的。因此应基于患儿及家庭的需求详细制定非药物治疗计划。此外，精神心理因素对疼痛的管理亦十分重要。多学科间的治疗（包括心理学家、精神病学家、社会工作者等）都会对改善患儿疼痛有所帮助。

（姬 凯）

第五节 老年癌痛治疗

WHO 定义发展中国家 60 岁以上为老年人，发达国家以 65 岁及以上为老年人。1999 年，中国进入老龄化社会，根据民政局发布的《2014年社会服务发展统计公报》，我国60周岁及以上人口为2.12亿人，占总人口的15.5%，65周岁及以上人口1.38亿人，占总人口的10.1%。而其中这2.12亿的老龄人口也让中国成为了世界上第一个老年人口突破2亿的国家。根据联合国发布的最新预测，到2050年时，中国60岁及以上老人将达36.5%，高于美国等大部分发达国家。预测到2030年，美国老年癌症患者将超出总人口的22%，而在我国，平均年龄每增加1岁，恶性肿瘤发病率上升11.44/10万，因而人口老龄化是导致恶性肿瘤总体发病率上升的主要因素。

老年癌症患者通常具有如下特点：①确诊晚，肿瘤分期常被低估，病情较重；②大多患者基础疾病多，体能差，器官功能退化；③对外界环境适应性差，体内环境稳定性差，极易受各种内外因素影响；④对手术、放化疗等积极的抗肿瘤治疗手段顺应性差；⑤癌痛普遍存在；⑥更加依赖于姑息治疗。老年癌痛则是近年姑息治疗的热点之一。

（一）老年癌痛的发病机制

疼痛按发病机制主要有两大类：伤害感受性和神经病理性疼痛，伤害性疼痛又包括躯体痛和内脏痛；躯体痛是指活化或刺激皮肤及深部组织的周围伤害感受器，主要表现为骨痛和软组织痛，恶性肿瘤浸润破坏骨、关节、肌肉或连接组织是导致持续躯体痛的主要原因；内脏痛常因胸腹脏器压缩，渗出或膨胀间接引起，如胰腺癌引起后背疼痛；神经病理性疼痛是由于中枢或外周神经系统的神经元损伤所致，如脊髓腔狭窄，放化疗后引起的神经炎等，主要表现为灼痛，放电样疼痛，麻木样疼痛等。2000 例疼痛门诊的老年癌痛患者前瞻性研究结果显示：35%患有骨痛、45%软组织痛、33%内脏痛、34%神经病理性疼痛；70%老年癌症患者疼痛不止一种类型，40%患者至少合并有三种类型。

（二）老年癌痛治疗面临的障碍

1. 对老年人生理状况衰退变化认知不足，忽视个体化评估在老年患者癌痛治疗中的重要性，不熟悉老年人药代动力学特点，因而不能恰当的运用及调整止疼药物品种及剂量；

2. 老年癌症患者的疼痛较普遍，超过 50%的老年人有持续疼痛，且病因复杂，除肿瘤增长，浸润，转移外，还可能由其他多种"基础"疾病引起，如：关节炎、骨质疏松、胆囊炎、糖尿病周围神经炎、肩背或腰腿疼痛、胆石症等；另一方面，由于基础疾病多，因而用药复杂，运用止痛药物时应考虑药物间的相互作用；

3. 疼痛评估不足是目前癌痛治疗不当的主要障碍因素，有研究表明在 4003 例报告疼痛的65 岁及以上癌症患者中，接受 WHO 推荐第一阶梯药物治疗的占 16%，第二阶梯治疗的占 32%，接受了吗啡治疗的患者仅有 26%，而有 26%的患者没有接受任何止痛药物治疗；75 岁以上接受阿片类药物治疗的仅有 13%。导致疼痛评估不足主要有以下原因：①因疼痛是患者的主观感受，目前尚无仪器能较准确评估患者疼痛的程度，需要患者积极配合，让老年患者用数字量化评估疼痛程度对多数中国老人比较困难，而对于认知功能障碍、交流困难的老年患者基本不能主动评估疼痛；②部分医护人员认为老年患者感官退化，因而对疼痛不敏感，然而没有任何证据显示疼痛可以随年龄增长而减轻，实际上，老年人疼痛的发生要远远多于年轻人，据统计约60%~80%的老年人有不同程度的疼痛并影响日常生活；③老年患者不愿让家人心理负担过重，"忍痛"意识强烈，有时在疼痛尚未缓解时告知医护人员已减轻，导致疼痛评估不足。④过分担心药物治疗副作用：患者及家属对阿片类药物的"成瘾性"十分恐惧，医生则因过分担心老年患者出现呼吸抑制、顽固性便秘、谵妄等副作用不用阿片类药物或用药剂量不足，导致疼痛控制不佳；⑤老年患者对止痛药物使用的依从性差。

（三）老年癌痛的评估

评估原则：①疼痛为主观感受，因而患者说痛就是痛，说有多痛就有多痛；②当老年患者说不痛时，也应反复询问和观察其可能存在的疼痛；③医生须熟知各种疼痛评估量表的可靠性和有效性，老年人首选FPS-R量表；此外，可综合FPS-R、VDS和NRS 3种量表的结论进行评估；④对于严重痴呆和失语的老年患者可能通过皱眉、呻吟、呼喊、尖叫、哭泣、疼痛保护体位等来间接表露疼痛，应注意观察并重视患者的具有疼痛暗示意义的行为；⑤医生应该向患者的家人或陪护（尤其是认知障碍的老年患者）提供癌痛评估的培训。

（四）老年癌痛的综合治疗

1. 老年人药代动力学特点见表5-3。

表 5-3　老年人药代动力学特点

生理方面	老年生理变化情况	临床改变
胃肠道吸收和作用	胃排空延迟及蠕动减少；胃肠道血流减少	吸收的药物总量无明显区别；增加胃肠道不良反应及阿片类相关的胃肠运动障碍
分布	体内水分减少；脂肪比重增加	水溶性药物分布减少，脂溶性药物有效半衰期延迟
肝脏代谢	低浓度的血浆蛋白，同时增加能与蛋白高度结合的药物自由片段；降低肝脏血流；减少肝脏体积和功能性的肝细胞数量	增加药物间的反应；减少首关效应，氧化反应（第1阶段）也可能减少，导致半衰期延长
肾脏排泄	减少肾脏血流；降低肾小球滤过率；减少肾小管分泌	通过肾脏排泄的药物和代谢产物清除减少导致药物蓄积和延迟效应
药效的改变	降低受体密度、增加受体亲和力	对药物治疗和引起副作用更敏感

2. 老年癌痛的治疗原则：①遵循 WHO 三阶梯止痛治疗原则；②老年患者生理改变使其对某些止痛药物更敏感，因而有时需要减量治疗；③最低创伤途径给药，首选口服给药；④给药时间很重要，重度或不定时疼痛需要起效快、持续时间短的止痛药，但对于持续疼痛，需要常规给予止痛药物；⑤低剂量起始，缓慢加量；⑥谨慎

使用非甾体类止痛药物；⑦药物治疗后给予足够长的时间间隔来评估疗效；⑧考虑联合使用非药物的策略，如：物理疗法、认知行为方法及针灸疗法；⑨治疗需要定期监测和调整以提高疗效、限制药物不良反应。

3. 药物治疗

（1）非阿片类药物

1）对乙酰氨基酚：对于肌肉骨骼痛疗效较好，被 NICE 临床指南推荐为腰背部和骨关节炎疼痛的首选药物。其不良反应较少见。近期一系列病例报告常规使用对乙酰氨基酚的营养不良患者（<50kg）出现急性肝衰竭，因而推荐此类患者减量治疗（最大剂量 2g/24h）；老年患者推荐每日最大剂量不超过 4g/24h。

2）非甾体抗炎药（Non-steroidal anti-inflammatory drugs，NSAID）：NSAID 是针对疼痛和炎症使用最广泛的药物，主要适用于轻度疼痛的治疗，尤其是肌肉骨骼疼痛。对于持续炎性疼痛，NSAID 的疗效明显优于对乙酰氨基酚。但是，NSAIDs 可能会引起严重的，甚至威胁生命的不良反应，因而在老年人中必须谨慎使用。研究表明 23.5% 的老年患者因 NSAIDs 药物不良反应而住院治疗。其主要不良反应为：①胃肠道反应：随年龄增加，胃肠道毒性（出血和溃疡）的发生率及严重程度也随之增加；多数老年患者长期口服低剂量的阿司匹林抗血小板治疗，当与 NSAID 同期服用极可能导致严重的胃肠道不良反应。通过联合使用米索前列醇或 PPI（奥美拉唑或兰索拉唑等）可以降低这些胃肠道不良反应的发生。②肾脏反应：肾血管收缩和肾小管对钠的重吸收增加可能会导致体液潴留、水肿及充血性心力衰竭加重。对于已有肾功能损伤或服用利尿剂或血管紧张素转换酶抑制剂（angiotensin converting enzyme inhibitors, ACEI）的老年患者，多数 NSAIDs 会导致肾衰竭进一步的加重[9]。③心血管反应：NSAIDs 的使用可能会引起平均动脉压增加 5mmHg[10]。选择性 COX-2 抑制剂禁用于缺血性心脏病和脑血管疾病患者，对于有心血管疾病危险因素（高血压、高脂血症、抽烟和糖尿病）的患者也应谨慎使用，但选择性 COX2 抑制剂仍是抗炎镇痛药物的优选。因而，老年患者在应用 NSAIDs 时应在严密监测下予以最低剂量和尽可能短的疗程，同时联合使用 PPI 或米索前列醇。

（2）阿片类药物：阿片类药物对老年肿瘤患者中、重度的癌痛疗效较好，但仍缺乏此类药物长期有效性和安全性的数据。尽管老年患者较青年人倾向于需要的药物剂量偏低，但阿片作用似乎并不会随年龄变化，因而根据个体反应进行的药物滴定也是必需的。阿片类药物的副作用，如镇静、恶心、呕吐等，在药物使用初期或剂量增加时更明显，2~3 天后可耐受。另一方面，便秘不容易改善，可予以通便或外周阿片受体拮抗剂（如口服纳洛酮）治疗。中枢神经系统反应包括嗜睡和头晕，导致跌倒和骨折风险增加。服用稳定剂量的阿片类药物不会引起认知功能的改变，但在持续加量治疗后 7 天可能出现损害。呼吸抑制是最严重的不良反应，发生在老年的比例较高，应从小剂量开始逐渐增加阿片药物剂量，若出现呼吸抑制，可予以纳洛酮解除。长期阿片药物治疗的主要阻碍是患者对药物成瘾的恐惧，然而，流行病学数据表明这些忧虑毫无根据。在回顾 3 项研究，包括 25000 例没有药物依赖史的患者长期使用阿片类药物后，仅有确诊为 7 例医源性成瘾。对于老年癌痛患者而言，阿片类药物较 NSAIDs 药物的毒副作用更小，尤其针对于存在 NSAID 相关事件风险的老年患者。对能口服的老年患者尽量选择口服给药方式。

1) 弱阿片类药物：可待因和双氢可待因，被世界卫生组织（WHO）推荐为第二阶梯止痛药物，主要用于缓解中度疼痛。弱阿片类药物的使用受到其副作用的限制（尤其是便秘）。作为替代方案，使用低剂量的强阿片类药物如吗啡的耐受性可能更好。

曲马多：是一种中枢性止痛药，主要通过激动弱阿片类激动剂和抑制单胺的摄取来止痛。对呼吸系统和胃肠道功能的影响比其他阿片类药物小，但是，精神混乱可能是老年患者用药的一个问题。曲马多可能会降低癫痫发作阈值，对于服用 5-羟色胺类药物的老年患者应谨慎给予曲马多止痛治疗。一项前瞻性的年龄对照研究表明经曲马多药代动力学不受年龄影响，但老年人对曲马多的需求剂量仅为年轻人的 80%。

2) 强阿片类药物：①吗啡：对老年癌痛控制非常有效。因吗啡在肝脏的代谢产物（吗啡-6-葡萄糖醛酸）需从肾脏排出，因而使用吗啡时要充分考虑老年患者的肝肾功能，若肾功能不全，则清除这些代谢产物的时间会明显延长至40 小时，因此，肾功能不全的老年癌痛患者推荐使用羟考酮。②羟考酮：无毒性代谢产物，疗效佳，耐受性好，是老年癌痛患者更好的选择。③芬太尼贴剂：对于水肿和皮下组织少的患者，初始使用贴剂无效；每日需要口服吗啡剂量在60mg以上或口服药物困难的患者可考虑使用；吸收半衰期长，当贴剂从皮肤上去除后24小时，仍有较多药物残留于皮肤中；不适用于未使用过阿片类药物的患者，不适用于血浆蛋白低或周期性感染的患者，对急性疼痛不适用；对老年患者控制癌痛的效果优于年轻人。

3）老年癌痛患者使用阿片类药物的注意事项：①老年患者应尽量避免使用以下阿片类药物：激动-拮抗剂：如右丙氧芬，因其有活性代谢产物，对中枢神经系统会产生刺激作用；美沙酮：半衰期长，血药浓度难掌控，此外还有多重药物间相互作用，并可由此导致过度镇静、意识不清和精神错乱；哌替啶：因其代谢产物去甲哌替啶易蓄积，引起神经毒性，严重的可致癫痫发作；②最先使用不产生活性代谢产物的短效止痛药物，缓慢滴定，摸索最佳治疗剂量；③低剂量起始，起始剂量为年轻人的50%～75%；④按25%的幅度缓慢增加剂量，直至达到"3-3"标准（3天内控制疼痛、VAS评分在3分以下、每日爆发痛次数不超过3次）；⑤使用长效制剂对控制中重度癌痛效果更佳，若出现爆发痛，需要的解救剂量较年轻人小，全天总解救剂量应为每日总剂量的5%，2次给药间隔不少于4小时。

（3）辅助镇痛药物：老年患者使用原则：①正确评估并明确疼痛的性质是取得良好治疗效果的前提；②治疗老年癌症相关神经病理性疼痛的一线辅助镇痛药物为抗抑郁药和抗惊厥药；

③这类药物对使用阿片类药物仅能部分缓解疼痛的老年患者有帮助；④部分抗惊厥药物需要缓慢滴定剂量；⑤低剂量起始，缓慢加量，直至达到镇痛效果，或不良反应无法控制，或已达常规最大剂量；⑥老年肿瘤患者的辅助镇痛治疗常依据个人经验或依据非癌痛人群的数据制定的指南进行；⑦一些非疼痛症状和伴随疾病会影响辅助镇痛药物的选择，如镇静剂对有失眠或神经衰弱的老年患者有益。

1）抗抑郁药：三环类抗抑郁药，如阿米替林和丙米嗪，用于治疗神经痛和睡眠障碍，但这类药物有较多副作用，因药物副作用停止用药的患者占 1/5，包括尿潴留、体位性低血压，镇静，青光眼和心律失常，因而在老年患者中更应谨慎使用；初始剂量从 10mg 睡前口服开始，逐渐增加到治疗剂量 50~150mg。去甲替林引起的抗胆碱能不良反应较少，因而耐受更佳。近期更多的研究表明，包括羟色胺去甲肾上腺素再摄取抑制剂（serotonin noradrenaline reuptake inhibitors SNRIs），如度洛西汀，已证实其对某些神经性疼痛有效且比三环类抗抑郁药的耐受性更好。

2）抗惊厥药物：加巴喷丁和普瑞巴林，同样用于神经病理性疼痛。老年患者用药前需缓慢滴定剂量，肾功能不全者需调整用量[23]。虽然其毒性较低，老年患者耐受性较好，但仍应注意失眠、头昏、共济失调和外周水肿等副作用。

3）糖皮质激素：炎症、神经压迫、颅内高压、骨转移引起的弥漫性骨痛、肠梗阻、肝包膜扩张等所致疼痛，及肿瘤侵犯所致神经病理性疼痛均有辅助止痛作用。

总而言之，疼痛是老年癌症患者的常见症状，尤其在晚期患者中，应强调以镇痛为主的姑息治疗。应该充分考虑和重视老年患者生理学和药代动力学变化，结合其"基础"疾病，社会及心理因素对疼痛评估及治疗的影响，尽可能准确评估老年癌痛程度，合理选择止痛药物，重视个体化治疗在癌痛控制中的重要性，警惕不良反应的发生。尽最大可能提高老年癌痛患者的生活质量。

（李 方 汪进良 赵 书）

第六节 癌性神经病理性疼痛

神经病理性疼痛（neuropathic pain，NP）属于慢性疼痛，主要表现为①自发性疼痛：即在未受任何刺激的情况下，患者也会感觉疼痛。②痛觉超敏：即痛阈显著下降，在正常人不引起疼痛的刺激都可使患者产生疼痛。③痛觉过敏：在正常人引起轻微疼痛的刺激可使患者产生距离疼痛。

在神经病理性疼痛中，癌性神经病理性疼痛在癌症患者中的发生率为19%~40%。一直是临床治疗的难点，病因及形成机制比较复杂，往往合并多种因素，如肿瘤本身或转移瘤转移侵犯、压迫神经、肿瘤浸润、放疗损伤、神经毒性药物、手术、血管疾病、自身免疫性疾病、化疗药物毒性、感染、创伤等。目前研究发现肿瘤治疗带来的NP高于肿瘤本身的NP。美国纪念斯隆-凯特琳癌症中心研究结果显示，78%的住院患者和62%的门诊患者的癌痛发生与肿瘤因素直接相关，19%的住院患者和25%的门诊患者的癌痛发生与肿瘤治疗相关（包括化疗、放疗和手术）。

癌性神经病理性疼痛患者的疼痛常常描述为阵发性、烧灼样、刀割样、搏动性、电击样、伴有感觉迟钝等，且单纯应用阿片药物的治疗反应差。癌性神经病理性疼痛诊断主要依靠病史和体格检查，目前尚还没有简单的、相对成熟的诊断工具。美国国家综合癌症网（National Comprehensive Cancer Network，NCCN）公布的2014版《成人癌痛临床指南》提供了较为确切的评估条件，包括：①需对疼痛的程度和性质进行量化；②需掌握患者的疼痛强度评分和视觉疼痛评分；③需获取患者对疼痛性质的描述（烧灼样、瘙痒状、酸痛）。该指南还强调癌痛的综合评估应该把癌性神经病理性疼痛的病因病理学以及癌痛综合征纳入考虑。常用量表有：LANSS评估量表（Leeds Assessment of Neuropathic Pain Symptoms and Signs Scale）、ID Pain、DN4疼痛问卷（Douleur Neurop-athique 4 Questions）、NPSI评估量表（Neuropathic Pain Symptom Inventory）以及神经病理性疼痛评定量表（Neuropathic Pain Scale）。卢帆等通过对以上不同量表进行比较，发现它们都包括了一系列相同的评估内容，即患者是否有针刺感、灼热感，是否损伤温度觉，是否有触诱发痛，疼痛是否出现在关节部位等。在确认患者存在癌性神经病理性疼痛后，应连续动态评估患者疼痛。临床医师需结合病史、查体以及肿瘤治疗的具体情况对患者的疼痛状况进行全面的评估。

一、癌性神经病理性疼痛的治疗

按照世界卫生组织（world health organization，WHO）疼痛三阶梯治疗原则，阿片类药物是控制中、重度癌痛的主要药物，且推荐以口服为主。吗啡、羟考酮、芬太尼可作为癌性中重度疼痛的基础用药，而对于癌性神经病理性疼痛，单用阿片类药物疗效欠佳，往往需要联合治疗 NP 的药物改善患者疼痛，如抗抑郁药、抗惊厥药、NMDA 受体拮抗剂以及其他药物。

（一）药物治疗

1. 阿片类药物　阿片类药物对神经病理性疼痛有效，常用的阿片类药物如：吗啡、羟考酮、芬太尼均显示出良好的镇痛效果，其中以羟考酮最为明显，主要原因可能为羟考酮不仅作用于 μ 受体，同时也作用于 κ 受体。另外曲马多近年也被广泛应用于神经病理性疼痛治疗。曲马多对痛觉的上行传导和下行抑制系统能发挥双重作用，既可通过阿片受体的激动作用抑制痛觉上行传导，产生止痛作用；还可通过对下行抑制系统中阿片受体的激活作用产生止痛效果。鉴于曲马多存在双重止痛机制，近年该药逐渐用于神经病理性疼痛的治疗，并取得了一定效果。

2. 抗惊厥药　抗惊厥药也可明显改善神经病理性疼痛，可能机制为抗惊厥药抑制神经元过度兴奋，卡马西平是临床上治疗主诉为针刺样疼痛、灼烧样疼痛、电击样痛以及撕裂样痛的首选药物，如三叉神经痛。而新一代抗惊厥药加巴喷丁较卡马西平毒副作用更小，因此临床上治疗神经病理性疼痛得以广泛应用，加巴喷丁是一种结构类似 GABA 的抗惊厥药，可与中枢神经系统电压依赖性钙通道的 I 型 α2-δ 亚基结合，减少钙离子内流，从而达到减少兴奋性神经递质的释放的作用，进而起到控制疼痛的作用。目前加巴喷丁用于神经病理性疼痛的治疗效果比较确切，能改善带状疱疹后遗神经痛、糖尿病周围神经痛等，尤其能够降低烧灼痛、刺痛和整体疼痛评分，并且不良反应轻微。但研究同时发现加巴喷丁发挥辅助镇痛时往往需要较大剂量，此时患者往往会有头晕等不适。

普瑞巴林是一种亲脂性 GABA 类似物，与加巴喷丁具有同样的结合位点，通过抑制中枢神经系统电压依赖性钙通道的亚基 α2-δ 蛋白，减少 Ca^{2+} 内流，从而调节影响痛觉传导通路的神经递质释放，减轻疼痛，可治疗神经损伤后的自发性痛、痛觉过敏和痛觉超敏。目前普瑞巴林是被推荐为治疗神经病理性疼痛的一线药物之一。

3. 三环类抗抑郁药　通过阻断中枢神经对 5-羟色胺和去甲肾上腺素的重摄取而降低传入神经的痛觉传导，用药剂量为抗抑郁药常规剂量的 1/3 ~ 1/2。最常用药物为阿米替林，其主要副作用为镇静、抗胆碱能副作用和体位性低血压，已逐步被甲阿米替林或去甲丙米嗪取代。临床上通常用来治疗主诉为麻木样疼痛的神经病理性疼痛。此外，这类药物还具有改善睡眠，抗焦虑等辅助作用。

4. 非三环类抗抑郁药

1）选择性 5-羟色胺和去甲肾上腺素再摄取抑制剂：主要药物有度洛西汀、文拉法辛、米氮平，镇痛机制与三环类抗抑郁药相似，其镇痛机制主要是通过抑制脊髓后角去甲肾上腺素和（或）5-羟色胺的再摄取，以及阻断钠离子通道和 N-甲基-D-天冬氨酸（N-methl-D-aspartate，NMDA）受体。其抗胆碱能作用较小，因此不良反应较少，相比传统的三环类抗抑郁药具有显著优势。度洛西汀是一种平衡的 5-羟色胺和去甲肾上腺素再摄取抑制剂，是被 FDA 批准用于治疗糖尿病性周围神经痛的首个抗抑郁药。度洛西汀和文拉法辛则对神经痛的镇痛效果优于加巴喷丁，而且作用效果也更持久。近年研究发现度洛西汀治疗肿瘤化疗引起的周围神经痛中的效果良好。米氮平能阻断中枢的组胺 H1 受体、5-HT2 和 5-HT3 受体，从而减轻神经痛患者疼痛并能改善睡眠状况。米氮平同时也是一种中枢突触前膜 α_2 受体拮抗剂，它与去甲肾上腺素能神经元突触前 α_2 自身受体结合后，可拮抗去甲肾上腺素能对突触前神经元的负反馈，可以增强肾上腺素能的神经传导。

2）选择性 5-羟色胺再摄取抑制药：主要包括舍曲林、帕罗西汀、氟西汀和西酞普兰等。选择性 5-羟色胺再摄取抑制药可以选择性地抑制 5-羟色胺再摄取而不影响去甲肾上腺素再摄取，但其镇痛效果不如三环类抗抑郁药明显。

5. NMDA 受体拮抗剂　主要有氯胺酮、美沙酮、美西律、右美沙芬等，对神经病理性疼痛有一定疗效。美西律可通过阻断钠离子通道抑制神经元的高兴奋性而治疗神经病理性疼痛。美沙酮，具有阿片受体激动剂特点，对癌性神经病理性疼痛治疗中具有一定价值。

（二）微创介入治疗

对于药物治疗效果欠佳或患者不能耐受药物

不良反应的神经病理性疼痛，可酌情考虑以下微创介入治疗方法。

1. 射频热凝术　具有并发症少、定位准确、组织创伤少、疼痛的复发率低等诸多优点，成为目前治疗神经病理性的主要手段之一。射频热凝分为连续射频和脉冲射频。在连续射频中，当射频电流通过神经组织时，神经组织因电阻抗效应而发热，温度可达 65~80℃，从而使神经变性阻断痛觉的传导，达到疼痛缓解的目的。而脉冲射频的机制目前还不十分清楚，它的温度通常在 38~45℃之间，这样低的温度认为是不能使神经变性的，对神经性疼痛的治疗效果不如连续射频那样确切。射频热凝是利用可调控温度作用于神经节、神经干、神经根等部位，使其蛋白质凝固，阻断神经冲动的传导，使伤害性冲动（Aδ 和 C 纤维）向中枢传导减少，而对运动或感觉纤维（Aβ 纤维）不造成破坏。在进行射频热凝术治疗前先用局麻药行诊断性阻滞，出现疼痛减轻者，射频热凝术后效果比较显著。

2. 神经调控治疗　主要是通过电极适当地刺激能产生疼痛的目标神经，从而产生麻木样的感觉来覆盖疼痛区域，从而达到缓解疼痛的目的。主要包括脊髓刺激术（Spinal Cord Stimulation，SCS）和大脑运动皮层刺激术（Motor Cortex Stimulation，MCS）。脊髓刺激术的长期效果尚不确切，其可能会导致多种并发症出现：神经纤维变性及疼痛复发；电极的位置改变导致其他区域发生感觉异常；电极在体内放置过久后，其周围组织发生水肿，纤维组织包裹电极和电极附近的瘢痕组织增生而使刺激的强度发生改变，从而使感觉异常的区域发生改变，导致疼痛缓解失败。大脑运动皮层刺激术除对中枢神经性疼痛有良好的作用外，对外周神经性疼痛也有一定的效果。对于中枢性疼痛，MCS 比 SCS 有优越性和较少的并发症，通常在药物治疗无效后 MCS 就成了治疗中枢性疼痛的方法。MCS 的副作用及并发症有：癫痫小发作或全身发作，硬膜外血肿，疼痛加重，刺激装置的机械故障等。

3. 神经介入治疗　椎管内治疗适用于脊神经分布区域内较大范围的疼痛。常用治疗方法为持续硬膜外输注局部麻醉药、可乐定或阿片类镇痛药。脊神经根（干、丛）介入治疗适用于区域性疼痛，可对相应的脊神经进行介入镇痛治疗，如颈、胸、腰、骶神经根，臂丛神经、腰丛神经等，一般不宜应用神经损毁术。交感神经介入治疗适用于持续性交感神经痛，常用方法包括星状神经节阻滞术、静脉内局部交感神经阻滞术等。对于胸、腰交感神经节及内脏神经丛可进行物理或化学性损毁或外科手术切断，以获得长期的治疗效果。肿瘤浸润或压迫内脏器官能导致难以描述的不适和局限性疼痛，患者常常描述内脏疼痛是模糊的、胀痛或钝痛，临床常使用的技术包括：颈、胸交感神经阻滞术、腹腔神经丛阻滞术、上腹下神经丛阻滞术及奇神经节阻滞术。

（三）心理与其他治疗

大多数疼痛患者都存在一定的心理问题，伴有生活质量下降、睡眠和情绪的改变。心理治疗可为患者提供心理支持和帮助，改变患者不正确的认知活动、情绪障碍和异常行为，帮助患者树立战胜疾病的信心，常用的治疗方法包括：支持疗法、行为疗法、暗示疗法和催眠疗法等。其他治疗：如针对瘤体毁损技术、神经松解、椎体成形术、放疗、化疗等。

二、神经病理性疼痛发生机制

目前针对神经病理性疼痛发生机制方面的相关研究较多，其发病机制的阐明对寻找有效的治疗方法具有重要意义。

（一）外周机制

1. 外周敏化　组织损伤时，细胞的渗出（如巨噬细胞，肥大细胞等）、血管扩张、交感神经兴奋等因素可导致的炎症因子群的释放。这些因子包括组胺、缓激肽、神经生长因子、白介素、肿瘤坏死因子等。研究显示，一氧化氮对中枢神经系统的痛觉过敏发挥着重要作用；此外，发生退变的神经释放的降钙素基因相关肽（calcitonin-gene related peptide，CGRP）和 P 物质（substance P，SP）等神经肽可引发血管扩张和渗出；另外，肥大细胞和巨噬细胞释放的炎症因子可促进神经病理性疼痛的发生。损伤发生后，炎症和修复过程所导致机体外周过度兴奋状态称为外周敏化。大多数患者在损伤修复和炎症消退后，外周敏化就会消除。但当损伤或疾病的反复刺激导致伤害性感受持续存在时，初级传入神经元的改变也将继续存在。炎症介质如降钙素基因相关肽、P 物质等可导致外周敏化。这些物质可以敏化和兴奋伤害性感受器，导致放电阈值的降低和异位放电的产生。这种表现与特定外界刺激通过相应离子通道引起感觉神经电压改变相关。非选择性阳离子通道（TRPV1）在炎性疼痛的产生中有着重要作用，另外其他离子通道诸如TRPA1、TRPM8、P2X3 等也可能与触诱发痛和痛觉过敏相关，具体机制尚不完全清楚。

2. 神经损伤后异位电活动　自发性疼痛可能由周围神经损伤后的伤害性感受路径上的自发性电活动引起。感觉神经上离子通道的表达、分布、磷酸化因为神经损伤而发生剧烈改变，这种变化可导致细胞膜固有物质改变和膜电位振荡，从而在未接受刺激的情况下节律性发放神经冲动，即异位电发放。神经损伤时，损伤神经周围的未损伤神经也可能由原来的未诱发状态转为传入放电状态并由此导致痛感。高表达于背根神经元的双孔钾离子通道 TRESK 在神经损伤后下调，可导致感觉神经膜电位稳定去极化。有研究认为钠离子通道 INaP 在神经损伤后自发性疼痛的产生中也起着重要作用，这种主导膜电位阈下波动的钠离子通道常见于损伤的感觉神经元，可能与异常动作电位发放有关。电压门控钠离子通道可能也参与了异位放电。在损伤的感觉神经上表达的电压门控钠离子通道 Nav1.3 参与于膜电位的去极化后电位的形成过程，在损伤的感觉神经纤维神经轴索膜上也发现另一种电压门控钠离子通道 Nav1.8 的表达增多。而这两者都可在损伤神经相邻的未损伤纤维上被观察到。此外神经损伤使低电压门控钾通道下调，该通道可稳定膜电位及调控去极化过程中动作电位数量，提示电压门控钾通道也与神经损伤后动作。

3. 神经损伤和神经纤维的再生长　感觉神经损伤后，萎缩性改变会减少胞体大小和轴突直径，最终导致神经元死亡，降低表皮内疼痛感受器的密度，这会导致感觉丧失。但矛盾的是，有时感觉神经损伤后会出现痛觉过敏和疼痛加重（传入神经阻滞疼痛），这是由于切断了一个神经及其靶器官之间的联系会降低神经生长因子和其他神经营养因子的表达，而这些物质正是神经生长和维持所必需的，并作为信号分子发挥作用，最典型的传入神经阻滞疼痛的一个例子是截肢后幻肢痛。

4. 感觉性去神经支配和侧支神经纤维的生芽

感觉神经受损后，萎缩改变如沃勒变性可导致神经细胞体积和轴突直径的缩小，最终导致神经元的死亡。这也使表皮内感受器密度降低。根据神经损伤的类型不同，这些变化可以导致感觉缺失、痛觉过敏和疼痛增加。切断神经与其末梢之间的连接可以导致神经营养因子的丢失，而这些因子对神经的生长和维持以及信号转导都十分重要。在慢性痛患者的皮肤活检中发现 C 类纤维的密度降低，伴随这一反应的即是侧支神经纤维的生芽。

（二）中枢机制

1. 中枢敏化　可表现为疼痛增强和痛阈降低，即与继发性的触诱发痛及痛觉过敏相关。脊髓背角释放兴奋性物质的外周传入纤维持续性地放电，导致二级伤害感受性神经元或电压门控通道改变，这种改变使能激活二级伤害感受性神经元的低阈值机械敏感性传入纤维，从而产生高兴奋性。突触后细胞膜兴奋性与中枢敏化有关，突触后钙离子水平的变化对突触强度的改变起主要作用。有研究发现 T 型钙离子通道 Cav1.2 能被 microRNA 双向调节，并在产生中枢敏化中起重要作用。通过阻断 N 型钙离子通道和干扰钙离子通道转运都能减少递质的释放从而减少中枢敏化，并对治疗神经病理性疼痛有效。脊髓背角下行去抑制在产生中枢敏化过程中也担当着重要角色。减少髓核内抑制性物质甘氨酸和γ-氨基丁酸（GABA）水平能导致中枢敏化从而引起触诱发痛。研究发现肿瘤坏死因子-α能通过p38减少GABA中间神经元活动，并通过增加线粒体内钙离子水平介导脊髓中间神经元内活性氧的产生从而减少GABA的释放。此外神经损伤后其他抑制性物质（如腺苷）也可能减少。

2. 脊髓谷氨酸能调节　周围神经损伤后通过激活谷氨酸受体增加脊髓神经元兴奋性，神经损伤也诱导脊髓谷氨酸转运体下调以维持突触内谷氨酸的稳态平衡，相应的可用谷氨酸增加促进了神经元的敏化和兴奋性毒性。神经胶质细胞活化和炎症细胞因子：神经损伤后，神经胶质细胞及炎症因子会发生很大的变化。白介素1、白介素6、肿瘤坏死因子等增多，同时伴有神经胶质细胞特别是小神经胶质细胞的增生，对导致神经系统的敏化起到很重要的作用。

（三）去抑制机制

1. 脊髓水平　当伤害性刺激传递到较高的皮质中枢时，会促使一系列减轻疼痛的抑制神经元活化。在脊髓水平，初级传入末端的γ-氨基丁酸和氨基醋酸的释放增加，增加背角中间神经元的抑制性γ-氨基丁酸和氨基醋酸能的活化。当神经损伤后，会出现抑制性电流的大量减少，导致γ-氨基丁酸的生成与释放机制功能失调。而神经损伤后还会出现脊髓背根神经节表达μ-阿片的受体减少和脊髓次级神经元对阿片类药物的敏感依从性下降。这种在脊髓水平的去抑制现象介导了神经病理痛的中枢敏化。

2. 脊髓上水平 传导伤害性信号的下行传导通路起源于水管周灰质、蓝斑、扣带前回、杏仁核、下丘脑，在下传至脊髓之前，需经过脑干中央导水管周围灰质核团的转换。

（四）神经损伤

神经病理性疼痛与神经系统损伤有关，虽然神经损伤后可在相关皮肤区域表现出多种症状，如自发性疼痛、麻木、放电感或痛觉过敏等，但阴性症状如感觉缺失，痛温阈降低等常常是躯体感觉系统损伤的首要指征，并能被感觉质量测试及床旁测试检出。高阈值伤害感受器可被强烈的机械、温度、化学刺激激活并将信息传递到位于脊髓背角的伤害感受性神经元，再通过丘脑投射到大脑皮质，产生以上感觉和疼痛的情感体验。这些脊髓背角通路受来自于脑干的下行抑制及易化作用影响，而低阈值传入是由另外的周围及中枢通路激活并且只产生无害性感觉。周围神经病变引起的阴性症状与初级感觉神经元直接相关，这些病变可导致细胞死亡及感觉信息的妥协性传导，进而影响感觉的具体形式，如在化学治疗（化疗）所致神经痛中感觉神经轴索发现存在线粒体损伤，这种感觉而非运动轴索损伤，可导致感觉迟钝，而早期糖尿病周围神经病变即可由于皮内 C 纤维下调引起热阈上调。许多神经损伤的患者只表现出阴性症状，而一些患者因为特殊的病理过程也可表现出阳性症状，如痛觉过敏及自发性疼痛。

（郝建磊）

第七节　颅底癌痛综合征

综合征是一组有具有时间和性质特点相似的症状和体征综合群。特异性综合征可能与独特的病因、病理生理、预后及治疗措施有关。癌症疼痛综合征可能是肿瘤复发转移的标志，也比较容易引发难治性疼痛。因此，在临床上更应及时判断出常见的疼痛综合征，合理选择治疗方法。

常见的癌痛综合征包括骨转移导致的各种类型综合征，如椎体综合征、脊髓压迫综合征、骶骨癌症疼痛综合征等。盆腔肿瘤局部扩散转移导致的盆腔综合征。胰腺癌引起的胰腺癌痛综合征等。其中颅底转移肿瘤引起的颅底综合征最为具有特征，临床诊断和治疗困难，需要临床给予重视。本章主要讨论颅底综合征，其他类型的综合征在不同章节均有涉及，在此不做描述。

一、机制和分类

肿瘤通过压迫、沿着外周神经浸润、破坏神经周围结构导致疼痛，典型的类型为面部的鳞状细胞、恶性黑色素瘤、腺囊癌具有嗜神经性，通过显微镜可以追踪到肿瘤沿着神经扩展。血-脑屏障或血神经间屏障可以屏蔽溶于水的药物，使肿瘤细胞获得庇护所。随着肿瘤对神经的压迫和破坏，疼痛是首发症状。疼痛可以位于损伤的局部或沿着感觉神经分布区放散，疼痛在出现神经功能障碍的几周至几个月前出现，当肿瘤侵入神经内后，疼痛和神经功能障碍会同时发生。通常在混合神经受到肿瘤侵入时，运动神经与感觉神经功能障碍的程度是有差异的。

肿瘤引起颅底疼痛的机制包括。肿瘤直接刺激黏膜、黏膜下、形成黏膜溃疡及炎症，压迫和侵入感觉神经，以及侵犯和破坏颅底骨结构。患者感受到的疼痛类型可以分为伤害性疼痛（包括躯体痛、内脏痛）、神经病理性疼痛、及心因性疼痛。骨结构破坏导致的疼痛可以归为伤害性躯体痛。神经根受到肿瘤的压迫和侵入本身为神经病理性疼痛。

颅底肿瘤可以来源于脑底部、脑膜、颅底、颈部和头部周围组织结构的神经和血管，由于肿瘤的类型不同，这一部位的缺乏明确的分类系统，肿瘤侵犯的颅底局部的特异性部位常常对应特殊的症状和体征。而且，肿瘤的类型也具有解剖局部的特异性。因此，基于局部解剖的分类通常与临床病理学相关。

颅底肿瘤的病理性解剖学分类包括原发肿瘤或继发肿瘤，良性肿瘤恶性肿瘤。全身性肿瘤如乳腺癌、肺癌、前列腺癌常常出现骨转移包括颅骨底部，骨转移可能通过压迫或侵入颅底小孔损伤颅底分布的脑神经。依据肿瘤侵犯的部位、神经血管结构、侵犯的范围临床上表现出特异性症状和体征。通常局部疼痛来源于肿瘤破坏的骨结构和神经，缓慢生长的原发性肿瘤（脑膜瘤、神经鞘瘤），也可以发生明显的症状和体征，包括疼痛。

定位诊断

早期诊断是重要的，抗肿瘤治疗可以有效控制症状和甚至完全逆转诊治。神经系统的影像可以准确诊断和显示出肿瘤的范围。矢状和冠状面强化 CT 可以通过骨窗和软组织窗提供最好的肿瘤浸润颅底骨结构的图像。MRI 能够显示出更多的软组织影像，额外的组织解剖结构。如果需要获得更多的肿瘤侵入颅底的信息，需要结合 CT和 MRI 检查。联合 CT 和 MRI 检查可以使80%的颅底转移患者明确诊断和肿瘤侵及的范围。如果CT 和 MRI 都不能明确诊断时，推荐使用单光子发射计算机断层成像术（Single-Photon Emission Computed Tomography，SPECT），此技术可以显示78%患者肿瘤在颅底局部的热图像，提供确切的诊断。存在疼痛，CT、MRI、SPETCT 都没有阳性结果，提示存在异常病变。具体不同的颅底综合征分类和诊断特征见表5-4。

治疗

颅底癌痛综合征的治疗应该根据患者的肿瘤类型、分期、病灶部位、局部相关的重要神经和血管、疼痛程度和病理机制等因素综合考虑制订个体化的治疗方案。

（一）抗肿瘤治疗

抗肿瘤治疗是缓解颅底癌疼痛的重要手段，由于颅底解剖的复杂性，使放疗成为标准治疗方法，精确放疗的应用也提高了放疗控制肿瘤扩展和缓解疼痛的效果。近来，许多外科尝试在精确的影像学（CT、MRI）指导下，辨别出肿瘤对骨结构和周围软组织的浸润范围，明显的改善了手术的治疗效果和术后结局，使得颅底肿瘤可以通过手术给予治疗。化疗应该根据肿瘤的病理类型、化疗敏感性、身体状态、以往化疗病史来制订合理的化疗方案，原则上不建议在终末期采取严重损伤患者身体的抗肿瘤治疗方法。

表 5-4　不同的颅底综合征分类和诊断特征

症状	涉及的脑神经	疼痛特点	症状和体征
枕骨髁综合征	XII	剧烈，局限，持续单侧枕部疼痛，颈部屈曲和头部旋转加重，甚至可以导致对侧疼痛。轻揉按压枕骨或枕骨下区域能够使疼痛放散到同侧的耳前和颞部	单侧脑神经支配的舌麻痹，胸锁乳突肌无力，颈部僵硬，发声困难，及吞咽障碍。患者卧床，头向同侧旋转引发疼痛，在手的帮助下保持被动体位
颈静脉孔综合征	IX X XI（XII）	枕部疼痛可以向头顶和同侧的颈肩部放散，头部的活动常常加剧疼痛。疼痛可以扩散到同侧的耳后，局部压迫引发疼痛加重，咽喉部有撕裂样疼痛（舌咽神经痛）与颈静脉孔综合征相关	最常见症状是发声障碍，吞咽困难，味觉、咽部/喉部感觉减弱，声音嘶哑，少见的症状包括胸锁乳突肌、斜方肌、舌肌无力和萎缩。舌咽神经病理性疼痛有时伴有晕厥。肿瘤沿着颈静脉窝的头侧扩展侵入中耳后可能引起传导性耳聋。肿瘤沿着颅后窝扩展引起颅内压增高，进而导致头痛。头痛在早晨加重，并且在咳嗽或弯曲身体时加重

续表

症状	涉及的脑神经	疼痛特点	症状和体征
眼眶综合征	Ⅲ、Ⅳ、Ⅴ、Ⅵ	眼眶后或眼眶上区域、单侧、有时钝痛、酸痛，包括头痛。有时在眼神经分布区域会有撕裂样疼痛	复视、眼肌麻痹、眼球前突、眼球结膜水肿、红眼、眼眶周围肿胀、眼眶外部眼肌麻痹、视神经孔头水肿的第一只支配区域的感觉下降，偶尔会有双眼三叉神经视觉模糊、视力下降不常出现，最后可能发生。有时肿瘤是显而易见的
海绵窦综合征	Ⅲ、Ⅳ、Ⅴ、Ⅵ	单侧、钝痛、眼眶区和额部头痛，也有上颌区域疼痛，有时出现快速的、射击样、事件性刺痛	患者可能在Ⅲ-Ⅳ脑神经分布区域出现轻度麻痹，及复视、眼肌瘫痪、眼球突出，及视神经麻痹。标准视力测试会有偏盲或象限盲。单侧或双侧突然视力丧失。在三叉神经支配区域有时会突发感觉障碍。症状还可能包括尿崩症或腺垂体功能减退

症状	涉及的脑神经	疼痛特点	症状和体征
斜坡综合征	XI-XII	头顶痛，常常由于颈部转动加重	症状包括低位单侧脑神经（XI～XII）功能障碍，常常出现眼球前突
半月板综合征	V2、V3（V1）（三叉神经）	V2或V3分布区的疼痛和感觉减退，涉及面颊部或颌面部。常常是钝痛或持续性酸痛，能够阵发撕裂性疼痛，类似于三叉神经痛的发作。25%患者会有头痛	三叉神经分布区感觉减退和麻木。咬肌肌力减弱。面部破损，展神经麻痹，复视，面神经麻痹，随后功能障碍，面神经麻痹结合眼外麻痹和发声困难，或吞咽困难都可能发生。症状可能开始在嘴唇上接近中线处，逐步发展到下颌，耳前部
蝶窦综合征	VI	严重的双侧头痛，即放散到双鬓，也会有眼眶后头痛，放散到颞部	鼻塞，或全头痛，单侧或双侧第六对脑神经麻痹导致复视

（二）镇痛药物治疗

综合征表现出神经病理性疼痛的特征，典型描述烧灼性的、酸痛、放电样的或电击样的性质，而且使用阿片类药物治疗效果欠佳，这些症状的特点符合神经病理性疼痛的表现。新近研究表明新型抗惊厥药物：加巴喷丁治疗带状疱疹和神经源性痛是有效的。加巴喷丁尽管具备 γ-氨基丁胺类似结构，但表现出与神经中枢的钙离子通道结合，并且调高钙离子内流的电压阈值的作用，这意味着神经系统的钙通道电压门是加巴喷丁作用的靶点。普瑞巴林是效果更可靠和副作用较加巴喷丁少的抗惊厥药物，可以联合阿片类镇痛药物用于颅底癌痛综合征。

由于颅底结构包括骨骼和软组织，分布的神经、血管复杂，骨转移是常见的损伤，非甾体抗炎镇痛药物也是常常是联合治疗方案的成员。难治性颅底癌痛综合征药物治疗中，需要阿片类镇痛药物、非甾体抗炎镇痛药物及抗惊厥或抗抑郁辅助镇痛药物联合应用。如何制定符合个体化治疗方案是临床医生的技术和艺术体现，需要细心的调整治疗药物种类和剂量。

（三）微创介入治疗

神经阻滞术在癌症疼痛综合征治疗具有重要的价值。由于许多癌症疼痛综合征会引发局部肌肉痉挛，导致肌肉痉挛性疼痛，此类疼痛对阿片类镇痛药物不敏感，可以使用神经阻滞术解除局部肌肉痉挛。此外，持续的癌症疼痛综合征，使疼痛表现的过于泛化，为了确定肿瘤本身导致疼痛的范围，给予 2~3 次的神经阻滞，可以缩小疼痛的范围至确切的疼痛位置。此外，神经阻滞还可以作为神经损毁效果的预测方法，确定毁损神经根或束。遗憾的是神经阻滞效果多比神经损毁的效果要好的多。

　　颅底的神经损毁尽量避免注射化学性药物的方法，由于颅底结构的复杂性，加之转移病灶对局部结构破坏，有时解剖结构发生改变，增加了毁损制剂蔓延到颅内的风险。大多数文献提示采用射频消融技术更为安全可靠，治疗中需要在影像学直视引导和定位下进行，提升和镇痛效果，同时减少了严重并发症发生。射频消融阻断神经支配技术已经在临床上应用有 30 余年了，用于治疗脊源性或其他病因的疼痛，然而射频消融涉及热损伤周围组织，在治疗过程中有伴发损伤神经的风险。在一些病例中，可以导致感觉缺失和运动功能障碍。

（王　昆）

第六章

不同部位疼痛的治疗

第一节　胸部疼痛

一、胸部解剖

胸部位于颈部和腹部之间，上部两侧与双上肢相连。胸部由胸壁、乳房、胸腔、胸腔内器官组成。胸廓和软组织构成胸壁，胸壁及膈围成胸腔。纵隔位于胸腔中央，纵隔两侧有肺及覆于其上的胸膜和胸膜腔。胸腔上至胸廓上口与颈部相通，向下由膈肌与腹部形成分隔。

（一）乳房

1. 乳房的结构特点　乳房由皮肤、纤维结缔组织、脂肪组织、乳腺组织构成。一般小儿和男性乳房不发达。女性乳房位于胸肌筋膜前，胸骨旁线与腋中线之间，平 2~6 肋骨高度，乳房与胸肌筋膜间有间隙，内为疏松结缔组织及淋巴管。因此，乳房可轻微移动。乳腺癌时，乳房可被固定在胸大肌上。乳腺被纤维结缔组织分隔为15~20 个乳腺叶，每个乳腺叶又被分隔为若干个乳腺小叶。每个乳腺叶有一段输乳管，开口于乳头。乳房结缔组织中有许多纤维束，两端分别附着于皮肤及胸肌筋膜，称为乳房悬韧带。乳腺癌时，淋巴回流受阻形成乳房水肿，乳腺癌局部的纤维组织增生，乳房悬韧带变短，局部皮肤形成小凹陷，呈橘皮样。

2. **乳房淋巴回流** 乳房的淋巴主要注入腋淋巴结。引流的方向主要有6个：①乳房外侧部和中央部的淋巴管注入胸肌淋巴结；②上部的淋巴管注入尖淋巴结和锁骨上淋巴结；③内侧部的淋巴管注入胸骨旁淋巴结；④深部的淋巴管注入胸肌间淋巴结；⑤内侧部的浅淋巴管与对侧乳房的淋巴管交通；⑥内侧部的淋巴管通过腹壁和膈下的淋巴管与肝的淋巴管交通。乳腺癌出现淋巴转移时，可侵犯腋淋巴结和胸骨旁淋巴结。若淋巴回流受阻，肿瘤细胞可转移至对侧乳房或者肝脏。

3. **乳房的血液供应** 主要由胸廓内动脉供应，胸廓内动脉的分支在距胸骨外侧缘1cm处穿出，分布于胸前内侧部。其第2~6穿支和第3~7肋间后动脉的穿支分布于乳房。由胸部外上方来的腋动脉，胸肩峰动脉，肩胛下动脉，约占乳房供血量的30%。肋间动脉前支及外侧支供应乳腺外下1/4的血液。

4. **乳房的神经支配**：体表的感觉神经，主要支配乳房皮肤的各种主观感觉，如温度觉，触觉，痛觉等。交感神经支配不引起人的主观感觉，但它控制乳房内的血流情况及皮肤下的平滑肌收缩。这些神经主要来源于第2-7肋间神经的外侧前皮支，尤其以第4肋间神经的分支最为重要，如果这一神经受损，乳头及乳晕区域的皮肤感觉就会减退或消失。

（二）食管

1. 食管的结构特点：食管是长管状的器官，是消化道最狭窄的部位，食管分为颈、胸、腹三段，上端平第6颈椎，在环状软骨处与咽部相连接，下端穿过颈部、后纵隔、横膈，经膈肌食管裂孔与胃贲门相接，相当于10~11胸椎体平面，全长约25~30cm。食管全程因其毗邻关系而形成三个狭窄，第1处狭窄位于起始部，即第6颈椎下缘水平，第2处狭窄位于胸段与左支气管交叉处，第3处狭窄位于穿过膈肌裂孔处。食管具有消化道典型的四层结构，由黏膜、黏膜下层、肌层和外膜组成。食管空虚时，前后壁贴近，黏膜表面形成7-10条纵行皱襞，当食物团通过时，肌膜松弛，皱襞平展。食管肌层由外层纵行、内层环行的肌纤维组成。肌层上1/3为横纹肌，下1/3为平滑肌，中1/3横纹肌和平滑肌相混杂，食管起端处环行肌纤维较厚，可起到括约肌作用。外膜为疏松结缔组织。整个食管管壁较薄，仅0.3~0.6cm厚，容易穿孔。

2. 食管血液供应　食管的颈段血液供应主要来自甲状腺下动脉，供应食管胸段的血液在上纵隔来自支气管动脉的分支，后纵隔段主要来自胸主动脉的分支，亦有来自第5~7肋间动脉及膈上动脉的分支。腹段血液供应主要来自胃左动脉及左膈下动脉。各动脉间虽有吻合，但不丰富。食管的静脉与动脉伴行，其大部汇入奇静脉和半奇静脉。食管下段的静脉可与胃左静脉的食管支吻合，从而与门静脉系沟通，是门上腔静脉系间的重要侧副循环。故当门静脉高压时，部分门静脉血可通过食管下段的静脉网注入奇静脉和半奇静脉。

3. 食管的神经支配特点：食管由交感神经与迷走神经支配。

（1）交感神经：颈段的交感神经主要来自交感干的颈中节和颈下节，节后神经纤维加入喉返神经，随喉返神经的分支分布。食管胸上段交感神经支配来自于喉返神经分支至食管中的交感神经，食管胸下段的交感神经则发自第 4~9 胸神经节，发出的分支在脊柱与交感干之间相互交织成交感纤维索，再由交感纤维索发出分支直接或随血管支到食管壁。食管腹段交感神经主要来源于胸部食管丛交感神经的下行纤维和内脏大神经经腹腔神经丛分支。

（2）迷走神经：食管颈段的迷走神经支配主要来源于左、右迷走神经的喉返神经发出的分支，与甲状腺动脉伴行到达食管。食管胸上段迷走神经主要来自喉返神经和左、右迷走神经形成的食管前后丛，且第 1、2 支食管支可以来自迷走神经支气管支的分支。食管腹段迷走神经来自其前后干，在贲门附近形成密集的神经丛。

4. 食管的淋巴分布　食管颈部的淋巴注入气管旁淋巴结和颈外侧下深淋巴结。食管胸段淋巴除注入纵隔后淋巴结外，胸上部的淋巴注入气管旁淋巴结和气管支气管淋巴结，胸下部的淋巴注入胃左淋巴结。食管腹部的淋巴结注入胃左淋巴结。食管的部分淋巴管注入胸导管。

5. 食管的生理特点　食管的主要作用是吞咽和输送食物、防止胃内容物反流。此外，食管尚有分泌功能。食管原发蠕动起源于吞咽动作，而后由食管顺序收缩形成蠕动波，推动食物进入胃内。食管和胃之间，虽然在解剖上并不存在括约肌，但用测压法可观察到，食管和胃贲门连接处以上，有一段长约4~6cm高压区，其内压力一般比胃高0.67~1.33kPa（5~10mmHg），因此，正常情况下可阻止胃内容物逆流入食管屏障，起到类似生理性括约肌的作用，防止胃内容物反流。

（三）肺

1. 肺的结构特点　肺位于胸腔内，纵隔两侧，借肺根和肺韧带与纵隔相连。肺的肋面、膈面和纵隔面分别对向胸壁、膈和纵隔。肺尖的上方覆盖胸膜顶，突入颈根部。肺底膈与腹腔器官相邻。左肺为2叶，右肺为3叶。肺门位于肺纵隔面的中部，为主支气管、肺动脉、肺静脉、支气管动静脉、淋巴管和神经出入的部位。支气管肺淋巴结位于肺门处，当结核或肿瘤引起支气管肺淋巴结肿大时，可压迫气管，甚至引起肺不张。出入肺门的结构被结缔组织包绕，构成肺根。肺根前方有膈神经和心包膈神经，后方有迷走神经，下方为肺韧带。右肺根后上方有奇静脉弓勾绕，左肺根上方有主动脉弓跨过。每一肺段支气管及其所属的肺组织成支气管肺段，简称肺段。肺段呈圆锥形，底位于肺表面，尖朝向肺门。肺段之间含有少量结缔组织和段间静脉，是肺段切除的标志。

2. 肺部血管：肺的血管由肺血管和支气管血管构成，肺血管为功能性血管，参与气体交换，支气管血管为营养性血管，供给氧气和营养物质。肺动脉和支气管动脉终末支之间存在吻合。肺动脉狭窄或阻塞时，支气管动脉会代偿肺动脉参与气体交换。

3. 肺部神经：肺的神经来自肺丛的迷走神经和交感神经的分支。副交感神经兴奋引起支气管平滑肌收缩、血管扩张和腺体分泌，交感神经兴奋作用则相反。内脏感觉纤维分布于支气管黏膜、肺泡和脏胸膜。

（四）胸膜

1. 胸膜的结构特点　胸膜分为脏胸膜和壁胸膜两部分。脏胸膜被覆于肺的表面，与肺紧密结合。壁胸膜贴附于胸内筋膜内面、膈上面和纵隔侧面。胸膜顶高出锁骨内侧 1/3 上方 2～3cm、其上面的胸内筋膜对胸膜顶起固定作用。脏胸膜与壁胸膜在肺根下方相互移行的双层胸膜构成肺韧带。肺韧带连于肺与纵隔之间，起固定肺的作用。

2. 血管　脏胸膜的血液供应来自支气管动脉和肺动脉的分支，壁胸膜的血液供应主要来自肋间后动脉、胸廓内动脉和心包膈动脉的分支。静动脉伴行，最终注入上腔静脉和肺静脉。

3. 神经　脏胸膜分布肺丛的内脏感觉神经，对触摸和冷热等刺激不敏感，但对牵拉刺激敏感。壁胸膜分布脊神经的躯体感觉神经，对机械性刺激敏感，外伤及炎症时可引起剧烈疼痛。肋间神经分布于肋胸膜和膈胸膜，该处胸膜受到刺激时，疼痛可沿肋间神经向胸壁和腹壁放射。膈神经分布于胸膜顶、纵隔胸膜和膈胸膜中央部，该处胸膜受到刺激可引起颈肩部的牵涉痛。

（五）纵隔

1. 纵隔的解剖结构　纵隔是左右纵隔胸膜间的器官和组织的总称。前界为胸骨，后界为脊柱，两侧由纵隔胸膜包裹，上为胸廓上口，下为膈。上纵隔内包括胸腺、上腔静脉及其属支、主动脉弓及其属支、气管胸部及支气管，下纵隔内包括心包及心脏、食管、迷走神经、胸主动脉、奇静脉、半奇静脉、胸导管、交感干胸部和纵隔后淋巴结等。

2. 血管　气管和主支气管的动脉主要来自甲状腺下动脉、支气管动脉、肋间动脉和胸廓内动脉，静脉注入甲状腺下静脉、头臂静脉和奇静脉。心脏的血供来自左、右冠状动脉。静脉主要注入冠状窦，后者开口于右心房。

3. 神经　迷走神经、喉返神经和交感神经分支分布于气管和主支气管的黏膜及平滑肌上。心脏的神经主要来自心浅丛和心深丛，分布于心肌、传导系和冠状动脉。交感神经兴奋使心跳加快、心收缩力增强及冠状动脉扩张。而副交感神经起相反作用。

（六）胸部神经

胸神经有 12 对，包括 11 对肋间神经和 1 对肋下神经，发起于脊髓的胸段。胸神经出椎间孔后分成前、后两支，后支细小，在背部分化为内、外侧支，前支即为肋间神经，较大，至胸壁部分出外侧支穿行至表面，后行至胸骨外侧缘附近穿出至表面，分为内、外两支。

胸神经支配相应肋间肌，同时分布于胸、腹壁皮肤及肋间韧带。各胸神经的分布区域有重叠，即每个胸神经分布区域有上、下相邻两个胸神经支分布，当某一胸神经损伤，其所支配的皮肤感觉并不完全消失。在各个胸神经分布区域，第 1 胸神经大部分参与臂丛，仅小部分为肋间神经，无外侧支。第 2 肋间神经的外侧支亦为肋间臂神经，支配上臂内侧的一小部分皮肤。第1~6肋间神经分布于胸部，7~11肋间神经和肋下神经同时分布于胸、腹部。肋下神经外侧支同时分布于臀部皮肤。肋间神经的走行大致由上后外斜往下前内，呈环形分布，受到刺激后疼痛分布呈束带样，在胸后壁的每个肋骨下缘行肋间神经阻滞术，可使其分布的皮区感觉丧失。

二、胸部疼痛的病因和分类

造成胸部疼痛的病因一般可分为心血管疾病、呼吸系统疾病、食管疾病、纵隔疾病、胸神经系统疾病、脊柱疾病等。但本章着重讨论胸背癌性疼痛问题，因此，仅对与癌症相关的胸背疼痛进行论述，其他原因引起疼痛问题不做阐述。

（一）胸部癌痛常见原因

胸部癌痛按临床原因分类可分为直接由肿瘤及肿瘤侵犯引起的、癌症治疗（手术、放疗、化疗）引起的局部组织纤维化或神经损伤，癌症转移及转移引起的生理生化改变引起的，癌症合并其他原因引起的疼痛。为便于全面了解癌痛的病因，现分别阐述如下。

1. 乳腺癌　乳腺癌疼痛发生率较高，可高达60%~80%，可见于乳腺癌病程发展及治疗的各个阶段，导致乳腺癌疼痛的常见原因可分为以下几类：

（1）乳腺癌癌肿引起的疼痛：乳腺癌浸润或侵犯压迫周围组织、神经、血管引起的疼痛。发生骨、肝、胸膜、脑转移等引起的相应部位疼痛。

（2）与治疗过程相关的疼痛：与手术相关，

如活检、局部切除、术后持续疼痛、乳腺癌切除术后疼痛综合征（详见胸部癌痛综合征）；与化疗相关，如某些化疗药物输注引起的化学性静脉炎、静脉痉挛或蒽环类抗癌药物综合征，化疗药物引起的毒性反应如口腔黏膜炎、肠炎或紫杉类/铂类引起的外周神经炎，集落刺激因子引起的骨痛关节痛；与放射治疗相关，如局部放疗引起放射性皮炎、放射治疗后臂丛神经病、慢性放射性疼痛综合征、放射性骨坏死等。

（3）其他因素，如免疫力低下导致的带状疱疹性神经病变、心理因素等。

2. 肺癌 肺癌是当前全世界最常见的恶性肿瘤之一，占我国恶性肿瘤第 2 位。早期肺癌症状一般不明显，多在体检时查出。当出现明显的胸痛、胸闷、咯血等症状时多已是晚期。肺癌患者出现明显的疼痛往往提示病程已进入中晚期。引起肺癌疼痛的原因可分为以下几种：

（1）肺癌本身引起的疼痛：肺癌浸润或侵犯压迫周围组织、神经、血管引起的疼痛，如肿瘤生长或转移至胸膜附近时，可产生不规则钝痛或隐痛，若直接侵犯胸膜，则出现尖锐的胸痛，咳嗽、呼吸时加重；肿瘤压迫上腔静脉时可引起上腔静脉综合征，当压迫臂丛神经可引起同侧肩关节钝痛、肘部痛、手指感觉异常，上肢下垂、前臂旋转不利等症状，如交感神经受累则出现 Horner 综合征，肿瘤压迫肋间神经时，可出现相应神经分布区域疼痛，侵犯肺尖部的肺上沟癌可出现 Pancoat 综合征；肺癌经淋巴结转移至颈部淋巴结可引起颈交感神经综合征和臂丛神经压迫综合征，转移至脑、骨、肝脏可引起相应部位疼痛。

（2）肺癌引起的生理生化改变引起的疼痛：如鳞状上皮癌可引起生长激素分泌异常，刺激骨关节异常增生，最终导致肺源性骨关节综合征，临床表现为长骨远端疼痛、骨膜增生、新骨形成、关节肿胀和疼痛；肺癌可引起皮肌炎，为一种全身性疾病，皮肤出现红斑、水肿，肌肉炎症和变性引起无力、疼痛和肿胀，可伴有关节、心肌等多器官损害；肺癌引起的痛觉过敏，一般较为少见，可能与肺癌引起的末梢神经病变相关，表现为轻微刺激即可引起剧烈疼痛，并可扩散至患侧半身，刺激消除后疼痛仍可持续一段时间。

（3）抗肿瘤治疗引起的疼痛：手术切除引起，如活检、肺癌术后疼痛综合征等；化疗引起的各种皮肤黏膜反应、静脉炎或静脉痉挛；放疗引起放射性皮炎、放射性骨坏死、直接作用于癌肿引起局部疼痛、咯血等。

（4）其他因素，如心理因素、恶性胸腔积液形成导致低蛋白血症引起肢体肿胀、压疮疼痛等。

3. 食管癌　我国为食管癌发生率最高的国家，早期症状不典型，可在吞咽食物时出现异物感、胸骨后疼痛或灼烧感，下段食管癌还可出现剑突下或上腹部不适、呃逆和嗳气等。食管癌所致的黏膜溃疡、向外侵犯周围组织可引起食管周围炎症、纵隔炎症以及侵犯至周围神经根均可引起胸背部疼痛，如果出现疼痛突然加重、持续发热、呛咳以及肺炎，则应高度怀疑食管纵隔瘘或食管气管瘘。出现肝、骨、肺及纵隔转移时出现相应部位疼痛。食管癌对化疗敏感性差，虽然现今化疗发展已大大提高化疗有效性，但对除晚期食管癌外，仍建议行放疗或同步放化疗。放射治疗时，当剂量达 15-20GY 时，食管黏膜出现充血水肿，患者原有的吞咽阻塞感将会在短时间内加重。随剂量增加，食管黏膜出现渗出、糜烂，患者将出现吞咽疼痛感。放射治疗最严重的并发症为出血或穿孔，多见于治疗前食管有较大较深的溃疡，也可见于放疗前行食管癌放置支架者，患者短期内可能出现胸背部疼痛加剧，脉搏加速，这种出血往往是致命的；而穿孔发生后患者常出现高热，若出现食管气管瘘则会有呛咳症状。

4. 纵隔肿瘤　纵隔良性及恶性肿瘤产生的疼痛常由于肿瘤侵犯邻近脏器或引起神经丛压迫所致，如压迫食管可引起吞咽困难，压迫气管可引起呼吸困难、胸闷、胸痛，压迫心脏可引起心脏压塞和心律失常。

（二）胸部癌症疼痛综合征

1. 乳腺癌切除术后疼痛综合征（post-mas-tenctomy pain syndrome，PMPS）　泛指乳腺切除术后于胸壁瘢痕、腋窝、中上臂等部位由于手术本身或其他原因引起的刀割样、烧灼样、紧绷样痛及痛觉过敏，常常发生于腋窝淋巴结清扫术后 3 个月，但亦有术后立即出现或至术后一年出现相应症状的报道。疼痛导致患者常常使用同侧手臂采取保护性姿势，致使出现患侧肩部僵硬。导致这种情况可能由于手术过程中部分胸壁及腋窝神经受损或全部切断，导致神经膜受损或形成神经瘤，从而对压力及去甲肾上腺素的敏感性增高，异常信号向中枢神经系统传入出现持续性疼痛，触摸、运动及精神因素可加重症状。

2. 乳腺癌术后手臂水肿　轻度水肿：手臂肿胀，压之有凹陷，患者抬高水肿消失；中度水肿，手臂肿胀，压之无凹陷，指甲、皮肤改变；重度水肿时患者可出现患肢肿胀，呈象皮肿，伴疼痛，汗毛脱落，患肢抬高水肿不消退。主要形成原因有腋窝淋巴结清扫范围不当，破坏局部的侧支循环；腋窝区产生积液或感染，造成局部充血，纤维瘢痕形成妨碍侧支循环的建立；术后放射治疗引起局部水肿，结缔组织增生引起水肿；术后血栓性静脉炎引起静脉阻塞或粘连使上肢静脉回流受阻；术后瘢痕压迫腋静脉引起上肢肿胀。

3. 臂丛神经损伤综合征　按原因可分为两种，一种为癌转移性臂丛神经损伤（metastatic brachial plexopathy，MBP），另一种为放射性治疗引起的臂丛神经损伤（radiation-induced-plexopathy）。癌转移性臂丛神经损伤是由于肺癌、乳腺癌或其他转移癌压迫臂丛神经引起疼痛，常为同侧肩部和臂部的急剧进展的神经性疼痛。放射性治疗引起的臂丛神经损伤是由于放射治疗引起的神经纤维束纤维收缩、神经内膜增厚、髓鞘缺失或微小血管破坏而导致的疼痛，最初症状多为臂部麻痹、发沉、无力及肿胀，而后随病情加剧可出现感觉和运动功能丧失。

4. 潘科斯特综合征（Pancoast's syndrome）多见于肺尖部原发癌症（多见于肺癌尤其为肺尖癌或肺上沟癌）或转移瘤（乳腺癌、甲状腺癌等转移），肿瘤位于胸廓入口的狭窄区域，侵犯交感神经可出现 Horner 综合征，侵犯 C8-T1 脊神经可引起尺神经分布区肌无力、萎缩、感觉异常和疼痛，臂丛神经受累可出现上肢感觉或运动障碍。

5. 上腔静脉综合征　由于上腔静脉被附近肿大的淋巴结压迫、癌肿直接侵犯或上腔静脉内癌栓阻塞静脉回流引起，为肿瘤常见的急症。主要表现为头面部和上半身淤血水肿，颈静脉扩张，胸腹部静脉曲张，进而发展为胸痛、缺氧和颅内压增高，需要行紧急处理。

6. 开胸术后疼痛综合征（Post-thoracotomy pain symptoms）　肺癌或食管癌开胸手术后出现肋间皮区持续或反复疼痛，持续 2 个月以上，少数患者疼痛强度减弱但可持续超过 6 个月。病因主要为手术中直接或间接损失肋间神经、肌肉组织以及损伤后修复不良所致的神经源性疼痛。使用胸腔镜的肺切除术显著降低了慢性疼痛的发生率。

7. 胸椎转移疼痛综合征　胸椎为最常见的骨转移部位，以乳腺癌、肺癌、前列腺癌最为多见，肿瘤侵犯胸椎骨质结构、压迫邻近神经和血管等，从而造成顽固性骨痛、椎体压缩性骨折，甚至出现脊髓压迫或截瘫。

8. 肋胸膜综合征　原发肿瘤或转移瘤侵犯胸膜、肋骨和肋间神经引起的，多见于肺癌、乳腺癌、纵隔肿瘤等，疼痛性质多为刺痛或灼烧痛，常伴患区肌肉痉挛，活动或呼吸时可使疼痛加剧。

9. 带状疱疹及带状疱疹后神经痛　由于恶性肿瘤放化疗造成患者免疫力低下容易导致带状疱疹的发生，且病情一般较正常人严重，为水痘-带状疱疹病毒感染所致，好发于胸、腰、背部，当带状疱疹皮损已完全治愈，但仍有持续、剧烈和顽固性疼痛，即为带状疱疹后神经痛。疼痛范围常呈带状，轻触局部皮肤出现刺痛、灼烧痛及痛觉过敏等症状。

三、胸背部疼痛评价要点

癌症疼痛是所有疾病中最强烈的疼痛之一。疼痛的临床评估必然会影响治疗方案的正确性和患者治疗满意度。由于疼痛是一种很主观的感受，临床医生应相信患者对疼痛的感受，站在患者立场，不仅从其病史、辅助检查、查体等方面了解患者疼痛情况，也要从心理、社会、精神多角度去看待。美国健康医疗政策与研究所癌痛指导小组总结了一套评估及控制疼痛的临床规范，即为"ABCDE"法：A（ASK）询问：定期询问及系统评估患者的疼痛情况；B（BELIEVE）相信：相信患者自己对疼痛以及疼痛缓解情况的描述；C（DELIVER）实施：采取及时的、合理的、有效的方案对患者疼痛进行干预治疗；E（EMPOWER）授权：给予患者及家属选择的权利，使其最大限度地控制自己的病程。

（一）首次评估

当患者每次诉说新的疼痛出现时，应予以首次评估，依照评估结果制定具体方案，并判断疗效，同时判断病情有无进展。评估内容主要包括以下几个方面：

1. 疼痛的性质　主要询问胸部疼痛的开始时间、发生频率、疼痛特点（针刺样、钝痛或紧缩感等）、发作方式。

2. 疼痛部位及放射特点　主要询问患者疼

痛的位置、共有几个部位、有无放射区域。

3. 疼痛强度　确定疼痛的级别，询问何时有所缓解、何时最重，并分别判断出疼痛级别，肋间患者胸部疼痛加剧和缓解的因素。

4. 除疼痛外的伴随症状：某些伴随症状常可提示疼痛的原因，为诊断提供线索。如局部皮肤温度变化、颜面部水肿或颜面潮红等均对疾病有诊断意义。

5. 既往治疗史　包括口服药物、手术、化疗、放疗及疼痛治疗过程，以及疼痛对患者饮食起居、体质等的影响。

6. 心理评估　主要包括既往疼痛对患者生活质量的影响；患者对阿片类药物、抗焦虑类药物的顾虑；患者家庭关系、经济情况及家属或周围患者对患者的影响；患者对镇痛治疗的了解程度及对疼痛缓解的信心，对治疗效果的期许；引起疼痛的某些心理因素。

应随时对患者疼痛情况及疗效进行记录，称为再评估。疼痛评估不是一项偶然行为，而是一项持续性的长期工作。当患者原有疼痛程度发生变化或有新的疼痛出现时，常常与既往疼痛病因无关，应进一步进行病因诊断及评估。

（二）体格检查

1. 望诊　胸部疼痛体检时应注意观察胸椎曲度、胸廓活动度及胸部皮肤情况，有无呼吸急促、颈静脉怒张等。

2. 触诊　主要检查有无疼痛敏感点，行胸廓前后及侧向挤压试验，检查是否有疼痛及疼痛部位。检查胸部异常隆起部位有无压痛，背部如肩胛部、胸椎及椎旁等易痛点有无压痛。局部有无肿物，肿物的质地大小和活动度情况等。

3. 听诊 肺内有无干湿啰音、胸膜摩擦音及其他肺部呼吸杂音情况。

4. 叩诊 有无肺内实变及胸腔积液等。

（三）影像学及实验室检查

影像学检查对胸部肿瘤患者的诊断有重要意义。X线、CT、MRI等检查可对诊断疼痛病因起指导作用，对明确患者疼痛的病因、肿瘤侵犯范围、肿瘤骨转移情况及破坏程度、与周围组织及周围神经的关系等均有帮助。为明确患者骨转移情况可行ECT。对全身转移情况评估或寻找原发病灶时可行PET-CT。

肺功能检测和动脉血气分析有助于了解患者肺功能情况。胸腔积液的生化、常规及沉渣包埋可确定胸腔积液的性质。

四、胸部癌痛的治疗

胸部癌痛是肿瘤发生发展引起的一个症状，其基本的治疗原则应是标本兼治，即镇痛治疗为治标，癌症治疗为治本，治标为治本提供先决条件，二者互补才能起到最好的治疗效果。

（一）抗肿瘤治疗

1. 药物治疗 胸部肿瘤的药物治疗包括化疗和分子靶向治疗。可根据患者肿瘤类型及基因检测结果制定不同的个体化治疗方案。对于某些对化疗或靶向治疗敏感的肿瘤侵犯或转移引起的疼痛，评估患者情况，在可使用的情况下应首先考虑。

2. 放疗 放疗在骨转移性疼痛治疗中起重要作用，对经化疗和双磷酸盐治疗后仍无法缓解的顽固性疼痛、椎体不稳、即将发生病理性骨折和脊髓压迫症的患者，放疗科迅速有效地缓解骨破坏和软组织病变导致的疼痛。对于长骨骨折的患者，放疗可有效控制疼痛并有可能促进骨折的愈合。具体治疗剂量及方式详见相关章节。

3. 放射性核素治疗　放射性药物治疗局限于造骨活跃区域或特定的肿瘤类型。^{153}钐（^{153}Sm）和^{89}锶（^{89}Sr）被用于治疗因成骨功能障碍引发的骨痛，如乳腺癌和肺癌引起的转移癌。

4. 双磷酸盐类药物　双磷酸盐是治疗骨转移的基础用药。双磷酸盐可抑制破骨细胞对骨小梁的溶解和破坏，因此能阻止肿瘤转移引起的溶骨性病变、减少骨吸收、减轻骨痛及由骨转移所致的高钙血症及其他骨相关事件。对于骨转移伴严重疼痛的患者，一般磷酸负荷剂量可快速缓解肿瘤骨转移患者的疼痛。一般确诊骨转移应即刻应用双磷酸盐类药物，除外禁忌证，应推荐至少应用 9 个月以上，并根据患者获益情况考虑是否长期用药。

（二）镇痛药物

在胸部癌痛的治疗手段中，镇痛药物治疗是最有效、最基本、最常用的方法。基本原则是依照患者具体情况制订个体化治疗方案。轻度疼痛时可先使用非甾体抗炎药物，辅以其他辅助镇痛药物，辅助药物为辅助镇痛药物和（或）控制镇痛药物副作用的药物，对于更强烈的疼痛，可在之前基础上辅助给予更强效的镇痛药物，对于重度或难以忍受的疼痛，应向第三阶段过渡。某些镇痛药物对特定原因引起的疼痛效果更好，如非甾体抗炎类镇痛药物可抑制下丘脑前列腺素合成酶的生成，减少前列腺素 E 的合成和释放，对某些前列腺素含量较高的骨转移患者疼痛效果好；肌肉痉挛性疼痛、神经病理性疼痛对阿片类药物敏感性差，可辅以抗抑郁药物及抗惊厥类药物；对乳腺癌切除术后疼痛综合征的患者，有报道称阿米替林能有效镇痛；当肿瘤压迫或浸润引起的炎症或严重血管紧张性水肿引起的疼痛，可辅助使用皮质激素；降钙素和磷酸盐类药物用于骨转移引起的骨破坏，从而达到止痛效果。

（三）姑息性外科手术

尽管根治性手术无法实施，但还有一些手术可减轻疼痛及其他症状。对某些肿瘤引起的骨折可行病理性骨折稳定术，有效改善功能和减轻疼痛；对转移性神经丛病变可以通过肿瘤和周围组织的整体切除来缓解；椎管减压和稳定术可减轻由硬膜外脊髓压迫引起的疼痛，除缓解疼痛外，亦可预防更严重事件的发生；扩散性的脊椎破坏可引起脊柱不稳，其位置移动引发疼痛，外科手术稳定术可缓解这种疼痛。

（四）PCA 镇痛

由于每个患者对疼痛的敏感程度和对各种镇痛药物的反应程度不同，不同患者对阿片类药物剂量的需求存在很大的个体差异，PCA 按需给药，患者可按自己需求调控注射药物的时机和剂量，简化了镇痛给药途径，增加了患者在治疗中的参与性，提供镇痛治疗的敏感性和临床效果。其目的是对不同患者，维持稳定的最低有效镇痛浓度，最大限度降低血药浓度的波动，达到满意镇痛的效果，避免剂量不足及用药过量的情况。

（五）神经阻滞及神经毁损

药物治疗效果不好的胸部癌痛可尝试使用神

经阻滞或毁损的方式治疗。乳腺癌术后疼痛综合征引起的中上臂疼痛可考虑行臂丛神经阻滞；带状疱疹后神经痛、胸部手术疼痛综合征、癌肿转移侵犯胸部神经及肋骨、胸椎骨转移等可行肋间神经阻滞或胸椎旁神经阻滞镇痛。神经阻滞如果有效，但维持时间较短，可进一步使用神经毁损，但应注意，神经毁损术应根据导致患者疼痛的原因及侵犯部位选择。

（六）射频热凝疗法

利用两种纤维对温度的耐受性差异，选择性毁损痛觉纤维传入功能，阻断疼痛信号转导通过，使其无法传入大脑，从而达到镇痛的效果。但同时可保留触觉纤维传入功能和运动神经纤维传导功能。用于治疗经药物、神经阻滞及其他疗法无效的慢性、顽固性和疑难性的癌痛，主要阻断癌症疼痛区域的神经干、外周神经等，从而达到镇痛效果。

（七）持续硬膜外镇痛

将镇痛药物注入硬膜外间隙透过脊神经根处硬膜暂时性阻断背神经根的传导，持续或间断给药，可用于常用给药途径治疗效果不好或副作用无法忍受的患者。镇痛药物的配置要根据患者全身情况、疼痛分级、既往治疗情况、用药情况等综合评定后制订方案，一般包括局部麻醉药、吗啡或芬太尼、激素、B族维生素等。应注意胸段椎管置管滴注镇痛药时，药物浓度药适当减低，药量应相对少。尤其对胸腔内恶性肿瘤引起的疼痛，不需要阻滞腹腔神经丛，减少抑制呼吸等不良反应的发生。

（冯艳平 刘 畅）

第二节 腹部疼痛

腹部包括腹壁、腹膜腔、腹腔脏器和后腹膜间隙，原发于这些部位的恶性肿瘤或其他部位肿瘤发生腹部转移时，会导致腹部疼痛，腹部疼痛是恶性肿瘤患者的常见症状之一。腹部癌痛多数为典型的内脏痛，也包括神经病理性疼痛和躯体痛，每种类型的疼痛病因及特征各不相同，同时晚期肿瘤患者由于病情复杂，疼痛多为混合性、较少单一存在，因而临床应在确切诊断的基础上，给予个体化的综合治疗方案。本章节主要讨论腹部癌痛的病因、诊断和治疗措施。

一、病因及临床特征

（一）内脏痛

腹腔的内脏器官包括胃、小肠、结肠、肝脏、胆囊以及胰腺、肾脏等，这些脏器发生肿瘤时常会导致内脏痛（visceral pain），这是引起腹部疼痛的最常见原因。与肿瘤有关的内脏痛多系肿瘤压迫、牵拉、实质脏器被膜膨胀、空腔脏器缺血、痉挛以及炎症反应所致，此外，由此引起的内脏功能紊乱也可导致不同程度的内脏疼痛。局限于实质脏器内部的肿瘤一般不会引起疼痛，随肿瘤增大，刺激或牵拉脏器被膜时出现持续性胀痛；空腔脏器的疼痛多数为肿瘤进展使得管腔梗阻、痉挛所致，如胆道梗阻、输尿管梗阻、肠梗阻，其中以肠梗阻最为常见。广义的肠梗阻包括恶性肿瘤占位直接引起的机械性肠梗阻和肿瘤相关功能性肠梗阻。前者以胃肠道原发的恶性肿瘤为主，其次腹部手术后或放疗后出现肠粘连、肠道狭窄以及粪便嵌顿等；后者则多由于肿瘤浸润肠系膜、腹腔及肠道神经丛，导致肠道运动功能障碍。肠梗阻患者由于平滑肌痉挛或蠕动增强表现为阵发性绞痛，随病情进展，肠腔内压力增高，出现胀痛伴阵发性绞痛，若转为持续性胀痛，则提示肠梗阻伴发炎症或血运障碍。

内脏痛的特点：①内脏器官对针刺、刀割或烧灼等刺激不敏感，但对空腔器官的突然扩张膨胀、平滑肌的痉挛性收缩、化学致痛物质的刺激，以及实质脏器被摸张力增高等非常敏感；②其次是定位不准确，这是内脏痛非常典型的特点，如腹痛患者常不能说出所发生疼痛的明确位置，因为痛觉感受器在内脏的分布要比在躯体稀疏得多，而且内脏感觉的传入途径比较分散；③内脏痛常牵涉其他部位，某些内脏器官病变时，在体表一定区域产生感觉过敏或疼痛感觉的现象，称为牵涉痛，这可以用内脏和躯体传入的中枢会聚来解释，即由于内脏和体表的痛觉传入纤维在脊髓同一水平的同一个神经元会聚后再上传至大脑皮质，由于平时疼痛刺激多来源于体表，因此大脑依旧习惯地将内脏痛误以为是体表痛，于是发生牵涉痛，常见内脏痛牵涉部位见表6-1；④内脏痛常伴有出汗、恶心、呕吐、心血管及呼吸活动改变等自主神经反射和不愉快的情绪反应。

（二）神经病理性疼痛

腹部癌痛另一个常见原因是腹膜后肿瘤压迫或浸润神经丛时，产生的神经病理性疼痛，以胰腺癌最为常见。其特点是患者除腹部疼痛外，与其对称的腰背部也会产生疼痛，患者的体位通常受到影响，不能平卧，喜欢屈曲侧卧、蹲踞或跪卧位。其次是腹腔外肿瘤压迫或浸润躯体神经导致的神经病理性疼痛，如胸$_{7-12}$脊神经被肿瘤浸润，或肋骨肿瘤压迫肋间神经，沿神经分布的疼痛可以放散到腹部，患者可能会感到腹部疼痛，其疼痛的特点是锐痛、定位明确、疼痛范围局限，临床需与内脏引起的腹痛加以鉴别。

表 6-1　内脏痛及牵涉部位

器官	疼痛部位
胃	上腹或左上腹：可牵涉至背部
小肠	脐区或上腹：可牵涉至背部
结肠	沿结肠走向或耻区：可牵涉至背部或下肢
胆囊、胆管	右上腹：可牵涉至肩胛骨之间或右肩
肝	右上腹或上腹：可牵涉右肩
胰腺	上腹：可牵涉至肩胛间或背部
肾	左季肋部和背部：可牵涉至腹股沟

（三）躯体痛

壁腹膜或肠系膜根部受牵拉、出血或缺血、炎症或其他化学刺激可产生躯体痛，如肿瘤向外扩散与腹膜或腹壁形成浸润、粘连，以及腹部手术后腹壁肌肉、筋膜种植、转移等，在相应的体壁会产生局限性疼痛。其特点是定位明确、表浅，伴有压痛，患者行走时由于腹壁肌肉受到牵拉而使疼痛加重。

二、诊　断

腹部疼痛的诊断需要仔细结合病史、查体、

实验室检查和影像学检查。对于已经有恶性肿瘤明确诊断的患者，应整体评估疾病的进展情况，是否已经复发转移，肿瘤的大小、位置、与周围组织结构的关系，是否产生了空腔脏器的梗阻，是否已经压迫或浸润了神经丛，是否已经有全身转移等。对于诊断尚不明确的患者，应结合病史、查体、实验室检查和影像学检查等明确诊断。

（一）病史

应详细询问患者腹痛发病的整个过程，特别要关注腹痛的发生与抗肿瘤治疗的关联性，以便排除治疗相关性腹痛，如腹腔手术后肠粘连，化疗后由于胃肠道反应、进食差、便秘所致的肠梗阻，腹部放疗后放射性肠炎等。

腹痛症状的询问包括以下几个方面：

1. 疼痛的部位以及向何处放射：一般而言疼痛的部位与病变的部位有一定的相关性，但有些疼痛无法明确定位；此外疼痛的部位与肿瘤的大小、所浸润的部位有关，随肿瘤进展，疼痛的部位也会发生变化；也有一些患者会出现牵涉痛。在描述疼痛部位时，应使用人体轮廓图，请患者在图上标明疼痛的部位和范围，并将不同部位的疼痛轻重加以区别。

2. 疼痛的性质：疼痛性质的描述有助于疼痛分类，腹部的绞痛为平滑肌痉挛性收缩或蠕动增强所致，常暗示肠梗阻、胆道或尿路梗阻；锐痛通常是腹壁、壁腹膜或神经病理性疼痛；腹部的钝痛或胀痛提示空腔脏器梗阻或实质性脏器被膜紧张，难以定位的弥漫性疼痛以及性质难以描述的疼痛，常常是腹腔脏器病变所致。

3. 疼痛的强度：由患者自评，采用数字分级法，将疼痛程度用 0～10 个数字依次表示，0 表示无疼痛，1～3 表示轻度疼痛，4～6 表示中度疼痛，7～10 表示重度疼痛。

4. 疼痛加重或减轻的因素：腹部疼痛加重或缓解的因素常常包括进食、排便、体位和活动等，如果疼痛与进食或排便有关，则疼痛可能来源于胃肠道，而胰腺癌或腹膜后神经丛转移的患者常常体位受限，喜欢侧卧屈腿，平卧和伸直腿时疼痛加重，腹壁或肋间神经浸润的患者长时间走路时可能会加重疼痛。

5. 疼痛的伴随症状，疼痛的伴随症状常可以提示疼痛的原因和性质，为诊断提供线索。内脏痛常伴有大汗、恶心、面色苍白等自主神经紊乱的表现，肠梗阻伴有明显的恶心呕吐。

（二）查体

在全身检查的基础上，着重进行腹部查体。首先观察腹部的外形、有无肠型或蠕动波、手术切口愈合情况、有无红肿、结节等。腹部膨隆可见于腹水、肠梗阻、腹腔巨大肿瘤等。肠梗阻时可见肠型或蠕动波。术后腹壁种植、转移时可见局部红肿、结节或隆起的包块。其次是腹部触诊，包括腹壁的紧张度、有无压痛、反跳痛、腹部肿物等。肿瘤造成的腹部疼痛很少出现腹膜刺激征，内脏痛也很少找出明确的压痛点，可触及的肿物一般质硬、活动差、伴或不伴有压痛。叩诊可以对腹水或肠梗阻所致的腹部膨隆加以区分，如果已知肝或肾巨大肿瘤时，叩诊应慎重，防止引发肿瘤破裂出血。最后是听诊，主要检查肠管蠕动情况，肠梗阻患者早期有肠鸣音亢进、金属性肠鸣音或气过水声，腹腔严重感染、麻痹性肠梗阻时，肠鸣音减弱或消失。

（三）实验室检查

实验室检查是一种辅助的检查手段，应结合病史和查体结果有针对地进行选择。肿瘤患者的实验室检查除有助于诊断外，对患者病情的评价和治疗选择也有帮助。常规检查包括：血常规、尿常规、肝肾功能、电解质等，低钾可使肠蠕动减慢，严重低钾者可引起麻痹性肠梗阻。特异性的肿瘤标记物对肿瘤的诊断能起到辅助作用，肿瘤标记物的动态观察对肿瘤病情的判断更有意义。

（四）影像学检查

对于癌性疼痛的诊断，影像学检查必不可少。立位腹平片有助于肠梗阻的诊断，腹部 B 超可以了解是否伴有腹水，以及腹水的量，CT 和（或）MRI 的影像学表现有助于了解肿瘤浸润的范围。疼痛的诊断需要症状、查体以及影像学表现一致，这一点在伴有多个病灶的患者尤为重要。如果影像学找不到与疼痛症状相一致的表现时，应当再次评估，明确责任病灶，避免做出错误诊断，使治疗不当。

三、治疗措施

腹部癌痛的治疗应根据导致疼痛的原因和肿瘤分期选择不同的治疗方法。少部分较早期的患者可以采用根治性措施，但大多数患者出现腹部疼痛时病情较晚，应采取姑息性措施。由于晚期癌症患者腹部疼痛多比较复杂，因此经常根据患者的具体情况采取综合性治疗措施，总体目标是减少痛苦、满足功能需求和改善生活质量。

(一) 抗肿瘤治疗

癌性疼痛产生的机制一方面是肿瘤组织压迫或浸润神经，另一方面是肿瘤细胞释放致痛物质导致疼痛，建立在使肿瘤缩小或活性降低基础上的抗肿瘤治疗所产生的镇痛通常是有效而持久的，因此镇痛治疗与抗肿瘤治疗并不矛盾，抗肿瘤治疗是获得有效镇痛的措施之一，包括手术、化疗、放疗和分子靶向治疗，只是发生腹部癌痛的患者多数病情较晚，经历过多种治疗，因此需要结合患者的肿瘤原发部位、疼痛原因、类型、治疗病史等进行综合评估，评估认为有效的患者给予恰当的抗肿瘤治疗。抗肿瘤治疗方案的选择参照各种恶性肿瘤治疗指南。

(二) 镇痛药物治疗

镇痛药物是癌痛治疗的基础，据 WHO 统计，药物治疗可以获得 70%～90% 的疼痛缓解。在接诊患者之后，应对患者的疼痛强度、病理生理学分类、镇痛药物治疗史、脏器功能等进行全面评估，在此基础上制订合理的治疗方案。

轻度疼痛可以考虑先使用非甾体类药物，若镇痛效果不佳，也可以使用小剂量强阿片类药，如硫酸吗啡缓释片、盐酸羟考酮控释片。对于中重度疼痛可以考虑直接由小剂量强阿片类药物起始，并同时给予短效药物缓解爆发痛。在获得有效镇痛之前需定期评估和调整药物剂量，直至达到镇痛和不良反应的平衡。规律服用阿片药物效果不佳者，需要在原剂量基础上增量 10%～20%。内脏痛的患者常常会伴有肠道功能障碍，尤其阿片类药物的致便秘副作用不可耐受，因此在给药之前应充分评估肠道功能，并给予便秘的预防。已经合并有肠道功能障碍的患者应采用非胃肠给药途径，如经口腔黏膜吸收的丁丙诺啡口含片、透皮吸收的芬太尼透皮贴剂，静脉途径或皮下途径由于作用时间短，用于药物滴定或缓解爆发痛，不作为常规给药。

伴有炎性成分的疼痛，可以考虑联合非甾体类药物，但是胃肠道肿瘤的患者有消化道出血风险，应慎用。

阿片类药物对内脏痛敏感，通常疗效确切，但是持续剧烈的内脏痛常伴有自主神经紊乱及情绪反应，单用阿片类药物很难缓解这类症状，需联合抗抑郁药物。抗抑郁药物的作用机制主要是抑制脊髓后脚的去甲肾上腺素和（或）5-羟色胺的再摄取，能够辅助增强阿片类药物的镇痛效果，同时提高患者的情绪、改善睡眠，从而改善患者的生活质量。常用药物包括传统的三环类抗抑郁药阿米替林，起始剂量建议为 12.5mg 睡前单次口服，然后每间隔 3~7 天可以增量 12.5mg，每日最大剂量可至 75mg。近年来文献报道，新一代 5-羟色胺-去甲肾上腺素再摄取抑制剂更为安全，常用为文拉法辛（75~150）mg/d，以及度洛西汀（30~60）mg/d，在癌痛的应用还需大宗病例的研究。

阿片类药物对神经病理性疼痛部分敏感，当疼痛难以有效控制时，可以考虑联合抗抑郁药或抗惊厥药。与阿片药物和非甾体类药物不同，辅助镇痛药物抗抑郁和抗惊厥药应小剂量起始，逐渐加量，通常需要 1~2 周的时间才能达到理想的镇痛效果。

（三）微创介入技术

微创镇痛介入治疗适用于药物镇痛效果不佳或不能耐受药物副作用，以及为进一步减少药物的应用剂量、更好地改善生活质量的患者。微创镇痛技术的原理主要包括两个方面，一是通过阻断痛觉传导通路，即在痛觉冲动由外周感受器向大脑皮层痛觉中枢传导的路径上阻断痛觉传导，从而达到镇痛目的；其次是通过作用于肿瘤局部的措施使肿瘤缩小或活性降低而减轻疼痛。用于阻断痛觉传导的微创镇痛技术包括：腹腔神经丛阻滞术、肋间神经阻滞术、鞘内药物输注系统植入术和脊髓后正中点状切开术。用于降低肿瘤活性的微创技术为组织间放射性粒子植入术。尽管关于微创镇痛技术实施的时间还存在争论，许多学者认为应尽早使用。

1. 腹腔神经丛阻滞术　典型的腹部内脏痛可以采用腹腔神经丛阻滞术治疗。腹腔神经丛位于 T12 与 L1 椎体水平、腹主动脉前方、围绕腹腔动脉干与肠系膜上动脉根部周围，是人体最大的交感神经丛。腹腔神经丛阻滞术（Neurolytic Celiac Plexus Block，NCPB）是指将药物注入到腹腔神经丛所在部位，阻断支配内脏的交感神经，以缓解疼痛的一种方法，是目前一致公认的缓解胰腺癌或其他恶性肿瘤所致上腹及背部疼痛的有效方法。

自 1919 年 Kappis 首次报道，NCPB 至今已有近百年的历史。操作方法经历了从盲穿到影像学引导下穿刺技术的变迁，目前常用的是在 X 线或 CT 的引导下，近几年也有学者报道通过超声、磁共振或内镜超声引导，重要的是患者适合以及操作者熟悉。CT 扫描能清晰分辨腹腔神经丛及周围重要血管、脏器的位置关系，并能观察到肿瘤大小及向腹膜后淋巴结浸润范围，精准度和安全性较高，加之 CT 设备的普及，因此以 CT 为引导的 NCPB 应用最为广泛。经典的穿刺路径为后入路至腹腔干根部腹主动脉两侧，为避免因腹腔神经丛周围被肿瘤包绕，影响药物扩散，膈脚后内脏大小神经阻滞是不错选择，对于后入路有困难者还可以采用腹壁前入路。所使用的药物通常为 50%~100% 乙醇，浓度与疗效成正比，注射剂量一般为 15~30ml，也有报道达 50~80ml，但不良反应可能会增加。常见的不良反应包括局部刺激性疼痛、低血压和腹泻，多为一过性，持续 24~48 小时。严重不良反应的发生率仅有 2%，有文献报道 NCPB 后发生截瘫，考虑为损伤供应脊髓的 Adamkiewicz 动脉或将酒精注入动脉造成脊髓缺血所致。70%~90% 的患者 NCPB 术后可获得 3 个月的疼痛缓解，大部分患者在此期间内死亡，生存期长的患者还可以再次 NCPB。

2. 肋间神经阻滞术　肋间神经阻滞术适用于肋骨转移肋间神经受累的神经病理性疼痛。在实施操作之前先进行查体，寻找与影像学表现一致的压痛点，行肋间神经的试验性阻滞，确认有效者可以考虑使用毁损的方法。肋间神经阻滞术操作简单，进针深度以肋骨为标志，避免盲目穿刺造成血气胸。

3. 鞘内药物输注系统植入术　复杂的、范围较广的腹部癌痛患者可以考虑鞘内药物输注系统植入术。临床上常用的鞘内药物输注系统主要包括两种，一种是全部植入患者体内，通过体外遥控装置调节参数，优点是药物剂量精确，全面提高患者生活质量，避免感染，缺点是费用高，适用于生存期比较长的患者；另一种是简易装置，只将导管植入体内，外接动力调控设备，优点是经济实用，缺点是需要护理换药，增加不便，以及有感染可能，适用于一般情况较差，预计生存期较短的患者。

植入性鞘内药物输注系统（Implanted Intrathecal Drug Delivery System，IDDS）的工作原理是将一个导管植入蛛网膜下腔内，通过埋置于皮下的程控泵将药物直接注入蛛网膜下腔，与脊髓及大脑的阿片类受体结合来发挥镇痛作用。药物输注的参数通过体外遥控装置调节，根据需要进行调整，新型的输注系统配有患者专用的遥控器，出现爆发痛时单次给药。鞘内药物输注系统在临床应用始于20世纪80年代，是作用于中枢水平的微创镇痛措施。由于体内阿片受体主要存在于脊髓和大脑的中枢神经系统内，药物注入蛛网膜下腔后，一方面直接与脊髓后角的阿片类受体结合，另一方面通过脑脊液循环至大脑内的中枢阿片类受体，发挥镇痛作用，因此用量只是口服用药的一小部分，减轻了全身用药带来的剂量相关副作用，适用于胸部以下部位疼痛的患者：①口服阿片类药物镇痛效果差，或出现无法耐受的副作用；②预计生存期大于3个月；③脑脊液循环通畅。注射部位感染、同时进行抗凝治疗或凝血功能障碍、脑脊液循环受阻等情况不宜应用。

在进行植入手术之前常规进行吗啡测试，方

法可选择单次鞘内、持续硬膜外或持续鞘内给药共 3 种途径，其中以单次鞘内对癌痛患者最为常用，吗啡测试的剂量为口服剂量的 1/300。如给药后的疼痛程度减轻，VAS 评分降低 50% 以上，同时患者耐受性良好，没有明显的副作用发生，则认为测试结果阳性，可以进行输注系统的植入。适用于鞘内输注的药物首选吗啡，如果疗效不满意或不能耐受，可以替换为氢吗啡酮、芬太尼或舒芬太尼，特殊情况还可以联合非阿片药物，如布比卡因、可乐定以及奇考诺肽等。鞘内吗啡输注系统相关的并发症涉及药物、手术以及设备方面。药物方面的副作用包括吗啡引起的皮肤瘙痒、恶心呕吐、尿潴留、便秘、呼吸抑制、水肿、肉芽肿形成等。肉芽肿形成的发生率不超过 3%，但一旦出现会导致疼痛加重、截瘫等严重并发症，其发生与给药剂量大、浓度高、输注系统持续时间长相关，临床以预防为主并严密监测，及时发现、及早治疗。手术并发症包括感染、出血、组织损伤和脑脊液漏等，设备方面较少出现仪器故障。

4. 放射性粒子植入术　放射性粒子组织间近距离治疗肿瘤是近 20 年发展起来的新技术，是指将放射性核素置于人体肿瘤组织内，进行近距离照射，从而有效地杀伤肿瘤组织，其本质就是一种精准放疗。与外放射相比，其优势是能明显提高肿瘤组织剂量而对正常组织损伤很小，适用于大部分中晚期肿瘤患者，尤其是手术和（或）放化疗后复发的患者，能够减轻疼痛、提高生活质量，甚至可以延长生存期。

腹部肿瘤放射性粒子植入术可以在术中直视

下，也可以在超声、CT、MRI等影像学的引导下进行，其中，经皮CT引导下的粒子植入术是最常用的方式。规范化的操作流程包括术前进行CT检查，并将图像采用计算机三维治疗计划系统（TPS）制订精确的植入计划，根据病灶大小、位置及与周围正常组织间的关系确定肿瘤治疗的靶区剂量和周围剂量，制订安全、理想的粒子分布计划；术中同样进行CT扫描，操作过程中根据图像调整进针角度、深度，使穿刺针安全、准确到达预定靶点，保证粒子植入的精确度；术后即时进行CT扫描，图像传至TPS，进行剂量验证，根据验证结果必要时补充治疗。

腹腔脏器、腹膜后淋巴结转移以及腹壁的转移瘤等都可以采用组织间放射性粒子植入术，将放射性粒子^{125}I植入到腹腔或腹膜后转移的淋巴结可以明显缓解腹部癌痛，其中以胰腺癌的报道最多。Peretz等报道，对于不能手术切除的胰腺癌患者，^{125}I近距离治疗患者中位生存期为7个月，65%患者疼痛明显缓解。Zhang等对26例胰腺癌患者行CT引导下^{125}I粒子植入治疗，结果疼痛缓解率为73.3%。王俊杰等报道13例局部进展无法手术切除的胰腺癌，疼痛缓解率100%。

放射性粒子植入治疗腹部肿瘤可能发生的并发症包括：出血、胰瘘、腹腔感染、腹膜炎、胃溃疡、肠漏等，应在术前仔细阅片，设计穿刺路径，避开血管及胰腺、肠管等脏器，并在术前24小时禁食水，术中及术后注意压迫止血，应用止血药及抗生素。腹壁转移瘤应注意皮肤的距离，避免放射性皮肤损伤。

（四）肠梗阻腹痛的综合治疗

肠梗阻导致的腹痛与其他原因所致的腹痛不

同，镇痛药物不敏感，并且无法口服药物，解除梗阻、恢复肠道功能是缓解肠梗阻性腹痛的根本措施，主要包括手术和综合性药物治疗。手术包括根治术及姑息性改道或造瘘术，但大部分晚期肿瘤患者由于腹腔内广泛转移或一般状况差等因素需采取综合性药物治疗。

综合性药物治疗包括：

1. 基础疗法　禁食水，胃肠减压，纠正水、电解质平衡紊乱，防治感染，灌肠，常规静脉应用针对革兰阴性菌和针对厌氧菌的药物。

2. 胃肠外营养支持　改善患者营养状态，纠正或防止因不能进食导致的营养不良及全身代谢紊乱状态。

3. 消除肠壁水肿　糖皮质激素能减轻肿瘤及肠壁周围组织的水肿，止吐；白蛋白可以增加胶体渗透压，联合使用利尿剂及脱水药，排出组织间多余水分。

4. 抑制肠道腺体分泌　常规应用生长抑素类似物和（或）抗胆碱药，抑制胃肠胰内分泌激素分泌释放，抑制胰肠消化液分泌，胃酸分泌及胃肠运动作用，减少内脏血流、增加水电解质的吸收。

（邵月娟）

第三节　盆腔疼痛

目前尚无盆腔恶性肿瘤疼痛发病率的准确及详细报道。Zech 等报道，胸部、腹部、下背部（含腰、骶尾部）、下肢、骨盆、肛门（含肛周、生殖器）疼痛发生率分别为 24%、27%、36%、

22%、16%及7%。进一步归类，泌尿生殖系统部位疼痛发生率17%，仅次于胃肠道（29%），高于头颈部（16%）、呼吸系统（10%）等。

Daut 和 Cleeland 发现，在286名非转移性癌症患者中有36%的患者出现了疼痛，而在381名转移性癌症患者中这一比例则为59%，Cleeland等还发现，在1308名转移性癌症的门诊患者中，有67%的患者伴发疼痛，其中有62%为重度疼痛。癌痛患者中有36%的患者因疼痛而出现运动障碍，其中42%的患者没有得到有效的镇痛。晚期疼痛患者对阿片类药物需求不断增加，但疼痛仍然难以控制是一个更具挑战性的课题。抑郁、难以控制的疼痛、阿片类药物的副作用以及对疼痛的恐惧都是导致癌痛患者自杀以及要求安乐死的重要原因。

盆腔包括女性、男性器官、泌尿系统、结直肠系统。另外，会阴区、盆底结构也属于盆腔。

一、肿瘤疼痛的原因和特点

（一）疼痛病因

引起盆腔肿瘤疼痛的原因包括：

1. 肿瘤本身引起的疼痛　肿瘤增大压迫、浸润神经是引起疼痛的要原因；如果侵及局部的骨结构则出现骨痛表现；肿瘤压迫肠管或输尿管可以表现为痉挛性疼痛；盆腔肿瘤多以淋巴结转移为主，盆腔内的淋巴系统常与血管神经伴行，如果肿大的淋巴结压迫神经丛，可以出现神经源性疼痛的特点；肿瘤压迫血管，在疼痛的同时可伴有下肢水肿及酸、麻、胀等不适。肿瘤组织坏死，产生炎症反应，进而导致疼痛。

2. 肿瘤治疗引起的疼痛　盆腔和会阴部组织对放射线比较敏感，局部放疗可以造成引起放射性组织损伤，导致直肠膀胱黏膜损伤、烧伤性会阴综合征，并可以出现疼痛不适、麻木、乏力等现象。全身或腹盆腔内化疗后导致的无菌性坏死组织脱落（即腹盆腔内化疗后腹盆腔疼痛）、激素所致的会阴部不适，幻觉疼痛综合征（如幻肛门痛、幻会阴痛）。此外，在肿瘤诊治过程中出现的疼痛，如阴道镜、结直肠镜检查、活检、手术后疼痛。

3. 与肿瘤无关的疼痛，如压疮、带状疱疹等。

（二）疼痛的特点

大多数晚期癌症患者的疼痛是由于肿瘤直接浸润疼痛敏感组织引起的。疼痛的特点与被浸润组织（如骨痛、内脏痛、黏膜疼痛）的相关性比与癌症类型的相关性要大得多。

盆腔肿瘤疼痛的特点与肿瘤的病程密切相关，当肿瘤局部增大，未侵及神经和盆腔骨性结构、筋膜和肌肉时，疼痛以内脏痛特点为主，表现为深部痛，定位和疼痛范围模糊，并可以出现牵涉痛，在腰背部、下腹部及腹股沟部出现痛点。当肿瘤侵犯骨性结构后，表现出骨痛的特点。如果肿瘤损伤了神经系统，疼痛呈麻木、酸胀、烧灼样疼痛，并可以出现放射。如果肿瘤侵及了肌肉、筋膜等盆壁结构，患者表现出定位准确的躯体疼痛特点。顽固性疼痛的患者常常具有内脏痛、躯体痛和神经源性痛的综合特点。

盆腔肿瘤可能浸润和压迫腰骶神经丛而产生疼痛、肠和膀胱功能紊乱以及下肢无力。Jaeckle等研究了85名有下腰痛或腿痛的盆腔肿瘤患者，其中以直肠癌、子宫癌、盆腔癌、乳癌、肉瘤以及淋巴瘤为最常见的原发肿瘤。70%的患者伴有疼痛，98%的患者最终出现了绞痛或挤压痛。这种疼痛通常表现为局部痛、根性痛或牵涉痛，以局部痛和根性痛的结合最为常见。2/3的患者出现了下肢无力，1/2的患者出现了感觉异常。腰骶下神经丛病变会导致小便失禁、性功能障碍以及会阴部和生殖器的神经性疼痛。

二、应用解剖

盆腔是交感神经系统和副交感神经系统分布广泛的区域，难治性疼痛大多会涉及自主神经系统，所有对其认识对治疗的选择了理解会有非常重要的价值。

（一）自主神经系统

传统观点认为自主神经系统即内脏运动系统，由支配不随意肌（平滑肌）、心传导系（心脏固有的产生和传导冲动的组织）及腺体的神经纤维组成。然而，自主神经系统的内脏传出纤维常常与内脏传入纤维伴行。由于传入纤维参与构成内脏反射并传递内脏痛觉信息，故这些纤维对于内脏功能也起到调节作用。因此，许多学者认为内脏传入纤维应属于自主神经系统。自主神经系统的神经节和传出纤维构成两个系统或两个部分：交感（胸、腰部分）；副交感（颅、骶）。

无论是交感神经还是副交感神经，从中枢到效应器官的冲动传递都由两级神经元完成。第一级节前神经元的胞体位于中枢神经系统的灰质内，神经纤维（轴突）仅与节后神经元即第二级神经元的胞体发生突触联系；而第二级神经元位于中枢神经系统外的自主神经节内，并发出纤维终止于效应器（平滑肌、心传导系或腺体）。

按解剖学位置将自主神经系统分为两部分，主要基于节前神经元胞体的不同位置，而临床应用则注重这两个部分的药理学特点的差异。一般情况下，不同系统的节后神经元释放的神经递质也不同：交感神经释放去甲肾上腺素（汗腺除外），副交感神经释放乙酰胆碱。自主神经系统的外周分布（图6-2）。

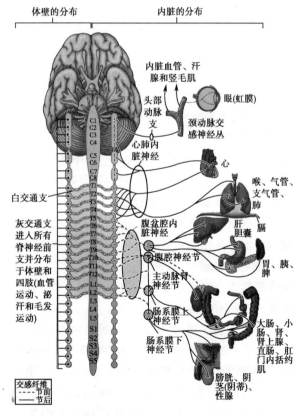

图 6-2　自主神经系统的外周分布

（二）自主神经系统的功能

尽管交感神经系统和副交感神经系统支配不随意运动并且常常共同支配同一结构，它们的作用却不同（常常相反）或互相协调。总的来说，交感系统是一个分解代谢（消耗能量）系统，它帮助机体应对应激，如使机体准备"逃跑或战斗"；副交感系统主要是一个合成代谢（存储能量）系统，维持机体内环境的稳定并使机体安静、有序的运作，帮助机体"摄食和消化吸收"。

（三）内脏感觉

内脏传入纤维与自主神经系统在结构和功能上都有着非常重要的联系。我们常常忽视了这些感觉传入纤维，而他提供了关于机体内环境的信息。这些信息在中枢神经系统中整合并引发内脏和/或躯体的反射。内脏反射通过改变心率、呼吸节律和血管阻力等来调节血压和体液化学成分的变化。内脏感觉到达可感知的水平，常会产生一种定位不准确的痛觉，有时也会表现为饥饿感或恶心。因为切割、钳夹甚至烧灼内脏器官都不会引起可感知的感觉，所以在局麻条件下就能进行外科手术。然而，下列刺激达到一定程度就可引起疼痛：突然牵拉、剧烈痉挛收缩、化学性刺激、机械性刺激，特别是当器官活动时；病理（特别是局部缺血）情况下降低了正常刺激的阈值。

内脏的活动通常不会产生感觉，但血供不足时正常的活动都可能产生感觉。绝大部分内脏反射（非意识）觉和某些痛觉信息的纤维伴随副交感神经，但与其走行相反；而大部分传递内脏痛觉信息（来自心脏和大多数腹腔器官）的纤维沿内脏传入纤维伴随交感神经向中枢传入。

三、诊断与鉴别诊断

在诊断过程中注意询问疼痛的强度、性质、时间特征、部位及向何处放射等，也要了解疼痛的加重和缓解因素。特别注意相关的肠道、泌尿系统及性功能的变化。系统回顾患者神经系统和骨骼肌系统功能情况。身体检查应包括疼痛局部，全身检查，神经系统、骨骼肌系统及骨盆检查。在检查过程中注意避免因疼痛过敏诱发的严重疼痛，确定痛觉过敏和压痛点的部位。使用视觉模拟尺（Visual analogue scale VAS）方法评价患者的疼痛强度，并在治疗后及时反复评价，以明确治疗效果。

在诊断过程中合理选择检查项目对了解疼痛的原因和治疗具有指导价值，尤其是 CT 和 MRI 可以明确肿瘤的侵犯范围，与神经血管的关系，观察治疗效果等。

疼痛是患者的一种主观感受，作为医生首先应相信患者的主诉，倾听患者对疼痛部位、性质、持续时间及影响因素的描述，详细询问病史、既往治疗及用药以及有无基础疾病，进行全面体格检查，结合实验室及影像学检查，综合分析是急性还是慢性疼痛，是伤害感受性疼痛（又分躯体痛和内脏痛）还是神经病理性疼痛，或是两者兼有，慢性疼痛是慢性非癌痛还是慢性癌痛，等。

四、治 疗

（一）药物治疗

癌痛三阶梯止痛原则的颁布是在 30 年前，

是在 WHO 肿瘤协作组致力于在全球各国推广癌症总体控制项目的基础上诞生的。晚期恶病质的肿瘤患者已经不能从预防和治愈性治疗手段中获益，并且伴有多种症状，其中最常见的就是癌性疼痛，这种疼痛很剧烈，他们正是姑息治疗和服务的对象。WHO 认为，各国的癌症控制项目应当包括晚期癌症患者的姑息治疗和服务，使他们的癌痛得到有效治疗和缓解。

显然，世界各国的癌症痛患者都得益于 WHO 的阶梯方案，这是有据可依的。国际癌症协会 WHO 合作中心的 Ventafridda 及其同事曾出示过一份关于阶梯镇痛的调查报告，其数据显示，在 2 年之中有 71% 的疼痛患者应用此方案治疗有效，其疼痛程度的缓解都在 67% 以上。Zech 等报道，10 年间对 2118 名疼痛患者进行了阶梯治疗，有效率达 76%。Colleau 及其同事宣称，WHO 的镇痛阶梯能够使 90% 的癌症患者疼痛得到缓解。

虽然成果可喜，但我们也要认清不足。首先，虽然有 70%~90% 的癌痛患者疼痛得到了控制，但剩下的 10%~30% 怎么办？他们不得不采取其他的药物治疗或神经阻滞等侵入性治疗。因此，应考虑将这些疗法纳入阶梯治疗方案之中。第二，上述关于成功镇痛的报道并没有给出数据表明应用不同梯度的患者其疼痛在多长时间内得到了缓解。镇痛的目标之一即是在不考虑病因和其他背景的情况下尽可能快速地去除疼痛。第三，有证据表明，尽早使用侵入性治疗可以比传统治疗更有效地遏制疼痛，减少副作用的发生，并有可能获得更高的生存率。这些问题的提出无疑为 WHO 阶梯镇痛提供了新的思路。

在治疗癌痛的方法中，最基本的方法是药物疗法，其特点包括：疗效好，作用肯定，显效快，安全，经济。而根据药物的特点，最为普遍接受的用药标准是由世界卫生组织建立的三阶梯止痛方案。其目的是使药物治疗疼痛能够达到如下目标：

1. 有效控制癌痛
2. 无不可接受的副作用
3. 使用方便
4. 依从性高
5. 提高生活质量

用于癌症疼痛治疗的药物可分为：阿片类镇痛药、非甾体抗炎镇痛药和辅助用药。这几种药物的镇痛机制不同，临床使用的方法和技巧也有差异，对不同性质疼痛的疗效也是不同的。因此，在癌症疼痛治疗中，制定的药物治疗方案需要个体化和针对性，对疼痛的全面评价和治疗后效果的评价显得非常重要。

WHO 最新的阿片类药品管理平衡原则强调，麻醉药品管理不仅要防止药物滥用，更重要的是要保障阿片类药物止痛治疗的医疗用药。近年来，癌痛治疗原则及政策的主要进步：一是承认疼痛治疗是癌症治疗的重要组成部分；二是积极倡导改善癌痛治疗不足的现状；三是澄清药物耐受性、生理依赖性、精神依赖性（成瘾）等易混淆的定义；四是简化阿片类药物处方手续，保障和方便止痛治疗的医疗用药。在止痛治疗指南中及政策修订时文字用词也更趋于正面积极。例如，阿片类止痛药用于中重度疼痛治疗安全有效，然而过去的政策及教学中却常采用较负面的暗示性文字告诫人们最好不要用阿片类止痛药。

美国保健机构评审联合委员会（Joint Commis—sion on Accreditation of Heahhcare Organizations，JCAHO）制定疼痛治疗新标准。该标准于2001年1月1日开始在全美医疗机构中执行。止痛治疗新标准提出，疼痛是并存于很多疾病或外伤的病态，疼痛治疗未受到足够的重视。在癌症治疗时，不仅要求治疗癌症本身，而且还应适当处理由此伴随的任何疼痛。疼痛治疗新标准的主要项目如下：①承认患者对疼痛有适当评估和接受止痛治疗的权利。为保障此权利，医务人员应尽可能克服文化及其他偏见，充分尊重疼痛患者。②评估疼痛是控制疼痛的必要前提条件，应评估每一位患者的疼痛性质和程度。③用简单方法（例如疼痛程度数字量表）定期再评估和追踪疼痛，并记录评估结果。体格检查不能替代专门的疼痛评估和患者自我评估疼痛。④考核医护人员是否具备疼痛治疗方面的能力和资格。对新参加工作的医务人员进行疼痛评估和止痛治疗方面的知识培训。⑤为方便止痛药医嘱及处方，医院必须建立相应的止痛药供应保障措施和手续。⑥向患者及其家属介绍有效止痛治疗的知识。⑦为准备出院的患者，提供疼痛治疗相关的知识宣教。

（二）微创介入治疗

1. 交感神经化学松解术治疗癌痛　肿瘤的扩展、压迫、侵入、或膨胀内脏器官和结构能够导致难以描述的不适和局限性疼痛。患者常常描述内脏疼痛是模糊的、深部的、压榨样的、痉挛性的及疝气样胀痛。其他体征和症状还包括牵涉痛（即当膈肌被肿瘤侵及时感觉到肩部疼痛）和恶心呕吐。临床最常使用的三种神经阻滞技术治疗内脏痛，包括：颈、胸交感神经阻滞术（用于颈部、胸内脏痛）腹腔神经丛阻滞术（上腹内脏痛）、上腹下神经丛阻滞术（盆腔内脏痛）、及奇神经节阻滞术（会阴痛）。

2. 患者自控镇痛　盆腔肿瘤常常会侵犯肠道，导致肠道功能障碍，包括肠梗阻或不全梗阻。由于患者多并存内脏真性爆发痛，肠道功能障碍的情况下，口服给药的效果难以保证，许多患者需要调整给药途径，皮下或静脉 PCA 是终末期患者较好的选择。其特点包括，使用简便，患者自己可以操作，给药后起效快，效果可靠。PCA 还可以用于疼痛剧烈，疼痛程度变化较大，口服滴定困难的患者。

PCA 本质是给药模式的的改变，通过特有的滴定或持续给药的方法，使阿片药物维持在最低有效浓度水平，因此，在达到有效的镇痛同时降低副作用的发生率。采用的止痛药物以强阿片药物为主，可因给药途径的不同，复合不同的其他种类药物，达到增强镇痛效果及减少副作用的效果。

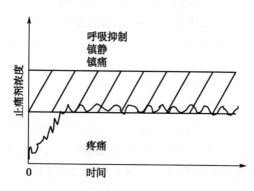

PCA可以通过多种途径给药，根据患者疼痛的特点，给药途径包括：皮下、静脉、硬膜外、神经根、神经丛等。配伍的药物也是多元化的，强阿片类镇痛药物是基本药物，有时也会配合局麻药、镇静药、全麻药物等。

药物的组方并非固定不变，因为患者的病情是随时在变化的，治疗方案理应适应患者的需要。明确疼痛的病因是合理选择用药的基础，以达到患者疼痛得到控制，无明显的毒副作用，对正常生活影响较小目的。阿片类药物之间为不完全交叉耐药，如吗啡出现明显的耐药，可以用芬太尼、氯胺酮等药物替代使用。

研究表明，患者对PCA的满意程度较高。但止痛药用量无明显的增加，同时疼痛评分仅有微小的改善，满意度的提高可能得益于其即刻的止痛作用，需要较少的护理，减少止痛药物的副作用，其中"可控"性成为PCA的最大优势。

（王　昆）

第四节　四肢疼痛

一、概　论

四肢疼痛是指由骨肿瘤（原发性、继发性和转移性）引起的疼痛。

原发骨肿瘤如骨肉瘤、软骨肉瘤、骨纤维肉瘤、尤因肉瘤、脊索瘤和其他来源的骨肿瘤如血管源性、脂肪源性、神经源性和平滑肌源性肿瘤。原发肿瘤引起的四肢疼痛通常可以通过手术切除来得到缓解。对于恶性淋巴瘤和骨髓瘤等继发骨肿瘤引起的四肢疼痛可以通过放化疗来缓解疼痛。值得注意的是良性骨肿瘤如骨样骨瘤、软骨瘤、骨软骨瘤和骨巨细胞瘤也可出现较明显的疼痛，手术切除多能有效缓解疼痛。

转移性肿瘤侵犯骨骼是四肢疼痛最常见的病因。因其发病率高、病因复杂、治疗效果较差，本章将着重讲述骨转移瘤引起的四肢疼痛。

随着诊断治疗方法的进步和癌症患者生存期的延长，骨转移瘤的发病率也在增加。骨是肿瘤远处转移的最好发部位之一，仅次于肺与肝。肿瘤骨转移的总体发生率约为 30%～75%，大约 70% 的乳腺癌和前列腺癌患者，40% 的其他类型肿瘤如肺癌、肾癌和甲状腺癌等会出现骨转移。骨转移瘤多见于脊椎、骨盆、肋骨、颅骨及四肢近端骨骼。躯干骨和四肢近端多发，四肢远端少见。

四肢疼痛严重影响生活质量，关于四肢疼痛的发病机制研究尚不足，因此其治疗也面临严重的困难和挑战。

二、临床表现

四肢疼痛的临床表现和程度多种多样，解剖位置、肿瘤大小和肿瘤数目并不同疼痛的症状相关。多数患者有原发肿瘤病史，也有部分患者以骨性疼痛为首发症状，还有些患者以病理性骨折、四肢部位功能障碍、肢体肿块为首发症状。

四肢疼痛包括静息痛和爆发痛。静息痛通常为持续性的钝痛，随着疾病进展疼痛程度逐渐加重。镇痛药物治疗静息痛效果较好。爆发痛为自发性的，通常没有明确的诱发因素。爆发痛通常发作频率不规律，可严重影响患者的日常生活。不规律迅速出现且持续时间短的特点使得常规药物治疗爆发痛通常无效或效果不佳。

四肢疼痛早期多为间歇性，以钝痛、酸胀不适为主要表现。当肿瘤累及周围组织时疼痛可持续加重，出现持续性疼痛通常为病情加重的表现。下肢疼痛多于上肢，负重行走后疼痛加重为常见的表现，随着病情进展会出现静息痛。突发出现的剧烈疼痛应考虑存在病理性骨折的可能。

体格检查起初多为皮下硬结或肿物，可有压痛，边界不清，活动度低，肿物体积可进行性增大。当肿物累及关节的时候，会出现关节功能障碍。此时表现多为关节活动后疼痛，严重时关节静息时也可出现疼痛。当病变进展，患肢在无明显暴力或轻微暴力下即发生骨折，即为病理性骨折。此时会在原有疼痛基础上出现突发的剧烈疼痛，查体可见患肢畸形和反常活动等特有体征。

三、发生机制

四肢疼痛的发生机制十分复杂，肿瘤细胞、成骨细胞和破骨细胞之间复杂的相互作用决定了其复杂的发病机制。目前认为四肢疼痛是炎症性疼痛、神经性疼痛和具有自身特性的癌痛在一起的混合型疼痛。炎症性疼痛是肿瘤或肿瘤周围组织释放的细胞因子和疼痛介质引起的炎症性疼痛，神经性疼痛是肿瘤细胞的增殖造成的膨胀和直接机械损伤会直接刺激骨质和骨膜的神经纤维，影响初级传入神经导致疼痛出现。

（一）神经营养因子在四肢疼痛中的作用

肿瘤肉芽组织中感觉纤维和交感神经纤维新

生、重组并相互融合，形成紊乱的神经纤维瘤样结构。在神经纤维瘤样结构中，交感神经的兴奋会刺激邻近的感觉纤维从而诱发爆发痛和转移性疼痛。神经营养因子对于肿瘤肉芽组织和神经纤维瘤样结构的产生起重要作用。包括 NGF、BDNF、NT-3 等在内的神经营养因子通常表达水平很低，但在肿瘤组织中表达显著增高。NGF可直接刺激肿瘤肉芽组织和神经纤维瘤样结构的生成。与配体结合后 NGF 能够调节痛觉感受器表达蛋白如 P 物质、趋化因子、通道（P2X3、TRPV1 和钠）的功能，通常表现为上调这些蛋白的表达。这提示 NGF 可以成为临床干预骨性癌痛的靶点。

（二）肿瘤微环境在四肢疼痛中的作用

肿瘤细胞和正常细胞的 PH 环境相反，细胞内 pH 值较高（7.4），细胞外 pH 值较低（6.7~7.2）。这种 PH 梯度有利于肿瘤增殖、侵袭、游走和重新编程能量代谢。肿瘤微环境中的生长因子和细胞因子表达的上调破坏了由成骨细胞、破骨细胞、骨形成细胞维持的骨的正常代谢，当骨转移瘤周围的微环境 pH 降低时，诸如 ASIC 和 TRPV1 这些酸感应受体通道表达会增加，会诱发疼痛。例如在乳腺癌中，ASIC1a/b 通道在初级感觉神经元的表达增加，这可能会诱导痛觉过敏。应用药物阻断 TRPV1 可以干扰破骨细胞生成，减少细胞外质子的来源以及其引发的疼痛。

（三）炎性反应和氧化应激在四肢疼痛中的作用

骨转移瘤能够调节细胞因子的表达，细胞因子表达上调能够调节中枢性和周围痛觉通路，从而诱发癌性骨痛。有研究发现 TNF 基因对于肿瘤诱导的痛觉过敏中起作用，TNFα 能够通过 P38MAPK 通路来增敏 TRPV1 通道，从而诱导痛觉过敏。而疼痛和炎症反应能够进一步诱导炎性细胞如巨噬细胞、中性粒细胞、T 细胞释放大量的细胞因子作用于初级传入神经、骨细胞和癌细胞，还启动一连串的反应，包括激活和敏化作用，使得骨溶解和肿瘤生长。这种循环机制可能是骨性癌痛持续性加重难以缓解的原因之一。

氧化应激在多种慢性疼痛包括炎症性疼痛和神经病理性疼痛中也起一定的作用。肿瘤细胞和肿瘤基质细胞是氧化应激的主要来源。在肿瘤细胞中，谷氨酸的分泌和抗氧化物质前体的重吸收高度相关。许多类型肿瘤细胞适应性高表达谷氨酸-胱氨酸逆向转运体，能够被动交换细胞内的谷氨酸。因为肿瘤细胞内氧化应激增高，胱氨酸的消耗也增高，由此骨-肿瘤微环境中谷氨酸含量增高，谷氨酸受体如 AMPA 受体、NMDA 受体和 Glu-R1、5 受体都在初级痛觉传入神经元的末梢表达。肿瘤细胞能够诱导 CCNO 合成酶的活化，持续产生 NO 和 ONOO。一氧化氮能够增加 NMDA 受体结合谷氨酸的敏感性，谷氨酸循环过程中的硝基化能够增强骨-肿瘤微环境中的谷氨酸神经递质传导，谷氨酸转运体 GLT-1 和 GLAST 的硝基化能够减少谷氨酸的重吸收，从而延长谷氨酸在神经突出处保持较高浓度的时间，高浓度的谷氨酸可激活痛觉信号传导通路并诱导痛觉信号的持续激活[17]。

四、治疗原则

因为四肢疼痛是多方面因素共同导致的，因

此治疗上也应该针对多种因素来进行。而某些治疗本身可能也会增加癌痛发生的几率，如化疗药物可能会导致神经病理性病变，化疗药物可能会影响机体的免疫系统从而对应用免疫制剂治疗癌性骨痛的效果产生影响。因此在进行联合治疗之前应考虑到各种治疗措施的相容性。下面将就目前治疗四肢疼痛的常规方法和一些有应用前景的方法进行简述。

（一）止痛药物

四肢疼痛的止痛治疗应遵循 WHO 三阶梯止痛指南。对于轻、中度疼痛可以应用非阿片类止痛药物如对乙酰氨基酚和非甾体类抗炎药物。当疼痛不能得到有效控制时，可以联合非甾体类抗炎药物和阿片类药物。应用对乙酰氨基酚时应考虑到其肝脏毒性。对于中重度四肢疼痛，阿片类药物是最常应用的手段。大部分四肢疼痛能够通过服用阿片类药物得到缓解。通过药物剂量滴定和给予长效药物来控制静息痛和爆发痛。对于阿片类药物控制不佳的四肢疼痛可以联合应用抗抑郁药物、抗癫痫药物和糖皮质激素等。

（二）全身治疗

双磷酸盐药物和地诺塞麦单抗都是四肢疼痛治疗的重要手段。这些制剂能够减少骨相关事件（病理性骨折、脊髓压迫或恶性的高钙血症等）的发生风险。地诺塞麦单抗对于预防骨相关事件的效果要优于双磷酸盐类药物，但其止痛效果是否优于双磷酸盐类药物目前尚没有结论，并且治疗费用也高于双磷酸盐类药物。无论是双磷酸盐药物还是地诺塞麦单抗都不应该作为四肢疼痛的一线药物。

（三）化疗和内分泌治疗

化疗和内分泌治疗可以通过减轻肿瘤负荷和（或）调节疼痛信号通路来达到止痛目的。如乳腺癌患者给予芳香化酶抑制剂或抗雌激素治疗可以起到止痛效果。但对于预后不佳的患者而言，如脏器和骨出现了广泛转移，这样情况下疼痛缓解通常较缓慢，而且患者也很可能不能耐受系统化疗。铂类、紫杉类和长春碱类药物的神经毒性可能会导致新的疼痛。

（四）放疗

外放射治疗是骨转移瘤治疗的标准方法，1/3 的患者可获得疼痛的完全缓解。美国放射肿瘤学会指南推荐病灶区域单次 8Gy 照射，这样可以有效缓解疼痛，相比分割放射更加经济方便。约有 20%的患者在接受 8Gy 单次放疗后可能仍需要再次治疗，接受分割放疗的患者约有 8%需要再次治疗。两种治疗方法的复发率几个月内并没有显著差异，考虑到晚期癌症患者的生存期，这两者的复发率其实没有显著差别。

对于出现广泛骨转移瘤疼痛剧烈的患者，可以行对上身、下身或者半侧肢体行单次半身放疗。治疗后疼痛可得到明显缓解。但这种放疗方法目前被放射性核素治疗所替代，二者治疗效果相仿而核素治疗的毒性更低。半身放疗仅适用于那些不能够接受放射性核素治疗的患者。

（五）放射性核素治疗

钐-153 和锶-89 通过释放 β 粒子，能够有效缓解四肢疼痛，有效率在 40%～95%之间。但疼痛缓解相比外放射治疗较慢，大约 2～4 周时间才可出现疼痛缓解。缺点是血液毒性较重，而且不能够延长生存期。在美国钐 153 被批准用于成骨性病变引起的疼痛。锶-89 用于骨转移瘤引起的疼痛。二者都仅用于放疗或其他治疗手段不能缓解的持续性或反复性骨痛患者。

（六）手术治疗

外科手术治疗通常适用于已经出现或即将出现病理性骨折的患者。对于长骨病理性骨折患者，治疗目标是为了缓解疼痛、降低致残率、最大限度保留肢体功能和骨骼的完整性。如果溶骨性病变累及了 50% 以上的骨皮质或转移瘤累及近端股骨伴随小转子骨折时可行预防性内固定手术。围术期的放疗通常在手术固定后给予，以促进骨质的再矿化和骨骼愈合，缓解疼痛，改善功能，降低再发骨折的风险。绝大多数没有完全性骨折的患者不需要接受手术治疗。对于那些除原发肿瘤外只有单发骨转移病灶的患者，转移瘤切除术可以很好的缓解疼痛，并可能会延长患者的生存期。

（七）局部消融术

对于转移病灶为单发或几个占位时，姑息性放疗治疗后仍然有持续性或反复疼痛，如果不能接受手术治疗或放疗，可以考虑接受局部消融治疗。射频消融技术和冷冻消融治疗对于四肢疼痛都是有效的治疗手段。射频消融治疗四肢疼痛的适应证为中度以上疼痛，有影像学上明确的病灶，病灶部位和疼痛部位一致，病变区域远离血管神经等关键组织。

五、四肢疼痛的动物模型

最早的研究四肢疼痛的动物模型大致有两

类：一是直接将肿瘤细胞注射到左心室内，而后肿瘤细胞播散到骨髓腔，在髓内增殖并侵犯周围骨组织。这种模型模拟了临床上常见肿瘤如乳腺癌、前列腺癌等易于发生骨转移的肿瘤的特点，但最大的缺点在于肿瘤的转移部位和肿瘤大小难以预测和控制。另外一种模型为将肿瘤细胞直接注射到股骨或胫骨骨髓腔内，这样能够保证骨肿瘤的形成，但这种模型的缺点在于由于骨表面注射部位应用传统试剂很难严密封闭，导致肿瘤细胞逸出并在髓外生长，侵犯周围软组织和神经血管。直到 1999 年模型得以改良，在施行关节切开术后髓内直接注射肿瘤细胞，而后应用牙科银汞合金来进行封闭。这种模型保证了肿瘤在长骨的髓腔内生长，模拟了人骨转移瘤的生长模式。选择什么类型的四肢疼痛模型需要考虑选择哪种动物以及动物的免疫性。目前观点认为，免疫健全动物更适合于建立四肢疼痛模型，因为动物的免疫系统同肿瘤细胞之间相互作用更接近于人骨转移瘤。研发更适合的四肢疼痛的动物模型对于未来四肢疼痛治疗将起到重要的推动作用。

（王国年　邹慧超）

第七章

社会心理学与舒缓医学

第一节　癌痛心理评估

癌痛分为急性痛和慢性痛。癌痛急性发作与组织损伤密切相关，而当癌痛持续存在且越来越严重时，常被视为疾病进展的信号，患者容易产生绝望、无助感及情绪上的痛苦，甚至影响患者的应对技巧。疼痛是情绪、认知及感觉复杂综合过程的产物，类似的，癌痛不仅是一种躯体经验，还涉及情感、认知、行为以及社会文化等维度，因此癌痛的心理评估可能涵盖认知理念、情绪状态、行为方式及社会家庭因素等，本章从疼痛信念、心理障碍筛查两方面介绍常用的评估工具。

一、疼痛信念

William 等将患者认为疼痛是什么、疼痛对其意味着什么定义为疼痛信念，或者说，疼痛信念是患者对自己疼痛经历的感受、认识及预期，研究或论文中常使用想法、信念、态度、自我效能、预期等专业术语来描述。疼痛信念在癌痛应对过程中起重要作用，会影响患者面对癌痛的应对策略,例如对疼痛持有积极正性信念的患者会有高水平的生命质量和低程度的抑郁。疼痛信念的评估为综合判断生理、心理因素在癌痛中的作用提供了一个新的靶点。

国际上已有一些用于评估患者疼痛信念的工具,例如《疼痛信念与感知量表》、《疼痛灾难化量表》、《疼痛态度问卷》、《疼痛信念问卷》、《中国人癌症疼痛评估工具》, < Cognitive Error Questionnaire >, < Pain Cognitions Questionnaire >, <Cognitive Evaluative Questionnaire>, <Pain-Related ControlScale>, <Inventory of NegativeThoughts in Response to Pain > 以 及 < Pain CognitionList-Experimental version>。可惜的是,这些自评工具中绝大多数都缺乏较好的心理测量学数据支持,极少工具获得了癌痛人群数据支持,极个别工具在我国文化环境背景下进行了编制或修订。

(一) 疼痛信念与感知量表 (Pain Beliefs and Perceptions Inventory,PBPI)

由美国心理学家 Williams 和 Thorn 于 1989 年共同研发。量表包括 4 个维度——"感到疼痛很神秘"、"认为会持续疼痛"、"认为疼痛不可解除"、"自责感",每个维度下各 4 个条目,共 16 个条目。采用 5 级评分,"非常不同意"计-2分,"不同意"计-1 分,"同意"计 1 分,"非常同意"计 2 分。该量表能够测评患者主观的疼痛强度、多因素相关的慢性疼痛的治疗依从性、患者的自尊、疼痛的躯体和精神心理因素等,在国外的研究中得到广泛应用,有较好的信效度。中文版由贺婷等在 203 例的癌痛人群样本调查中进行了翻译及修订,对该量表的各个分量表的内部一致性信度进行测量，各维度 Cronbach's α 系数分别为 0. 735、0. 885、0. 741、0. 785，总量表为 0. 731，量表总信度 0. 8 以上。

（二）疼痛灾难化量表（Pain Catastrophizing Scale，PCS）

Sullivan1995 年编制，包括 13 种与疼痛有关的感受和情绪描述。计算总分，38 分以下——你没有特别受到疼痛的困扰，38～52 分——恐怕真的会将疼痛灾难化。

（三）疼痛态度问卷（Survey of Pain Attitudes，SOPA）

Jensen 等设计，用于测量长期慢性疼痛患者调整适应过程中态度的重要性。该量表简版由 14 个条目组成，分为 7 个维度：医疗救治信念、控制信念、获得支持信念、失能信念、药物信念、情绪信念、生理损伤信念。采用 5 级评分制，0 分代表"与我的情况完全不符"，4 分代表"与我的情况非常相符"。各维度得分为所属条目相加所得，分数越高，代表患者持有此种信念越强。如患者失能信念维度得分越高，反映患者认为疼痛会使人丧失能力的信念越强。该量表内部一致性系数为 0. 56～0. 73，重测信效度为 0. 81～0. 91。2011 年黄永成等将 SOPA-14 引入中国香港，证实其良好的区分效度和信度，内部一致性系数为 0. 77。此量表是国内已发表的可用于癌性疼痛信念测量的量表之一，条目少，填写简单，适合疼痛严重或耐力低的患者填写。

（四）疼痛信念问卷（the Pain Beliefs Questionnaire，PBQ）

Edwards 等 1992 年编制，用以测量慢性疼痛患者对疼痛病因、疼痛体验的信念。包括 12 个条目，2 个维度：8 个条目用以测量个人对疼痛原因及是否可控的信念，称为生理信念维度；4 个条目用以测量心理因素对控制疼痛影响的信念，称为心理信念维度。采用 5 级评分制，0 分代表从不这样认为，4 分代表总是这样认为。得分越高，代表在疼痛体验中患者认为疼痛不可控程度越高，认为心理会影响疼痛程度的作用越大。内部一致性系数为 0.75~0.76，有良好的区分度。PBQ 量表的优点是条目少、易懂，患者填写方便。

（五）中国人癌症疼痛评估工具（Chinese Cancer Pain Assessment Tool，CCPAT）

由香港理工大学护理学院于 1996 年根据中国文化背景研制的多层面疼痛评估工具。CCPAT 包括身体功能、药物使用、心理社交、疼痛信念、情绪及疼痛强度等 6 个方面，共 56 个指标，分数越高表示受疼痛影响越严重。该量表可从多个角度对癌性疼痛进行评估，疼痛信念是其中一个部分。该量表能使医护人员从多层面去分析癌性疼痛，并能提供一个能评估癌性疼痛的较好的工具。

二、心理痛苦

研究发现癌痛与心理痛苦密切相关，后者包括高水平的抑郁、焦虑、恐惧及负性情绪，例如癌痛患者的焦虑、抑郁及愤怒水平比没有疼痛的癌症患者要显著高。疼痛强度高、持续时间长的患者情绪紊乱水平最高。生存期不到 6 个月的患者中经历更高水平疼痛的患者报告焦虑或抑郁的可能性更高。晚期癌症住院患者中，疼痛更严重的是其担心疼痛、恐惧未来、害怕疼痛进展的水平也更高。被转诊至疼痛治疗的癌症患者中，疼痛越严重的报告更高水平负性情绪、更低水平积极情绪的也更多。以下将介绍癌痛患者中常用的心理痛苦筛查工具，包括焦虑、抑郁、谵妄等。

（一）心理问题

1. 心理痛苦温度计（Distress Thermometer, DT) NCCN 推荐使用心理痛苦温度计更快捷、简便地发现癌症患者的心理痛苦。该工具不仅能评估心理痛苦的程度，还涵盖了患者生活、社会角色、情绪、躯体等可能引起心理痛苦各个维度的问题。

心理痛苦温度计为组合工具，包括一个单项条目的心理痛苦自评工具及一张问题量表。单项条目自评包括从 0~10 共 11 个尺度（0 代表无痛苦；10 代表极度痛苦），指导患者在最近 1 周所经历的平均心理痛苦水平的数字上做出标记。问题量表心理痛苦温度计还包括一项问题列表。该问题列表涵盖了癌症患者患病后遇到的各种问题，被分成了 5 个目录：实际问题、家庭问题、情感问题、灵性/宗教担忧和躯体征状。

中文版由北京肿瘤医院唐丽丽等多位精神科和心理学专家进行翻译并根据我国癌症患者和肿瘤临床的实际情况进行了校对，问题列表也分为 5 个目录共包括 40 个问题。近期研究显示，DT 与 DSM-IV 相比其筛查焦虑、抑郁的敏感性和特异性分别为 98% 和 73%。中文版将 4 分定为心理痛苦有无的标准；我国淋巴瘤人群中建议以 5 分作为临界值。天津医科大学肿瘤医院疼痛科在晚期癌痛患者中进行了信效度检验，建议以6分作为临界值。

2. 医院焦虑抑郁量表（Hospital Anxiety and Depression Scale，HADs）1983年由Zigmond和Smith编制，主要应用于非精神病性医院住院患者的焦虑和抑郁症状的筛查。该量表为14个条目的自评量表，由2个因子组成，7个条目评定焦虑（HADs-A），7个条目评定抑郁（HADs-D）。每个条目均采用Likert四级计分（0-3），每一子量表的计分范围为0-21分。叶维菲等将HADs翻译为普通话版本并进行测试，目前在我国广泛使用，癌症患者中应用也具有较好的因子结构和筛查效能。该量表在中国台湾同类研究人群的文献报道中以9分为HADS-A的最佳临界值，8分为HADS-D的最佳临界值，13分为总量表的最佳临界值。

（二）焦虑

1. Zung焦虑自评量表（Self-rating anxiety scale，SAS）由Zung于1971年编制，分析患者主观症状的相当简便的临床工具，能够较为准确地反映有焦虑倾向的精神病患者和普通人的主观感受。含20个项目，4级评分，评定项目所定义的症状出现的频度，标准为："1"没有，"2"小部分时间，"3"相当多时间，"4"绝大部分时间或全部时间。评定时受试者须根据自己"最近一星期"的实际情况来回答。

本量表的第5、9、13、17、19条项目的计分须反向计算。最终将20个项目的各个得分相加，得粗分，用粗分乘以1.25以后取整数部分，得到标准分。使用标准分评价结果，标准分越高，表示这方面的症状越严重。一般来说，焦虑总分低于 50 分者为正常；50~60 分者为轻度，61~70 分者是中度，70 分以上者是重度焦虑。

2. 状态-特质焦虑问卷（State-Trait Anxiety Inventory，STAI）状态—特质焦虑问卷，由 Charles D Spielberger 等人编制。旨在区别评定短暂的焦虑情绪状态和人格特质性焦虑倾向。STAI 为自评量表，两个分量表共 40 项描述题。第 1~20 项为状态焦虑分量表（S-AI），其中半数为描述负性情绪的条目，半数为描述正性情绪条目，评定个体即刻的或最近某一特定时间或情境的恐惧、紧张、忧虑和神经质的体验或感受。第 21~40 项为特质焦虑分量表（T-AI），用于评定较稳定的焦虑、紧张性人格特质，其中有 11 项为描述负性情绪的条目，9 项描述正性情绪。STAI 采用四点评分法。S-AI：1 = 完全没有，2 = 有些，3 = 中等程度，4 = 非常明显；其中 10 项为反向计分。T-AI：1 = 几乎没有，2 = 有些，3 = 经常，4 = 几乎总是如此；也有 10 项为反向计分。中译本的 STAI 构想效度已进行了验证性因素分析，S-AI 和 T-AI 问卷具有良好的构想效度。

一般 10~20 分钟可完成所有条目的回答。可用于个人或集体测验，受试者一般应具有初中文化水平。

3. 广泛性焦虑量表-7（Generalized Anxiety Disorder-7，GAD-7）用于广泛性焦虑的筛查和症状严重度的评估，是患者健康问卷的一个组成部分，由 7 个项目组成，每个条目的分值设置为 0-3 分，总分范围 0-21 分。根据得分评估焦虑程度：0~4 分无焦虑；5~9 分轻度焦虑；10~14 分中度焦虑；15 分以上为重度焦虑。

王贝蒂等在中国恶性肿瘤患者中进行了 GAD-7 的应用研究，结果显示 GAD-7 的 Cronbach a 系数为 0.859，有较好的内部一致性。各条间的相关系数值范围在 0.257~0.638 之间，量表总得分与各条目间的相关系数值范围在 0.641 ~ 0.794（P<0.01）之间，提示 GAD-7 量表内部同质性较好。效度检验是以 DSM-IV 为" 标准"来检验其有效性，结果说明以 10 分为分界值具有较好的一致性，且具备较高诊断价值。

（三）抑郁

1. 流行病调查用抑郁自评量表（CES-D）美国国立精神卫生研究所 Sirodff 编制于 1977 年，用以筛查出有抑郁症状的对象，以便进一步检查确诊，较广泛地用于流行学调查。也有人用作临床检查，评定抑郁症状的严重程度。与其他抑郁自评量表相比，CES-D 更着重于个体的情绪体验，较少涉及抑郁时的躯体征状。

表格由评定对象依据自身"现在"或"过去一周"的相应情况或感觉出现的频度填写。0 分为不足 1 天者为"没有或基本没有"，1 分为 1~2 天"少有"，2 分为 3~4 天"常有"，3 分为 5~7 天"几乎一直有"。一般 5~7 分钟可以完成。将 20 项得分相加，<10 分无抑郁症状；10-15 分可能有抑郁症状；20 分以上肯定是有抑郁症状。

2. 贝克抑郁量表第 2 版（Beck Depression Inventory-II，BDI-II）贝克抑郁量表是应用最为广泛的抑郁症状自评量表之一，用于评估每种抑郁症状的严重程度，在各种疾病人群和普通人群的抑郁症状评估中均得到应用。该量表的第 1 版由贝克等于 1961 年编制，其中文版在国内获得广泛使用。1996 年贝克等根据 DSM-IV 抑郁症诊断标准进行了修订，推出了第 2 版。含 21 个条目，每个条目 0~3 及评分。总分为 21 个条目的评分总和，总分 0~13 分为无抑郁，14~19 分为轻度抑郁，20~28 分为中度抑郁，29~63 分为重度抑郁。该量表已在中国抑郁症复发、大一学生和青少年样本人群中做了信效度检验。

3. 患者健康问卷-9（Patient Health Questionnaire，PHQ-9）DSM-V 推荐使用的抑郁问卷，仅 9 个条目，与 DSM-V 的 9 条核心症状学标准一致，可用于抑郁筛查，也可用于抑郁严重程度的评估，以及抗抑郁治疗监测。内容简单且操作性强。每个条目的分值设置为 0-3 分，共有 9 个条目总分值 27 分。根据分值评估抑郁程度：0~4 分无抑郁；5~9 分有抑郁症状；10~14 分明显抑郁症状；15 分以上重度抑郁。

中国恶性肿瘤患者的 PHQ-9 应用信度与效度研究显示，该工具 Cronbacha 系数为 0.852，具有较好的内部一致性；各条间的相关系数值范围在 0.165~0.652 之间，量表总得分与各条目间的的相关系数值范围在 0.441~0.830（$P < 0.01$），以 PHQ-9 自身为筛选工具，以 DSM-IV 为"标准"来检验其有效地，取 5 分和 10 分做分界值分别计算敏感度和特异度等指标，结果显示后者 Kappa 值高于前者，说明均具有好的一致性，后者优于前者。此外，ROC 受试工作者曲线显示诊断价值较高。

（四）谵妄

谵妄是一种急性发作的大脑功能紊乱，其最

基本的特征是急性发作的注意力和认知紊乱。典型的症状是意识障碍、注意力不集中、思维不连贯、感知觉障碍、记忆力障碍、精神运动障碍、情感障碍和睡眠-觉醒周期的紊乱。起病时间短，通常为数小时或数天，各种症状在一天内具有波动性，有昼轻夜重的特点。在癌症患者，特别是晚期癌症患者中很常见的一种精神症状。癌症患者谵妄的发生率大约为 20%，在生命的最后几个星期内，谵妄的发生率高达 85%。癌痛患者绝大多数疾病分期较晚，躯体状况较差、脑转移以及阿片类药物的使用均使得癌痛人群的谵妄发生颇为常见。但由于临床医生认识的不够，谵妄的识别率却不尽如人意如。因此，介绍以下几种常用的谵妄筛查及分级工具，以便临床中使用。

1. 谵妄分级量表（Delirium Rating Scale, DRS） 目前国外应用较为广泛的临床评估谵妄的主要工具之一，由临床医生评定。它具有良好的特异性、敏感性以及可靠性；尤其是 1998 年的修订版即谵妄分级量表-98 修订版（DRS-R-98）弥补了原有量表的部分不足，从言语、思维过程、行为运动及认知等不同角度进行评估，使得研究者能够更为详尽地描述谵妄症状的演变过程以及对药物治疗的反应；同时还能有效地与其他精神障碍，特别是痴呆等进行鉴别。

该量表共分为两部分：①3 个诊断项目，包括"症状发生时间"、"症状波动性"和"躯体病因"，用于鉴别谵妄同其他精神障碍如痴呆、精神分裂症等；②13 个严重程度项目，用于评估谵妄的严重程度，其中涵盖了言语、思维过程、运动表现以及认知等内容。目前已证实

DRS-R-98 具有良好的效度和信度，其总分为 46 分，严重程度分最高为 39 分。目前临床上一般将 DRS-R-98 量表分界值分别确定总分 ≥18 或严重程度分 ≥15 即诊断为谵妄。

2. 简明智能量表（The Mini-Mental State Examination，MMSE）由 Folstein 编制于 1975 年。它是最具影响的认知缺损筛选工具之一，被选入诊断用检查提纲（DIS），用于美国 ECA 的精神疾病流行病学调查和医生评估。帮助筛查患者是否有定向力、注意力、记忆力、语言和视觉感知等方面的缺陷。谵妄期间多次进行 MMSE 评分，可以协助评价谵妄状态的改善情况。

MMSE 共 19 项。项目 1~5 是时间定向。6~10 为地点定向、第 11 项分三小项，为语言即刻记忆。第 12 项为五小项，检查注意和计算。第 13 项分三小项，为短程记忆。第 14 项分二小项，为物体命名。第 15 项为语言复述。第 16 项为阅读理解。第 17 项为语言理解，分三小项。第 18 项考虑到中国老人教育程度，改成说一句句子，检测言语表达。第 19 项为图形描画。共三十个小项。正常值根据不同文化程度确定，文盲>17 分，小学>20 分，中学以上>24 分。

3. 谵妄评定方法（The Confusion Assessment Method，CAM）由美国 Inouye 教授编制的谵妄诊断用量表。CAM 根据 DSM-Ⅲ-R 谵妄的诊断标准建立，用于老年谵妄的临床辅助诊断，具有比较好的信度和效度，其研究成果被广泛引用。国内北京回龙观医院李娟、邹义壮等根据我国临床的实际情况和特点，对 CAM 原有的项目建立等级评定，设立详细的评分定义，成为适合临床使用的老年谵妄评定工具。通过临床现场测试，对其信度、效度和可操作性进行评价，建立了3个因子量表和诊断算法，并开发了CAM-CR的计算机辅助诊断程序。

4. 护理谵妄筛查量表（NU-DESC）护理人员使用的可积分式谵妄诊断工具，护士24小时内按时间段分别评估三次（每8小时评估一次）。工具由5个症状组成：定向、行为、言语交流、错觉/幻觉、精神运动性迟缓。根据每类症状的严重程度在0~2之间评分，24小时总成绩≥3可诊断谵妄。该量表中文版在国内麻醉恢复室中进行了信效度修订，中文版Nu-DESC总分的组内相关系数值为0.91（$P<0.01$）。与金标准DSM-IV对照，应用3分作为分界值时，灵敏度为0.80（95%CI：0.63-0.91），特异度为0.92（95%CI：0.87-0.95），两者的临床诊断一致性的Kappa值为0.66（$P<0.01$）。认为中文版Nu-DESC具有满意的信度和效度。尚无在癌痛人群中的应用研究报告。

（管冰清）

第二节　舒缓医学

一、概　述

舒缓医学，英文为palliative care，在香港被译为"纾缓医学"，在中国台湾被译为"安宁疗护"，在大陆除"舒缓医学"外还有"姑息医学"、"宁养医学"、"缓和医学"甚至"临终关怀"等多个名称。舒缓医学的起源最早可以追溯到中世纪欧洲的收容所，其后逐渐发展，自1967 年 Cicely Saunders 女士在英国伦敦建立圣克里斯多弗安宁院，舒缓医学才成为一门独立的临床学科，至今已走过近 50 个年头。

舒缓医学成立初期即强调"我们必须关心生命的质量，就像我们关心生命的长度"。2002年，世界卫生组织在原有的定义基础上，将舒缓医学定义修订为：通过早期识别，积极评估，控制疼痛和治疗其他痛苦症状，包括躯体、社会心理和宗教的（心灵的）困扰，来预防和缓解身心痛苦，从而改善面临威胁生命疾病的患者和他们的亲人的生命质量。

舒缓医学的服务团队包括医生、护士、心理医生、药师、营养师、社工、志愿者、神职人员等，团队成员共同面对临终患者及他们的家庭。这些患者多为晚期癌症患者，少部分患有其他不可治愈的慢性疾病，在疾病末期患者通常被多种生理和心理上的不适症状所困扰，社会关系也会出现问题，他们在整个求医过程中需要团队成员反复沟通来帮助他们做出最优决策，向这些临终患者及其家属提供生理、心理、社会及灵性等方面的综合照顾，使患者的症状得到控制，生活质量得到提高，尊严得到维护，家属的身心健康得到照顾，帮助患者在临终时能够安宁、舒适的走完人生最后一段旅程。归纳起来，舒缓医学的目的有如下几点：

1. 症状控制　提供控制疼痛等痛苦症状的临床医疗服务。

2. 维护和尊重生命，把濒死认作一个正常的过程。

3. 既不刻意加速死亡，也不拖延死亡。

4. 整合患者的精神心理和宗教的缓和关怀于一体。

5. 提供支持系统，说服患者尽可能以积极的态度活着直到死亡。

6. 提供支持系统，说服家属正确对待患者的疾病过程和他们的居丧。

7. 应用团队的工作方法满足患者和他们亲人的整体需求，包括必要时的居丧服务咨询。

8. 增加生命质量，也就能够有效的干预疾病的过程。

9. 也适用于疾病的早期，联合应用其他积极的延长生命的治疗，如放疗和化疗，包括需要进一步检查，来评估和治疗痛苦的各种并发症状。

二、国际部分地区舒缓医学简介

1967 年 Cicely Saunders 女士在英国建立圣克里斯多弗安宁院标志着现代的舒缓医学的起始，20 世纪 70 年代中期到 90 年代，美国、加拿大、南非、荷兰、瑞典、瑞士、法国、印度、新加坡、中国香港、中国台湾等 40 余个国家和地区先后成立了临终关怀机构，舒缓医学逐渐发展成为国际性学科，被全球医学界认可。

（一）英国

英国作为现代舒缓医学的起源，其舒缓医学的发展一直处于世界领先位置。门诊、住院、家居（小区）及日间照料病房等形式相结合的服务模式即是在英国逐渐完善起来的。生理、心理、社会及灵性的团队整体照顾也为全球舒缓医学的表率。

英国的舒缓医疗的服务对象是主要是癌症晚期患者，少部分其他不可治愈的慢性疾病晚期患者。当全科医生或医院医生判断患者预期生命不超过 6 个月时，将根据患者实际情况，建议转进就近的临终关怀机构接受舒缓医疗服务。服务通常由医师、护士、社工、家属、志愿者、心理医师及宗教人士共同参与，主要任务是控制疼痛、缓解症状、舒适护理、减轻患者心理负担和焦虑情绪等。舒缓医疗不仅帮助患者的环节生理上的不适，还会对患者的社会、情感和精神上的异常状态进行指导照顾，在患者生病期间及病逝后对家属进行心理疏导，开展心理咨询、死亡教育、丧亲安抚等心理救助服务。临终关怀机构会将环境布置得温馨舒适，并提供音乐、阅读、康复、按摩、娱乐、浴室等场所满足患者的多种需求。

英国的舒缓医疗服务已经在社会得到广泛认可，每年约有 25 万患者以不同方式接受舒缓医疗服务，据英国权威机构调查显示，2007 年英国支持临终关怀事业的志愿者总数超过 10 万人，这些志愿者通过募捐、宣传、组织义工活动等方式增进人们对这项事业的了解。

英国的临终关怀机构都属于非盈利性机构，作为全民公费医疗的国家，患者接受舒缓医疗服务的就诊、住院期间完全免费，其医疗服务的费用由政府承担 30%～50%，各种管道的慈善捐助承担 50%～70%。

（二）美国

20 世纪 70 年代初期 Cicely Saunders 女士将临终关怀的理念传入美国，1974 年美国首家临终关怀机构成立，1978 年美国国家临终关怀组织（NHO）成立，目前在全美有超过 3100 个分支机构。1982 年美国国会颁布法令在医疗保险计划中加入临终关怀内容，政策的支持为美国临终关怀事业奠定了财政基础，随后美国各地临终关怀机构纷纷成立，发展出各种正规的非赢利和赢利性机构遍布在美国 50 个州中，至今有超过 60 万的患者和他们的家庭接受了这种服务。

　　美国临终关怀已走上制度化道路，接受临终关怀服务有一套严密的程序。首先，在医生确认患者疾病不可治愈且威胁生命后，患者可随时转入临终关怀机构接受舒缓医疗服务。其后，负责照顾患者的临终关怀机构要与患者的前主治医师联系，以明确患者病情，患者在接受服务需签署"选择接受临终关怀知情同意"协议，明确自己可以接受舒缓医疗服务，既不加速，也不延缓死亡。

　　提供临终关怀服务的工作人员由医生、护士、药师、社工、义工（志愿者）、理疗师、心理咨询师、律师等组成。在美国，90% 的临终患者接受居家服务，少部分患者住在养老院或医疗卫生中心。临终关怀机构帮助患者在家中添置需要的医疗护理设备，确保患者所处环境的卫生、安全、方便。随诊生命最后一刻邻近，患者对死亡恐惧的将越来越严重，舒缓医疗的服务人员会建议家属持续陪伴在患者身边，进行精神安慰，同时给予相应的对症治疗。如果患者接受临终关怀后病情出现好转，可以随时取消临终关怀服务计划，改为进行积极的治疗。患者离世后，家属通常难以承受丧亲之痛，临终关怀服务会继续提供为期一年的情感支持，有的还定期举办活动，缅怀死者。

美国多数的临终关怀服务费用由医疗保险承担，包括治疗中所有药物和设备以及最终的丧葬服务。除医疗保险计划外，联邦政府和患者所在州共同向贫困患者提供医疗保健计划，根据其资产信息提供相应等级的临终关怀服务，这使更多的患者得以享受临终关怀服务。在具体操作中，整套严密的规章制度使得在现有经济条件可以承受的范围内保证享受服务人群的利益，确保临终关怀服务健康、有序、持久的运转。

（三）中国台湾

中国台湾的舒缓医学质量位居亚洲之首，在最近由经济学人智库发布的《2015年度死亡质量指数》报告中，中国台湾取得了全球第六、亚洲第一的好成绩。

1990年，马偕纪念医院成立安宁疗护病房，标志着舒缓医学进入中国台湾，同年末，中国台湾成立了安宁照顾基金会，主要向贫困患者提供经济援助，并在社会上进行临终关怀的宣传教育，培养所需人才，进行国际间的交流。20余年来，中国台湾的舒缓医学逐渐形成了规范和成熟的体系，能够为中国台湾民众提供安宁病房的院内照顾、安宁共同照护以及居家照顾（或居家护理），相关的医疗服务由健康保险（简称健保）承担，患者除要求特殊优质照顾外不需要付费。

同欧美的舒缓医学一样，中国台湾的安宁疗护团队也是由医生、护士、心理师、社会工作者、宗教人士及志愿者等多领域、多学科人员组成。团队成员全方位的为患者及家属提供"五全照顾"，即全人：把患者看作"身心灵"整体的人来照顾；全家：照顾家属的身心健康，帮助其顺利度过哀伤；全程：服务贯穿发病开始、治疗中、死亡前后、殡葬事宜乃至家属在丧亲后的哀伤辅导；全队：由专业团队照顾患者及其家属；全社会：通过宣传教育改变全社会的理念，在政策、法规、医保等方面取得全社会支持。

在中国台湾，当医师认定患者处于生存末期，其生存期不超过 6 个月时，患者可以选择接受安宁疗护服务来取得支持性治疗，缓解身体、心理、精神等不适症状。接受服务前患者及家属明确同意接受安宁疗护，并签署放弃心肺复苏等抢救措施的协议。服务初期团队成员将全面评估患者的身体、心理、精神、社会关系、家庭、经济、宗教等方面的情况来制定照顾方案，在服务中团队成员将持续与患者及家属沟通，共同探讨修订治疗方案，照顾期间安排在院护理及居家护理，指导家属对患者进行生活护理，帮助患者与亲朋好友道别，最后提供丧葬协助与丧亲者的哀伤辅导。

三、我国大陆地区舒缓医学现状

我国的舒缓医学起步较晚，因有特殊的文化背景，舒缓医学群众基础较差，发展缓慢，民众认可度不高。近年来，随着国际上舒缓医学的地位越来越重要，我国国内舒缓医学才被越来越多的有识之士所关注。卫生部 2006 年制定的《城市小区卫生服务机构管理办法（试行）》中规定，城市小区卫生服务中心必须设立临终关怀室，鼓励有条件的小区卫生服务中心开设临终关怀科。

1988 年 8 月，我国第一家研究舒缓医学的机构——天津临终关怀研究中心成立。之后，在北京、上海、广州、昆明、四川、沈阳等地陆续成立了专业机构或专业科室为临终患者提供舒缓医疗服务。1998 年由李嘉诚先生捐资设立的"人间有情"全国宁养医疗服务计划开始启动，为贫困的晚期癌症患者提供免费家居服务并提供必需药品。

随着国内外交流发展，我国从事舒缓医学专业的人员开始与英国、美国、日本、香港、中国台湾等国家地区进行学术学习与交流，逐渐引进了"三阶梯止痛原则"、"灵性照顾"、"临终期舒适护理"、"全人照顾"、"门诊-住院-家居服务模式"等国际成熟理念。近年来，国内先后成立了多个学会，在国内进行会议学术交流，互通有无，将引进的理念进行适应国情的修改，并大力发展专业人才培养，为舒缓医学在我国的发展奠定了坚实基础。

2015 年经济人智库发布的全球死亡质量指数报告中，我国名列第 71 位，成绩非常不理想。该报告主要对五大类 20 项指标进行评分，包括姑息与医疗环境（20%）、人力资源（20%）、护理的可负担程度（20%）、护理质量（30%）以及公众参与（10%）。定量指标的数据来源于官方来源的公开数据，定性指标评分是根据公开可用的信息（如政府政策和评论）和对各国专家的采访得出的。

按照上述评估指标，我国的具体如下：

1. 姑息与医疗环境　目前，除上海、北京和成都外，国内一些综合医院，如昆明三院、中国医科大学附属盛京医院、大连中心医院、郑州市九院等都开设专业病房或姑息治疗中心多年，社会影响较大，最长的已经开诊近20年，最短的也开展了5年；李嘉诚基金会人间有情全国宁养医疗服务项目所属的30余家宁养院几乎遍布全国各个省、市、自治区，为广大贫困的晚期癌痛患者提供了全面的专业照顾，并提供各种形式的专业培训和参访学习；各种形式的社区舒缓治疗专业服务也在不断发展中。

2. 护理的可负担程度　以辽宁省沈阳市为例，政府资助的医保可以帮助舒缓治疗的患者解决60%~70%的医疗费用，而且其费用远低于抗肿瘤治疗，在很大程度上减轻了患者和家属的负担。我们最缺乏的是慈善捐助以及医保政策的倾斜。

3. 人力资源　学术团体组织在培养专业人才方面发挥了积极的作用，如中国抗癌协会癌症康复与姑息治疗专业委员会，在癌痛规范化治疗、症状控制等方面培训全国肿瘤、疼痛和姑息专业的医务人员；中国抗癌协会肿瘤心理专业委员会积极普及肿瘤心理、肿瘤社会心理学知识和技能；各级各类的疼痛学会也进行了部分舒缓治疗的培训。

4. 护理质量　中国社会工作教育协会和李嘉诚基金会人间有情全国宁养医疗服务项目联合开展宁养临终关怀社会工作服务示范项目，为患者和家属提供心理社会支持；中国医科大学附属盛京医院宁养病房持续开展专业灵性照顾，通过全国继续医学教育传授专业知识和技能，并进行

405

拒绝心肺复苏术的宣教；癌痛规范化示范病房项目在全国广泛开展，改善了阿片类药物的供应。

5. 公众参与　除了报告中所提及的松堂关怀医院、中国生前预嘱推广协会外，李嘉诚基金会全国宁养服务项目培训并积极发展志愿者；还和社会工作合作，姑息治疗的公众参与得到了一定的发展；中国生命关怀协会积极推广生命关怀理念等。

可以看出，我们虽做了很多努力，但排名仍然落后，可能原因如下：

（1）我国的临床医学学科目录中仅有"临终关怀"，没有"舒缓医学"，而且，"palliative care"的中文翻译种类多，如姑息医学、缓和医疗、纾缓医学、宁养医学、临终关怀等，同时，姑息医学和临终关怀的概念区分不清，各专业机构的名称也不统一，难免造成统计上的遗漏；

（2）语言障碍：很多工作没有以外文的形式发表出去，或没有进行对外交流；

（3）官方数据的获取：我们的工作大多是自发的，散在的，没有政府统一部署、指导和管理，难以形成官方数据。

这份报告让我们看到了自身的诸多不足，提供了宝贵经验，为中国舒缓医学的专业发展指明了方向，更加唤醒了我们作为专业人员的使命感。我们期待着早日实现政府、专业人员和社会有效统筹、携手，大力推动姑息医学的发展，为更多的患者在生命的最后时刻带来阳光般的温暖，使他们有尊严、无痛苦地完美谢幕。

四、舒缓医学面临的问题

世界范围内，舒缓医学仍属于"新兴学

科"，除疼痛外其他症状控制效果欠佳、医疗资金投入较少、专业机构覆盖面狭窄、专业人员缺乏、民众了解程度不高等局限都是舒缓医学如今面临的问题。即使在英国，皇家护理学会2014年通过调查表示，他们对其成员为临终人群提供高质量关怀照顾的能力表示严重担忧。只有10.5%的护士认为他们总是能够提供正确的临终关怀护理，70%的临终患者违背自己的意愿来住院，因为小区缺乏相应的临终关怀资源。

目前为止，多个国家的多项研究已经证明了舒缓医疗在改善躯体及心理症状、提高生活质量、提高生命终末期护理质量、提升患者满意度、减少花费甚至是延长生存期等方面有积极作用。过去几年里，美国医学研究所（IOM）、美国临床肿瘤学会（ASCO）、欧洲肿瘤学会（ESMO）以及癌症支持治疗多国协会（MASCC）等世界多家研究机构都呼吁将舒缓医疗纳入到肿瘤的综合治疗中。但是，如何界定是否将舒缓医疗真正的整合进肿瘤的综合治疗中，国际上没有一个确切的标准。ESMO提出过一个包含13条个项目的"整合标准"，但现今仍然没有一个国际通用标准来规范指导将舒缓医疗纳入到肿瘤的综合治疗体系中。

除世界舒缓医学共有的问题外，我国大陆地区舒缓医学与其他国家地区相比还有我们自身的局限。受传统文化及孝道的影响，人们避讳谈及死亡，将舒缓医疗看做"消极医疗"甚至"等死"，患者及家属互相隐瞒，死亡教育的缺失，宣传力度不足等现象都阻碍着舒缓医学在我国发展。同时，医院作为自负盈亏的机构，医保资金投入不足也制约着医院收治临终患者的数量，需长期住院的患者的需求得不到满足。我国提供舒缓医学服务专业机构较少，绝大部分服务由综合性医院其他专业科室提供，人员专业技术培训不足，多数机构或科室提供服务的仅是临床的医生和护士，团队中的护工、心理咨询师、社工、志愿者、宗教人士等应有专业服务人员空缺，造成国内舒缓医学服务常常并不能解决患者除躯体征状外的不适。总之，我国的舒缓医学仍有巨大空白亟待填补，理念的推广、机构的建立、专业技术人员的培养、财政的合理获取与支配等许多问题需要解决。

（王玉梅）

第三节　癌痛治疗中的伦理问题

一、概　述

伦理学是关于道德问题的理论，是研究道德的产生、发展、本质、评价、作用以及道德教育、道德修养规律的学说。而道德则是社会与自然一切生存与发展的利益关系中，善与恶的行为规范，及其相应的心理意识与行为活动的总和。伦理学则是通过善与恶、权利与义务、理想与使命，即人们的行为准则等一切范畴和体系来反映的。医学伦理学是用伦理学理论和原则，来探讨和解决医疗卫生工作中人类行为的是非善恶问题。医学伦理学是运用一般伦理学原则解决医疗卫生实践和医学发展过程中的医学道德问题和医学道德现象的学科，它是医学的一个重要组成部分，又是伦理学的一个分支。医学伦理学是运用伦理学的理论、方法研究医学领域中人与人、人与社会、人与自然关系的道德问题的一门学问。

公元前四世纪的《希波克拉底誓言》是医学伦理学的最早文献，其要旨是医生应根据自己的"能力和判断"采取有利于病人的措施，保护和尊重病人的隐私。所有过去的医学伦理学的文献一般都含有美德论和义务论两个内容。美德论讨论有道德的医务人员应具备的美德和品质。许多文献都认为医生应具有仁爱、同情、耐心、细心、谦虚、谨慎、无畏、诚实、正派等美德。义务论讨论医务人员应做什么，不应做什么。

医学伦理学的主要理论包括道义论和后果论。道义论认为是非善恶决定于行为的性质，而不决定于其后果。如某些医生认为应把病情严重程度的真相告诉临终病人，而不管可能引起的后果，因为"隐瞒"、"说假话"或"欺骗"这种行动本身是不应该的。相反，后果论则认为行动的是非善恶决定于行为的后果，并不决定于其性质。如有的医生认为不应把病情严重程度的真相告诉临终病人，因为这会引起消极的后果。后果论要求在不同的治疗方案中做出选择，最大限度地增进病人的利益，使代价和危机减少到最小程度。道义论和后果论在医学伦理学中都十分重要，但同时又都不完善。

为了人道的原因，在得到同意的情况下，医生可以采取医学上为减轻严重疼痛必须的行动，或停止或撤去治疗，让一个迫近死亡的晚期病人死去。然而，医生不应该有意地促进死亡。在判定可能延长生命的医学治疗的可能性的处理是否符合已不能表示自己意愿病人的最大利益时，医生必须确定其在人道的和舒适的条件下延长生命的可能性和病人从前所表示过的愿望以及病人家属或有责任监护他的那些人的态度。

（一）医学伦理学的基本原则

在医学伦理学中有三个最基本的伦理学原则：病人利益第一、尊重病人、公正。国际卫生组织也于1990年提出了指导医学实践的伦理学原则的具体内容：

1. 维持生命与解除疾苦。

2. 在治疗过程中，尽量对病人的伤害减到最小程度。要求医务人员不仅在主观上、动机上，而且在客观上、行动效果上对病人确有助益，又不伤害病人。

3. 尊重病人首先是尊重病人的自主权利（病人的权利就关于自己的医疗问题作出决定）。医护人员有义务努力去维持病人生命，直至明确病情无法控制时考虑停止。

4. 治疗应符合社会的需要和要求（公正），必须权衡治疗措施带来益处与负担的可能性。对病人应该公平对待，不分性别、年龄、肤色、种族、身体状况、经济状况或地位高低，决不能有任何歧视问题的出现。

（二）生活质量对于伦理的意义

随着医学模式的转变，生活质量（Quality of life）这一包含患者一般健康状况（生理状态、日常生活能力、各种躯体不适）、心理状态、社会生活状态及对生活的满意程度的综合指标在恶性肿瘤防治评价中的应用越来越广。

对于肿瘤的评价，传统的测量是用治愈、好

转、未愈和死亡等传统指标以及生存分析来进行评价的，这种作为疾病结局的变量只是身体机能状况，而未考虑到心理、社会等方面的功能障碍。解决这一问题的方法之一就是用生活质量来作为疾病的评价指标。

那么究竟何谓生活质量呢？通俗地说，它主要指的是一个人每天发挥生活机能的程度，以及在机体、精神状态和生活状况方面体验的幸福感和满足感。生活质量由以下四个要素所组成：①正常生活能力；②心理状态；③维持人际关系的能力；④身体是否舒适愉快。生活质量既包括个体身体和智力状态，也包括个体生命在社会中存在的意义，即对他人和社会的作用和影响。在衡量我们身体是否健康、生活幸福与否的综合指标中，生活质量可以称得上首要的、全面的金标准。

在道德观念上，对生命的神圣论、生命的价值论和生命的质量论加以具体分析，得出相对统一的正确生命道德观。生命应该是神圣不可侵犯的，但生命的意义在于生命的价值和生活质量，生命的神圣是价值和生活质量的前提和归宿。在临床癌症疼痛治疗中，必须考虑如何尽力延长病人的生存期的同时提高病人的生活质量，调整好两者的关系是非常重要的，也是医学伦理的具体表现。

（三）医学伦理的道德规范

社会主义医德的基本原则，即救死扶伤、防病治病、实行社会主义人道主义、全心全意为人民健康服务。基本原则包含人道、优化、公正和服务四个方面的含义，是所有医德原则中最基本、最起码的原则要求，凡是违背这一原则的任何医学实践均可认作是不道德的。

希波克拉底誓言是古老的医学伦理道德规范。希波克拉底誓言的内容有些可能与现代的社会道德价值观稍有区别，但其作为医者的基本原则还是有参考价值，尤其对于癌症疼痛的病人，良好的医德是最为重要的基本要求。晚期癌症病人存在许多涉及伦理学的问题，有些会影响病人治疗的选择，具备良好医德素质、对病人富有同情心、体贴入微的关心、以尽可能的提高病人的生活质量为目的考虑治疗存在的问题，才能使病人得到更好更合理的治疗和护理。

医护人员的道德观是行医的基础，在医学道德实践活动中，作为医德主体的医务人员，时时刻刻处在各种错综复杂的医德关系之中，总是要依据一种或几种医德准则对自己的行为进行选择，以实现自己所追求的最高医德价值。

二、癌痛患者治疗的选择与伦理

（一）晚期病人的恰当治疗问题

晚期癌症治疗的主要目的是不仅延长生命，而且尽可能维持舒适而有意义的生活质量。不是"治疗或不治疗？"的问题，而是"什么是最恰当的治疗？"，而这个问题决定于病人的生物学前景以及他个人的和社会的环境。心脏复苏，人工呼吸，静脉输注，鼻胃管以及抗生素是用于急、慢性疾病，帮助病人恢复健康。而这样一些措施如何恰当地用于接近死亡而没有希望恢复健康的病人是值得研究的问题。医生对晚期癌症疼痛病人应尽量减轻其痛苦，提高有限的生活质量。因此，症状处理对于癌痛病人是必不可少的治疗，消除疼痛和其他不适症状对晚期癌症病人更有意义，比延长生存时间可能更有价值。

在姑息治疗中，要注意以下关键问题：①病人的一般状况和医学预后。②每一项处理的治疗目的。③从病人的观点考虑治疗的潜在好处。④治疗的不良反应。

对终末期病人进行恰当的治疗是非常困难的，医生、病人和家属对治疗的选择是不同的，很难作到理智的选择符合病人具体病情的治疗，有时为满足病人家属的要求采取无效治疗。

（二）放弃治疗的伦理学问题

对于没有临床救治意义的病人，要不要继续治疗？这既是临床医疗问题，又是一个涉及社会、伦理、法规的问题。在社会多元化发展的今天，对于临床无效治疗无论放弃与否，都应当把维护病人的利益作为医疗活动的出发点。在此基础上，知情同意和尊重病人自主权是医务人员必须遵循的基本道德原则，同时也应当考虑卫生资源的有效分配和社会公众的健康利益。放弃治疗在临床上是一个十分复杂的现象，就伦理选择而言，放弃治疗必然面对诸多伦理冲突，临床医师若要化解伦理冲突，实现优化选择，就必须熟知和遵循基本的伦理准则。

终末期癌痛患者的结局已经明确，一般原则是在生存期不超过2个月的患者，不建议采用积极的抗肿瘤治疗和微创介入技术治疗癌痛，此时治疗限于症状控制和改善生存质量。放弃积极的抗肿瘤治疗本身也存在伦理问题，首先界定生存期是一种模糊概念，它受到许多因素的干预。其次，决定放弃抗肿瘤的治疗的决定权是家属、患者或医务人员。最后需要明确的是放弃治疗不代表放弃改善患者症状治疗，在放弃抗肿瘤治疗的同时，应该采取积极的方式缓解晚期肿瘤患者的症状，包括疼痛、消化系统障碍、呼吸困难、疲乏、营养不良等。

通过对放弃治疗现象的伦理追问与审视，我们可以得出这样的结论：放弃治疗应该是一种积极、复杂的医学—伦理价值选择，其实质是主体在医学文化这个大背景下使自己的医疗决策更趋科学化、合理化，其中虽不乏令人无奈的现象，但临床医师所认同、实施的放弃治疗抉择，必须是经得起医学伦理准则推敲的，并且，医师放弃的仅仅是某种特定的医学手段，而绝非自己的医德责任心和对病人的所有医学关怀。

（三）晚期癌痛患者的不干预原则

1. 有选择的放弃治疗是符合伦理要求的

对于晚期癌症疼痛病人，由于控制肿瘤的治疗几乎无效或身体条件不允许使用放、化疗，尊重病人自然发展在伦理上证明是正当的，这也符合对于无效治疗的伦理学原则。这说明在某些情况下，放弃某些治疗对病人的生活质量并没有造成伤害，但采用某种方法造成病人迅速结束生命则应受到指责。然而在姑息性治疗中，治疗的建议都是基于对病人的利益来考虑。

医生通常可以合法地采取好几种治疗方案。采取哪一种治疗方法的理由是围绕这一方法可预见的有效性来考虑的。医生是在考虑生物学效果和社会影响的基础上，决定给予病人最为恰当的治疗方式。

如果忽视急性病和晚期疾病之间的差别，不考虑生物学上病人是否获得最大利益，不从伦理学的角度考虑无效治疗问题，而只考虑"治疗还是不治疗"的问题，不顾维持生命措施的根本无效性，将会造成病人忍受不必要的痛苦。

2. 减轻痛苦是主要目的　"为了消除或减轻一个人的疾苦，医生采用或维持恰当的姑息治疗处置，而不能仅因为这种治疗缩短病人预期寿命的作用，而认为这个医生是有罪责的"（英国法律修正委员会1983）；"医生的责任是更多地努力去解除疼痛，而不是用每一种可用的方法去尽可能地延长不再是一个完整的人的生命或者这个生命即将走向结束"（教皇保罗四世，Colombo 引用1980）。当一个晚期病人濒临死亡，维持生命变得越来越没有意义而解除痛苦就成为首要的目的。即使这样，医生仍然需用对病人生命影响最小的治疗方法达到解除痛苦的目标。另外为了达到解除病人的痛苦，采用的治疗方法即使可能会缩短病人的生存时间也是可以接受的（双倍效应的原则）。因而，给予止痛药物不等于故意给予致死剂量以结束生命。有时候，一种阿片类药物的作用可以稍稍缩短病人的生命，但如果符合治疗的基本原则，而且使用的药物剂量是恰当的，对病人的死因是没有法律责任的。在道德上它和故意杀死病人是不一样的，因为用药是为了缓解病人的疼痛。

然而，对于癌症疼痛的缓解，吗啡的恰当使用比使用阿司匹林和其他NSAID带来的危险相对少些。规范的处方阿片类药物，特别是口服给药的控缓释制剂，是一种非常安全的药物。对于晚期癌痛患者吗啡的正确使用是延长了病人的生命而不是缩短，因为病人得以更好疼痛缓解和症状改善，睡眠与进食的改善提升了患者的生理功能。因此，临终患者的治疗原则是在控制症状的同时不再做延长生命的支持治疗，既不延长生命，也不促进生命的结束，尊重生命的自然过程。

（王　昆）

第四节　死亡教育与丧居服务

一、死亡教育

现代临终关怀的宗旨是减少临终患者的痛苦，维护临终患者的尊严，使之坦然地接受一切即将面对的问题。死亡教育是实施癌症患者临终关怀的重要内容之一。肿瘤患者的死亡教育非常重要，不仅要让肿瘤患者理解死亡的自然过程，更要让肿瘤患者的家属清楚这一生老病死的自然规律，通过死亡教育，使人们改变对待死亡的态度，使医护人员及患者家属为临终患者提供良好的人际关系与心理支持。当生命终点来临时，以保障在有限的生存期内提高生存质量。

（一）概况

死亡教育起源于美国，1963 年 Robert Ful-tonzai. 在明尼苏达大学开设了第一门正式的死亡教育课程，《医学伦理学辞典》对于死亡教育做出了明确的定义：死亡教育是就如何认识和对待死亡而对人进行的教育，其主旨在于使人们正确地认识和对待死亡，指导人们以健康正常的观点来谈论生死，使人们树立正确的死亡观，以消除和缓解人们对死亡的焦虑和恐惧。

死亡教育分为两类，一类是常规的死亡教育：包括生命系统、生命伦理、生命礼仪、悲伤辅导和养身技巧；另一类是危机干预性教育：危机往往是突发的，出乎人们的预期，此时应该进行危机干预性的死亡教育。

发达国家从 60 年代开始死亡教育，现已逐渐成为教育的一门学科，无论幼儿园、小学还是大学，以及医院、社会服务机构，均有死亡教育课程或死亡座谈会。在我国，由于种种原因，死亡教育起步艰难。目前，国内已有人提出要在全社会开展死亡教育，认为死亡教育应作为学校健康教育的重要内容。

（二）死亡教育的必要性

1. 我国多年来受传统的生命神圣论死亡观的影响，对死亡持否认、不接受态度。生活中，人们忌讳说"死"，为了避开这个"死"，发明了很多近义词，如：逝世、走了、作古了、升天了等，可见人们对死亡的恐惧。死亡有很多场合下意味着不祥和沉痛，并尽可能地加以避免。理智地说，这是一种有缺憾的文化构成。死亡教育能使患者正确认识生老病死，找出压抑在心底里的恐惧，减轻对死亡的焦虑，从容地面对死亡；死亡教育能使患者意识到时间宝贵，重视生命的价值、意义，有计划地安排自己的生命，让自己死而无憾；死亡教育有益于增强与完善患者的权力意识，患者有权力知道自己疾病的真实情况，有利于医患间的相互信任，有利于各种护理与治疗；死亡教育能防止患者自杀。在进行死亡教育时，可以讲解对自杀伦理上的评价以及防止自杀的方法；死亡教育是癌症患者被告知所必需的，有利于促进医学科学的发展；死亡教育可以维护一个人在生命最后阶段的尊严，让患者在生命的最后时刻感到满足和自信。

2. 患者家属通过死亡教育，能够为患者提供温暖的人际关系和精神支持，伴送患者走到人生旅途的终点；既能减轻患者的孤独无助感，也可使家属在患者去世前充分尽到义务，有利于家属在患者临终阶段和去世之后保持正常的心态，能缓解家属失去亲人的悲痛，保证患者家属健康，比较顺利度过居丧期。

3. 死亡教育能提高医护人员对临终患者的心理关怀，而不是将死亡看成是要被征服的疾病采取过度积极的治疗，给临终患者增加很多不必要的痛苦。

（三）死亡教育的目标

1. 深刻理解针对濒死患者的对策。通过这项工作使患者消除失落感而安然地迎接死亡。

2. 促使自己对自身的死亡作出准备，平时，人们认真考虑死亡的机会很少，一旦近亲不幸身亡，此时应抓住机会对整个家族进行死亡教育。

3. 对遗属进行省哀教育。不能很好地度过悲哀过程，就会损害身心健康。悲哀是对人生的最大挑战，应阻止其发展，使遗属积极主动地面对现实。

4. 打破死亡的清规戒律，消除死亡恐怖，使之在有限的人生中更好地规划生活。死亡恐怖的最大问题是对自我丧失的恐怖。既然如此，就应考虑自己将在这个世上的有限时间内留下什么证据或纪念，如果真能做到如此，对自我丧失的恐怖就会减少或得到缓和。

5. 进行自杀并非好事的教育：①不尊重人的生命。②中断了自己的人格成长。③伤害了亲友与家属。④仅是对痛苦的逃避。⑤否定了生存的意义。

6. 探讨死后的生命。尽管每个人都必然体验到死亡，但这种体验却不能留传后世，这也是助长死亡恐怖的因素之一。临床上，有许多患者濒临死亡，而后又恢复了健康。他们的体验对了解死亡究竟是何种感受十分有用。同此类患者面谈总结其感受如下：①听到医生的死亡宣告，自己想告诉别人我还活着，但不能表达。②感到悠闲自得，心安静谧。③宛如旁观者那样俯视自己的肉体。④遇到非常明亮的"光的生命"。⑤在出现"光的生命"的瞬间，个人的整个生涯以全景画式再现出来。⑥接近并面对某种境界，此间可再现已逝去的亲属。⑦在生还后的真实生活中更加珍重人生。⑧经过死亡体验后，不再恐怖死亡。

（四）影响死亡教育发展的因素

1. 医护人员对死亡教育认知不足 死亡教育在美国正式兴起，（对于癌症患者及家属进行死亡教育，已成为临终关怀非常重要的一部分，但目前国内医院为患者及家属提供的服务并不完善。诸多研究表明护理人员缺乏死亡教育知识，不能正确面对死亡。通过对医务人员死亡教育认知状况的调查研究显示：对于死亡教育的概念、内容完全了解的医务人员分别只有 12.5% 和 17.6%。463 名肿瘤科护士进行癌症患者照护中的态度相关因素的调查中显示：护士在帮助癌症患者应对疾病和谈论死亡问题上感到困难，并提示癌症患者死亡教育有待进一步加强。美国路易斯安那州在对注册大学死亡教育课程的纵向研究中以历经年跨度的死亡教育课程经验表明：对死亡教育的关注尚未完善，死亡教育更需要参与伦理道德方面的教育。还有研究显示：58 名在职护士进行死亡认知调查中发现，一半以上护士对死亡的态度采取排斥或不接受，临床护理人员对于死亡教育认知的缺乏，严重阻碍了死亡教育在临床的实施和进展。

2. 国情观念差异　临床显示中国传统观念出于孝道，而忽视了癌症患者死亡教育的意义。家属对医疗效果抱有不切合实际的期望值也与死亡教育中提高生命质量的科学死亡观相矛盾。癌症患者家属不愿去了解、讨论身患癌症的亲人对生命最后的需求。在进行癌症患者知情权问题的探讨中表明，以避重就轻等方式隐瞒癌症患者病情真相以避免对患者造成不良心理刺激的行为在伦理学上得到了解释和辩护。中国传统的死亡观在一定程度上违背了医生的告知义务和尊重患者自主选择权的道德准则。

3. 社会关注不够　临终关怀作为医疗卫生系统的立体化系统，需要由医护人员、心理伦理学者和宗教人士等共同参与形成多元性的社会服务机构，我国的死亡教育刚刚起步，全社会尚未给予足够的重视和认同。文献显示，我国从事临终关怀服务的医务人员身份、职能掺杂混淆，缺乏专业化，大众传媒未完全负起树立正确死亡观念的先导社会责任。死亡教育注重社会与家庭的支持干预，强调患者的舒适和心理感受，尊重患者意愿，减轻患者疼痛，有效控制症状，从而优化了癌症患者的生命质量，使其平静、尊严地接受死亡。各类文献显示由于文化观念、医疗政策、心理认知等各方面原因直接影响了癌症患者死亡教育在我国的开展。尽管如此，仍有诸多学者尝试着死亡教育研究活动，这些实践和经验必将逐渐提高人们对生命的权益和尊严的认知意识，推动癌症患者死亡教育的拓展深入。

（五）死亡教育的内容

1. 加强全社会死亡教育和临终关怀教育。首先，要从小学到中学乃至大学，开设有关生命关怀的教育课程，内容可依年龄层的不同提供由浅入深的教材。其次，要规划对在岗的医护人员进行临终关怀的继续教育训练，从专业知识、专业技能、态度等多方面进行专业训练，来提升医护人员对生命末期患者临终关怀服务的品质。同时也要对临终患者进行死亡教育，告诉他们如何获得对自我人生的积极评价，如何正确认知死亡，从而使临终患者在临终前的这段日子以充实的生命、正确的人生观和安详的心态来消除对死亡的焦虑和恐惧。

2. 死亡教育就是要让患者改变对死亡的态度，死亡态度主要涵盖死亡恐惧、死亡焦虑、死亡逃避等负向态度及自然接受、趋近接受、逃离接受等正向接受。临终不是毫无价值地等待死亡，而是一种特殊类型的生活，要提高临终阶段生活质量和追求死亡过程的健康状态。

（1）死亡教育是普及死亡有关的科学知识，大力宣传唯物主义的生死观，引导人们科学地认识死亡，对待死亡。

（2）人生的价值，即人对社会所做的贡献。人的一生，就是不断将内在的能力和德行发挥出来，创造出物质财富和精神财富的社会实践过程。

（3）死亡的价值在于死亡在否定生命的同时又肯定着生命。死亡能让死亡机体参与大自然的能量循环，为新的机体提供能量。从这个意义上讲，死亡不仅意味着对生命的否定，而且意味着对生命的肯定。

（4）正确面对死亡。死亡是不可抗拒的自然规律，是必然的，我们每一个人都难逃死亡的命运，只是时间迟早而已。不仅人类如此，整个自然界的生命都如此。死亡是一切生命的最终归宿。只有面对死亡的现实，才能客观地对待它，才能有效地进行应对，才能扫除死亡的阴影，逐渐摆脱原始和萌芽的状态，摆脱对死亡的恐惧和痛苦，自觉地接受死亡，给自己的生命划上一个圆满的句号。

（5）死赋予生以意义。只有死才能让我们觉得时间的宝贵，才能让我们珍惜时间，在有限的时间里完成自己来到这个世界的任务，给活着的时间以意义，给生命以意义。相对于意外事件中死亡的人来说，晚期癌症患者值得庆幸的是：因为能预先意识到生命的有限，死亡随时来临，所以会更加珍惜时间，尽量完成尚未完成的心愿，活一天过好一天，不虚度光阴。既然死亡是人生发展的必然规律，就要顺其自然，不要惋惜，更不需要后顾之忧，亲人自会平安生活，未竟事业也后继有人。

（6）从生理上来说，死亡本身并不痛苦。医学研究表明：在心脏停止跳动，大脑停止活动的瞬间，人的意识完全丧失，感觉不到任何痛苦。

（7）死亡教育并不是宿命论，旨在患者能正确对待死亡，珍惜生命而不畏惧死亡。顽强是对生命的一种责任感。每一个人都不要轻易选择死亡，生命不仅仅属于自己，更属于我们的亲人。

3. 在死亡教育的过程中实行临终关怀，临终关怀的宗旨是要提高临终患者生活质量，帮助患者积极面对死亡，追求安详死亡，帮助患者提高求生的能力也要帮助患者坦然面对死亡的能力；

4. 善待死亡，使患者认识到死亡是生命的一个自然阶段，死亡本身并不痛苦，而疾病的折磨和心理压力才是痛苦的，只有面对死亡的现实才能客观地对待它，才能有效地进行应对，摆脱对死亡恐惧的阴影。

二、居丧服务

（一）居丧反应

1. 概念　居丧反应又称亲人死亡的悲伤反应，是指失去亲人后使人产生的精神情感的、生理的和行为反应。而居丧反应的核心是由此引发的一系列悲伤反应。调查显示；失去至爱亲人所带来的悲伤几乎是人生最具威胁的、恐惧的情感体验。而由居丧者引发的致病率及病死率明显高于其他人群。接近80%～90%的居丧家属会产生悲伤反应。1961年，Engel提出，应将"居丧反应"看做一种疾病，因为它影响了当事人的正常功能（机体的、社会的），并且有固定的临床表现，故应引起重视。

2. 临床表现　护理人员应正确认识悲伤反应。悲哀、焦虑、愤怒、孤独感、愧疚、自责、疲倦、无助感、受惊吓等甚至产生幻听或幻视的精神反应，不相信亲人已逝，这些都是正常的反应。有调查表明，居丧家属均有不同负性生理、心理、社交情节，但大多数由居丧带来的悲伤负性情感都可以在短期内消失。然而当某一种感觉持续过久、过强时，就有可能形成病态反应。同时产生一些与悲伤相应的生理反应，如胸部压迫感、憋气、呼吸急促、肌肉无力、疲乏、口干等症状。在行为上最容易发生的改变则是失眠、食欲障碍、心不在焉、社交孤立、叹气、坐立不安；有的人常梦见失去的亲人，但在他人面前又极力避免提起亲人。这种慢性悲伤通常需要心理医师辅导甚至需要药物治疗。护理人员应当明确悲伤反应是一个动态的过程，不是一成不变的。悲伤具有个性化特征，其反应程度及强度、持续时间、表现形式因人而异，且受多重因素的影响。护士应当把握时机尽早干预，及时缓解居丧反应程度，尽可能通过护理干预防止家属发生慢性悲伤或者居丧综合征。

（二）居丧服务

1. 概括　昔日守候身旁的人突然离去是对在世者的重大冲击，而居丧服务就是帮助这些人在最大限度上降低悲伤，使之更快地回归到生活的正常轨道。国内外许多学者的调查资料表明，家属从患者被诊断为无可救治起，直到患者去世后的很长一段时间里都饱受蚀心的精神痛苦，若医护人员忽视了对家属的照护、慰藉、悲痛疏导，居丧期对家属所带来的心理冲击有着明显的调适上的困难，因此加强对临终患者的护理，做好家属的安慰工作，是护士的重要职责。

2. 居丧服务现状　居丧支持服务是临终关怀的一个重要组成部分，医院是提供居丧支持服务的主要机构。日本学者把不间断地为居丧家属提供全面支持纳入临终关怀的范畴。我国中国台湾学者提出了"全人照护"的新概念，指对临终患者实施"身、心、社、灵"的全面护理，并使用各种沟通技巧对家属进行心理辅导，消除各种不良的情绪；在香港，有专门机构对居丧家属提供社会支持，使心灵得到安抚，相当于一种心理干预，即心理缓冲措施，全面系统地对丧亲者提供心理辅导。在美国，电话随访、定期邮件、应对悲伤反应的宣传册子、宗教需要照护等是居丧支持服务的一部分。据统计，美国89%丧亲者家庭接受了电话或是访问，大多数临终关怀医院都使用评估程序来确定个体是否是出现居丧期问题的高危人群。提供居丧支持服务的人员有社工（36%）、护士（25%），另外还有许多志愿者参与。美国临终和姑息关怀组织（The National Hospice and Palliative Care Organization, NHPCO）规定了居丧服务的标准，由合格的专业人员和经专门培训的志愿者提供丧亲者家庭至少12个月的随访。但是在大陆地区，居丧服务却相对缺失，大多数居丧家属会选择向兄弟姐妹、其他亲属、挚友或者宗教机构等医疗机构以外的人员寻求社会支持，医疗机构尚未明确责任对居丧家属实施或提供支持或帮助，也很少有医院设置居丧服务。且由于我国临终关怀事业起步较晚，尚处于探索阶段，医护人员缺乏居丧支持护理服务的专业知识和技能的培训，以及对死亡的正确认识和对患者及家属心理和精神需求的应对技巧，因此提供的居丧服务非常有限。

3. 居丧服务的方式

（1）发放抚慰卡片：发放抚慰卡片的目的是鼓励居丧家属尽快接受丧失亲人的事实，正视亲人的死亡。指导家属填写有关内容，包括在预留空白位置粘贴死者生前的生活照片，填写逝者的姓名、性别、年龄、职业、出生日期、死亡日期、配偶情况、患病原因、简要病程及治疗经过、患病期间家属提供怎样的生活照护等。鼓励居丧者用笔书写丧亲真实的悲伤情感，书面表达哀思之情；记录丧亲者对逝者思念的话语，特别提供空白篇幅鼓励意外丧亲的家属写下对亲人未尽之事、愧疚之情，以及不同时段（例如1个月、2个月、3个月直至丧亲1年后）亲属悲伤反应恢复情况，包括居丧家属现在状态、是否投入工作和对未来的进一步打算等。

（2）音乐疗法：为居丧家属配置内置音响或耳机，提供能够缓解紧张、焦虑情绪以及悲伤情感的乐曲。古典音乐可以松弛人的紧张情绪；低音调、慢节奏的音乐可以改善焦虑、紧张的情绪；悲伤的音乐可引导居丧者尽情发泄悲伤情绪，有助于化解心中的郁结，逐渐放松心情后，再使其聆听平静舒缓的乐曲。

（3）医院设置静思室：当患者逝去，医方可以为其家庭提供一安静的环境让家属去思考、交谈、发泄悲伤及哀悼之情。静思室每日定时整理打扫，保持室内环境干净整洁，光线柔和，温度适宜，墙壁以暖色为主，室内放置沙发、饮水机、一次性纸杯等设施和物品。房间全天开放。鼓励家属在室内表达内心感受。另外设置留言簿，让居丧家属用笔书写内心的悲伤情感以及对逝者的哀思与寄托。使居丧家属体验人性化的关怀与支持，降低他们在面临亲人死亡时候的无助感，充分体现人性化的服务理念，符合以患者为中心的护理模式。

（4）随访：确保有效的转诊制度，对于突然或无法预料死亡的患者家属，建议对丧亲者进行2周随访，让丧亲者有机会提问，也是提供安慰与支持的途径。如果丧亲者需要更长期的干预，向社区卫生服务中心介绍情况，由社区护士提供进一步的长期随访服务。有资料显示，30%突然丧亲者由于恶性悲伤反应而需要寻求心理医生的帮助，所以居丧支持服务人员应具有相关知识和技能，识别严重的不能缓解的悲伤反应，向心理咨询治疗机构推荐转诊，接受正规心理治疗。在至少1年的居丧期内，医护人员和社会义工还可通过电话、信件、访视等形式和死者家属保持联系，继续提供心理支持、健康教育等服务。

（5）居丧互助小组活动：小组活动由护理人员组织，采用各种各样不同形式。国外实践表明，居丧互助小组能促进丧亲者顺利渡过悲伤期，尽快适应新的生活。小组活动规定5个目标，对此选择适当方法。目标一是宣泄压抑的情感。相互分享情感是治愈悲伤、促进成长的关键，在同病相怜的组员面前，自由释放悲伤情绪。也可采用画画、写作、捏泥人等方法创造机会供组员宣泄情感，表达内心感受，并可从中获得勇气。目标二是获取适应行为和积极应对策略。组员间互相学习有效的悲伤应对方式，在帮助他人排解悲伤之时，其自我悲伤同样得以抒发、释放。气功练习不仅可降低心身疾病，在抚慰心灵的同时还可以增强免疫功能；气功的道教哲学还可以加深对"人生无常"的理解，接受包括生死离别在内的自然规律。学习其他的放松技巧，如冥想、瑜伽等。目标三是发展自控能力。重新认识死亡，端正人生态度，建立积极的人生观。不断向自己重复鼓励以及积极的话语，常常可以加强行为控制的实现。目标四是反省经历"失去"的意义。向组员推荐有帮助的读物，如克服悲伤的自传等，让丧亲者从中攫取经历"逝去"的意义；鼓励给逝者写信，告知自己在失落中成长的过程。目标五是重建自我或自我超越。这是个长期的任务，可以通过各种仪式加以体现和强化。个人可以有不同的仪式来表达"向过去告别"的涵义。

4. 居丧服务的技巧

（1）详细的评估：对丧亲家庭的评估包括患者逝去产生的影响，对个体和家庭功能可能造成的障碍；愤怒、否定及可能的后果。通过评估，识别和筛选高危人群。研究表明：突然丧亲者没有思想准备，难以接受，适应困难会增加；与死者的关系越密切，危险性越高；既往无丧亲经历者；年龄14岁以下，65岁以上者危险性高。医护人员应仔细观察患者亲属的精神行为反应，对具有高危因素的家属提前进行悲伤抚慰工作，提高其对悲伤的应对能力，避免不正常的悲伤反应，并为以后干预提供依据和基础。

（2）患者临终期的护理：许多学者认为，家属在患者尚未死亡之前就和患者一样，开始出现预感性悲伤，悲伤在死亡之时达到高峰，一直持续到患者死亡之后很长时间。这段时间是居丧服务人员与患者家属的最初接触时间并建立良好关系的开始。

在患者临终期，仔细观察家属的精神行为反应，帮助其以积极的方式面对现实，使其接受事实并调整自己。对具有积极心态的家属，可采用解释方式进行必要的死亡教育，耐心地向他们解释病情，说明病情发展的必然趋势，同时对家属为临终患者所做的事情给予积极的支持，并尽可能地帮助他们，以避免因情绪心理作用而带来的不良刺激，在其照料患者的临终阶段，指导家属参与护理计划，鼓励家属陪患者一起度过人生的最后时光，能顺利地度过这一时期。因为家属对患者的关心和照顾在某种意义上是其他人所不能替代的；对具有消极心态的临终患者家属，可采用移情方式，使其对临终患者能重新认识，减轻强制心理作用，自觉地服侍好临终患者，使其愉快地走完人生旅途；对具有强制心态和惧怕心态的临终患者家属，可采用移情与解释相结合的方式，使他们能正视现实，正确地认识临终患者的疾病及其他问题，以平衡自己的心理状态，协助家属建立新的生活方式，寻求新的生活经历与感受，引导他们发挥独立生活的能力。

（3）患者辞世后的护理：丧亲者在亲人死

亡后，最初的心理反应是否定，不能面对亲人逝去的事实，往往拒绝观瞻和触摸死者遗体以及做尸体护理。作为帮助丧亲者有效应对失去和悲伤，接受亲人死去的现实的第一步，医护人员应鼓励家属触摸和观瞻遗体，做尸体护理，鼓励丧亲者利用最后和亲人独处的机会，向所爱的人表达没有机会说的话。研究显示，如果家庭成员失去和亲人最后独处及表达感情的机会，其经历恶性悲伤的危险性增加。

在患者死亡后，应尽可能对家属进行陪伴、抚慰和认真地聆听，医护人员在聆听的时候可以紧握着他们的手，并通过其他诱导方式让家属毫无保留地宣泄内心的痛苦，鼓励家属痛快地哭出来，因为哭泣是一种很好的舒解内心忧郁情绪的方法。有时家属会因丧失亲人而产生罪恶感，并常常自责对死者照顾不周，未尽到责任。可以通过具体的问题，协助家属将自责和内疚表达出来，帮助他们排除因悲伤而产生的非理性的认识和想法。此外，应严肃认真地按照操作规程做好尸体料理，尊重患者和家属的生活习俗和宗教信仰，尽量满足家属的心理需要。帮助家属接受死者已逝的事实。鼓励家属参加各种社会活动，通过与朋友同事在一起使他们抒发内心的郁闷，获得心理的安适，尽早从悲伤中解脱出来，使家属对死者作出感情撤离，把感情投入到另一种关系中，逐步与他人形成新的人际关系。

（田　畅）

第五节　社区与居家治疗

由于社会经济发展、生活方式改变等因素，

恶性肿瘤已经成为严重危害民众健康的常见疾病。据 2013 年肿瘤年报报道，我国每 6 分钟就有 1 人被诊断为恶性肿瘤，平均每 5 位恶性肿瘤患者有 3 人死亡。与此同时，恶性肿瘤患者伴随症状较多，如营养不良、疼痛、恶心呕吐、呼吸困难等，诸多不适严重困扰着患者和家属，加上抗肿瘤治疗持续时间长，不良反应明显，治疗过程痛苦，因此，确保恶性肿瘤患者的治疗效果并提高其生活质量就显得尤为重要。患者的医学照顾需要陪伴终生，单纯在专科医院或大型综合医院的肿瘤专科病房治疗已经无法满足他们的实际需求，充分的社区和在家治疗必不可少。本章就与社区及在家治疗相关的术语及概念、国外社区及在家卫生服务概况以及我国社区及在家卫生服务现状进行讲述，为读者提供参考。

一、与社区及在家治疗相关的术语及概念

（一）社区（community）

目前广为引用的是著名社会学家费孝通所做的社区定义："若干社会群体（家庭、氏族）或社会组织（机关、团体）聚集在某一地域里所形成的一个生活上相互关联的大集体。"

在我国，城市的社区是以街道、居委会为单位，农村以乡、镇、村为单位，有共同发展的经济文化背景、共同的利益和要求，凭借一定社会组织（机关、团体）和系统，从事政治、经济、文化和社会生活。

（二）社区卫生服务

国务院十部委联合发布的《发展城市社区卫

生服务的若干意见》（1999年）中，将社区卫生服务定义为："社区卫生服务是社区建设的重要组成部分，是在政府领导、社区参与、上级卫生机构指导下，以基层卫生机构为主体，全科医师为骨干，合理使用社区资源和适宜技术，以人的健康为中心、家庭为单位、社区为范围、需求为导向，以妇女、儿童、老年人、慢性病患者、残疾人等为重点，以解决社区主要卫生问题、满足基本卫生服务需求为目的，融预防、医疗、保健、康复、健康教育、计划生育技术指导等为一体的，有效、经济、方便、综合、连续的基层卫生服务"。

（三）全科医学（general practice）

又称家庭医学（family medicine），是一个面向个体、家庭与社区，整合了临床医学、预防医学、康复医学以及心理学、人文社会学科相关内容于一体的医学专业学科，其专业领域涉及各种年龄、性别、各个器官系统以及各类疾病。强调以人为中心，以家庭为单位，以整体健康的维护与刺进为方向的长期负责式照顾，并将个体与群体健康照顾融为一体。

（四）全科医疗

1. 是将全科医学/家庭医学理论应用于患者、家庭和社区照顾的一种基础医疗保健的专业服务，是基层/社区卫生服务中的主要医疗形式。美国家庭医师学会（AAFP）对家庭医疗的定义是："家庭医疗是一个对个人和家庭提供持续性与综合性卫生保健的医学专业，它是一个整合了生物医学、临床医学与行为科学等学科的宽广专业。家庭医疗的范围涵盖了所有年龄、性别人群，涉及每一种器官系统以及各类疾病实体。"

2. 全科医疗是一种由医生发起的以人为本、以健康为中心、以需要为基础、以需求为导向的主动的医疗服务，负责健康时期、疾病早期乃至经专科诊疗后无法治愈的各种病患的长期照顾，其宗旨关注的中心是人而不是病。

3. 全科医疗的服务特点

（1）强调持续性、综合性、个体化的照顾。

（2）强调早期发现并处理疾患；强调预防疾病和维持健康。

（3）强调在社区场所对患者进行不间断的管理和服务，并必要时协调利用社区内外其他资源。

（4）其最大特点是强调对当事人的"长期负责式照顾"

（五）全科医生（General Practitioner）

又称家庭医生（Family Physician），是执行全科医疗的卫生服务提供者，是为个人、家庭和社区提供优质、方便、经济有效的、一体化的医疗保健服务，进行生命、健康与疾病全方位负责式管理的医生。

英国皇家全科医师学院（Royal College General Practitioners，RLGP）对全科医生的定义是："在患者家里、诊所或医院里向个人和家庭提供人性化、基础性、连续性医疗服务的医生。他承担对自己的患者所陈述的任何问题作出初步决定的责任，在适当的时候请专科医生会诊。为了共同的目的，他通常与其他全科医生以团队形式一起工作，并得到医疗辅助人员、适宜的行政人员和必要设备的支持，其诊断由生物、心理、社会几个方面组成，并为了促进患者健康而对其进行教育性、预防性和治疗性的干预。"

（六）社区护理

社区护理是立足社区，面向家庭和个人，提供连续、主动、可及、经济的护理服务，并与社区医疗、康复、预防保健等互相配合，共同完成社区的卫生保健任务，是医疗卫生事业、社区卫生服务的重要组成部分。

（七）连续性照顾

是指随着时间的推移和地点的变化，患者仍能接受到连贯的医疗护理。实现连续性照顾的途径：建立家庭保健合同，从而固定医患双方的相对长期合作关系；建立预约就诊制度，保证患者就诊时能见到自己的全科医生；建立慢性病随访制度，使任何一个慢性病患者可获得规范化的管理而不致失控；建立急诊或24小时电话值班制度，使全科医疗对患者的"首诊"得到保证；建立完整的健康档案，使每个服务对象的健康、疾病资料获得完整准确的记录和充分利用。

二、国外社区及在家卫生服务概述

国外的社区及在家卫生服务形式大同小异，均是以全科医生为主导，社区护理为支撑，政策法规为保障，保证患者在医院及医院之外的任何地方都能得到连续性的专业优质卫生服务。下面从服务体系、全科医生及社区护理分别进行阐述。

（一）服务体系

1. 服务保障制度　欧美等国家已逐步形成了一套相对完善的家庭医生制度体系。

（1）就诊、转诊和治疗：各国有着完善的

制度和强大的信息网络系统。英国已经形成了三级服务体制：初级卫生保健服务（全科医生提供）、地级服务（社区服务）和医院服务（专科医疗服务）；常见病患者必须经初级卫生保健中心全科医生诊疗后，再转到相应的上一级医院治疗；如果认定病情复杂，可以直接转诊给三级医疗机构；在美国，当患者出院后，全科医生会从上级医院得到详尽的患者信息，使后续治疗和康复得到延续。

（2）国外发达国家社区卫生服务的开展有赖于医疗机构合理的分工协作，可以通过社区首诊和双向转诊制度来得以实现。首先，初级卫生保健和专科服务的职业取向、目标定位明确，在各自的范围内提供服务，没有冲突；其次，各个国家都建立了许多慢性病护理机构、老年人护理机构，这些机构可以提供双向转诊和连续性的卫生保健工作。

1）社区首诊：社区首诊主要是通过制度约束或基于居民对于全科医生或诊所的充分信任来实现。例如英国：患者享受免费的医疗保障制度，所以法律规定必须执行严格的社区首诊制度，由全科医生决定下一步的治疗方案和是否需要住院治疗；德国：对于通过首选全科医生转诊治疗的患者以疾病基金进行鼓励，以此来加强社区首诊制度；而美国的分级诊疗没有硬性规定，社区首诊主要是依靠患者和家属对于家庭医生或诊所的信任来实现。

2）双向转诊：全科医生或私人诊所的医生有转诊的权利，美国主要靠保险条款约束双向转诊，德国转诊时患者可以自由选择医院，但不同级别的医院提供不同层级的服务，转诊一般是从低级到高级，而不是越级转诊或随意转诊，患者病情稳定后，医院会及时将患者转回诊所或慢性病护理机构进行后期治疗。

（二）服务形式和内容

1. 社区防治癌症服务形式　　癌症的预防和治疗需要个人、家庭和社会的配合。社区卫生服务通过自我保健、家庭保健、社区保健三级保健措施提供结合自我护理、社区护理等初级卫生保健和专科保健的连续照料的体系，是社区防治癌症服务的最佳方式。

在上级医院和专科肿瘤防治机构指导下，主要由社区卫生服务组织提供社区防治癌症服务，另外，还有其他形式，如：癌症患者俱乐部、癌症患者资源中心等。

2. 服务内容　　因病期不同，癌症的社区和在家治疗工作内容亦不同。

（1）癌症早期治疗阶段：协助肿瘤专科治疗；协助肿瘤专科随访（如胃癌术后的倾倒综合征、乳腺癌术后的上肢淋巴水肿、盆腔放疗后的放射性直肠炎等后续问题），患者回到社区后，全科医生了解患者在专科的诊治情况，安排随访与康复治疗，注意患者复发或转移迹象，及时给予检查，必要时转到专科医生处复查，并向专科医生介绍病情）；躯体功能康复：康复护理、营养康复、运动疗法、作业疗法与职业康复；心理疏导；生活指导：饮食、嗜好、体力活动、工作、婚姻生活等；帮助患者重返工作岗位。

（2）康复治疗阶段：癌症康复涉及物理治疗、医疗体育、心理学、护理学和社会学等多个学科。康复计划常需要不同学科专业的专家的参与，组成康复小组，共同商议、制定和指导某一癌症患者的康复计划。不同病期可有不同的癌症康复内容，主要有：心理疏导、功能恢复和锻炼、社会能力的恢复、整形修复等。

（3）晚期癌症治疗阶段：部分患者可能进入综合性医院肿瘤科、肿瘤专科医院或临终关怀医院，部分患者希望在家中与亲人一起度过生命的最后时光，社区和家中治疗需要全科医疗的专业照顾来完成。晚期癌症的治疗手段包括：症状控制：对于癌症晚期的常见症状进行全面评估，明确病因，制定治疗计划，向患者和家属进行专业知识、心理疏导和精神照顾（灵性照顾）的宣教和指导。

（4）终末期：对患者实施临终关怀，临终关怀可以分为临终医学、临终护理以及临终心理学等。临终关怀的宗旨是提高患者的生存质量而不是生命的长短，服务内容涉及患者身、心、社、灵全面照顾，同时还要对家属和照顾者给予支持和照料，主要内容包括：症状控制（姑息性治疗）、家庭护理、心理咨询、营养评估、精神照顾指导、家庭支持服务、非药物治疗等。

（三）全科医生/家庭医生

1. 工作性质和内容　全科医生定位于社区，以家庭为服务单位，为居民提供集预防、治疗、康复、保健、健康教育和计划生育服务六位一体的基本医疗服务，有助于建立和谐的医患关系；便利患者就医，保证治疗的连续性；降低医疗费用，提高医疗服务质量。

2. 培养制度　美国和英国拥有严格、健全的全科医生培养制度，家庭医生培训周期非常长，从大学起需要至少 11 年的时间，德国需要10 年以上的培养，澳大利亚要求全科医生学员必须在州医学理事会注册为医生，获得皇家全科医生学会（RACGP）会员资格，在 RACGP 认可的全科医学培训项目中登记入学；学员经过 3~4 年的全科医学职业教育，通过全科医生学会的会员考试后，才能成为全科医生，而且每年对社区家庭医生提供的社区卫生服务进行评估和检查，不达标的社区和医师将会面临严重的处罚。

3. 意义　家庭医生提供基本药物和服务，费用低廉，降低了患者的就医成本。研究表明：大型综合医院门诊病例中 64.8% 的问题是可以在社区解决的，如能实现患者的合理分流，则可以节省 40% 的医疗费用；在治疗效果无显著差异的情况下，家庭病床：一级医院：二级医院住院患者平均费用之比为 1∶9.7∶14.1。而且还可节约相当数量的医保资金。

4. 全科医师的主要工作职责

（1）建立并使用家庭、个人健康档案（病历）；

（2）社区常见病多发病的医疗及适宜的会诊/转诊；

（3）急、危、重患者的院前急救与转诊；

（4）社区健康人群与高危人群的健康管理，包括疾病预防筛查与咨询；

（5）社区慢性患者的系统管理；

（6）根的据需要提供家庭病床及其他家庭服务；

（7）社区重点人群保健（包括老人、妇女、儿童、残疾人等）；

（8）人群与个人健康教育；

（9）提供基本精神卫生服务（包括初步的心理咨询与治疗）；

（10）开展医疗与伤残的社区康复；

（11）计划生育技术指导；

（12）通过团队合作执行家庭护理、卫生防疫、社区初级卫生保健任务等。

（四）社区护理

1. 社区护理的发展　社区护理起源于英国，经历了早期发展、家庭照顾阶段、地段访视护理阶段、公共卫生护理阶段，于 20 世纪 70 年代正式进入社区护理阶段。目前在欧美国家已发展较为成熟，形成了多种社区护理服务模式，并形成了系统的社区护理机构网络和全社会参与、全民受益的新格局。国外经验表明：社区护理事业的发展，能明显减少患者的住院日、降低医疗成本、提高病床使用率、提高社区居民对整个医疗卫生服务的满意度。社区护理以全局的观念面对全体人群，通过个人、家庭和社区 3 个层次涵盖、包括患病人群、具有某些致病危险因素的高危人群、健康人群。

以美国为例，美国的社区护理工作角色多元化，护士可以成为患者照顾者、健康教育者、健康行为协调者、科研工作者。社区护理基本上实现了网络化，由计算机信息网络控制患者的全部资料及信息交流，资料由医院转入，根据家庭地址编入护士所管辖的区域。社区健康护理包括：家庭康复服务、临终关怀、救护中心、社区精神康复中心、老人院。这些组织非别由联邦政府和州政府拨专款资助老年慢性患者（≥65 岁）、癌症患者的晚期阶段及生活在贫困线以下的无业者和穷人。美国还设立了专门的临终关怀服务中心，机构可由美国政府或私人资助，由医生（兼职）、护士、营养师（兼职）、心理学工作者（兼职）等共同组成健康团队，为临终关怀服务中心患者在住院期间及出院后进行护理照顾及健康指导。

2. 癌症患者社区护理内容

（1）日常护理、专科护理：包括疼痛等症状护理、口腔护理、皮肤护理、尿管等各种管道的维护、鼓励和指导患者维持药物治疗、造口护理、癌性伤口护理等。

（2）营养护理：食欲缺乏、味觉异常、恶心、呕吐等消化道症状是癌症患者常见的症状，常因病情进展、情绪波动、抗肿瘤治疗等所致，社区和在家治疗期间必须重视饮食和营养护理，在全科医生的指导下给予患者合理、充足的营养，提高其对治疗的耐受性，增强体力，避免出现营养不良、体重下降、抵抗力下降，甚至恶病质。

（3）心理和精神护理：癌症患者常常会由于病情反复、精神压力等出现抑郁、焦虑等心理障碍，社区护理人员提供心理辅导，通过倾听和陪伴，帮助患者减轻心理压力，鼓励其面对现实，积极生活。

家庭支持：通过对家庭成员宣教，使其认识到对患者的理解、支持、关怀、和帮助有助于提高其对生活质量，正确处理负面情绪和突发事件。同时，指导家庭成员细心观察患者各方面的异常变化，帮助患者建立良好的生活规律，增强战胜疾病的信心。

（4）社会支持：主要由社会工作者组织和协调，进行社会资源整合：如志愿服务的内容介绍和服务安排、寻找社会资源帮助患者等，保证患者在社区和家中可以得到相关医疗资讯、必要的康复设备和专业护理等方面的帮助。

（5）临终关怀：此阶段为特殊护理服务，需要对临终患者及其家属提供全面照顾，包括护理、心理以及社会支持等，其目的在于提高临终患者的生活质量，同时呵护患者家属的身心健康。需要对患者和家属进行灵性（精神）照顾，评估其灵性困扰，帮助患者进行生命回顾，完成心愿；哀伤辅导：从接受服务开始至患者离世后的哀伤期，都要对家属进行有针对性的哀伤辅导。

三、我国社区及在家卫生服务现状

我国的社区卫生服务起步晚，发展较为缓慢，目前尚未形成统一的模式，各地区发展不均衡，尤其是经济文化落后的省份和边远地区，需要大力发展。近年来，由于社会日益发展的需要，国家对于全科医学教育和社区卫生服务给予重视，尤其在北京、上海等一线城市，医疗体制改革越来越有利于保障社区卫生服务的开展，全科/家庭医生和社区护理的广度和专业化程度越来越高，推动了社区卫生服务的发展。

（一）全科/家庭医生及全科医疗的发展现状

1. 北京市 2011 年，由政府牵头出台政策，要求各社区卫生服务机构根据辖区居民实际户数合理配置社区卫生服务团队，明确规定家庭医生式服务是以社区卫生服务团队的工作核心，按照自愿签约、自由选择、规范服务的原则，按1：600的比例，由服务团队与社区居民家庭签订服务协议，使签约的居民不出社区就可得到常见病、慢性病健康咨询、指导和转诊预约等服务，采取大医院对口支援社区、大医院专家编入家庭医生团队等模式，为社区卫生服务提供技术支持。

2. 上海市 以三级综合性医院为龙头 整合二级医院和社区卫生服务中心，建立纵向区域医疗卫生联合体，实现了医疗资源纵向整合与共享，通过专业机构和资深专家的技术帮带和指导，逐步实现了分级诊疗和双向转诊，从宏观上推动了社区卫生服务的发展。同时，于2004年启动全科医师规范化培训计划，制定了严格的培训和考核制度，评估认定符合标准的培训基地，在很大程度上保证了规范化培训的质量，保证考核合格的全科医生能够胜任社区及在家治疗的工作。

3. 癌痛治疗的居家服务情况 李嘉诚基金会"人间有情"全国宁养医疗服务计划自1998年开始至今，已在全国30余家医院设立了宁养院，遍布除北京、天津、西藏、江苏、浙江、广西以外的各省市、自治区、直辖市，服务对象是各宁养院所在区域的贫困晚期癌症患者，服务方式为家居服务。宁养工作人员在居家服务时可以提供以下帮助：控制或减轻患者身体痛苦，对于镇痛治疗的效果和不良反应及时进行评估，并给予规范的调整和处理；指导家属做好患者的日常护理，包括口腔、皮肤、饮食起居等；提供心理辅导，通过倾听和陪伴，帮助患者减轻心理压力，鼓励其面对现实，积极生活；对患者和家属进行灵性（精神）照顾，评估其灵性困扰，帮助患者进行生命回顾，完成心愿；哀伤辅导：从接受服务开始至患者离世后的哀伤期，都要对家属进行有针对性的哀伤辅导；通过定期到患者家探访、定期电话回访，了解患者的病情变化和需求，及时给予指导；门诊接诊和咨询服务；通过多种形式开展临终关怀知识的宣传教育；社会资源整合：如志愿服务的内容介绍和服务安排、寻找社会资源帮助患者等。

4. 存在问题

（1）缺乏完善和有效的管理政策　主要表现为：患者对社区卫生服务和家庭医生缺乏了解和信任，家庭医生首诊制难以落实、严格的社区药品管理。

（2）家庭医生的数量和专业素质不足　目前，我国拥有 10 万名家庭医生，但经过正规培训的全科/家庭医生只有几千人，仅占全部家庭医生的 10.0%～22.4%，无论从数量还是专业素养方面来看都严重不足。

（3）医院观念不足，人力、财力受限、社区资源配备不足。

（4）上下级医院及医患之间缺乏顺畅的信息沟通和协作：沟通渠道不畅通、资金匮乏、工作量大没有时间等原因导致上下级医院及医患之间缺乏顺畅的信息沟通和协作。调查显示，66.06% 的受访者认为社区医疗机构和上级医院沟通交流开展状况较差，其中 61.3% 的医院医生认为沟通较差。

（二）社区护理的发展现状

我国社区护理始于20世纪80年代，起步较晚，一些基层卫生院虽然开展了部分社区护理工作，但其系统性和规范性还远未形成。

1. 组织结构形式：目前，我国的社区护理在组织结构形式上主要有社区卫生服务站型、社区护理服务队型、社会型3种。前两种形式是社区护理服务的主体，护理管理工作仍由医院护理部负责，社区护理作为医院护理工作的一部分而行使其职能，而后一种形式主要是个体自行管理。

2. 主要存在如下问题

（1）观念陈旧，护理人员素质有待进一步提高：我国社区居民对社区护理的理解比较狭隘，大部分还停留在打针、发药的概念上，不能充分理解社区护士价值；护士工作角色单一，主要担当照顾者角色，未承担起像美国社区护士那样既是患者的照顾者，又是健康教育者、健康行为协调者和科研工作者的多个角色；尚未形成"以人的健康为中心"的社区家庭护理观念，社区护理人员对护理专业价值和专业信念的认识不足，缺乏自觉性、责任心和紧迫感。研究表明，社区护士整体素质很好的占5%一般的占37%达不到要求的占58%。

（2）工作内容相对局限：国内社区护理工作内容偏重以二级预防为主的护理活动，如静脉输液、家庭访视、血压测量、肌内注射、健康教育、体检等，缺乏一级预防方面的工作内容。

（3）护理人员专业化培训严重不足：我国

社区护理教育的培养重点仍定位在岗人员强化培训及医院临床护士转型培训上，专门的社区护理人才培养机构很少。目前国内仅有几所大学开设社区护理专业，虽然国内医学院校陆续开设了社区护理学的课程，但是大都以考查课的形式展开，从形式和内容上都没有引起足够的重视。

总之，我国社区和在家治疗还有很多需要完善和改进的地方，如政府管理政策的明确和规范化、医保和报销政策的倾斜、家庭医生与上级医疗机构和医生的双向互动机制、对患者及家庭医生均具有约束力的服务协议不完善、家庭医生及社区护理人员的规范化培训尚待加强、社区卫生服务的能力和内容需要进一步拓展等，未来发展之路任重而道远。

（王玉梅）

第六节　医务社会工作服务

医务社会工作服务是癌痛患者治疗过程中不可或缺的重要组成部分。在癌痛患者的临床诊疗工作中，医务人员如果仅将控制患者的躯体疼痛作为治疗的出发点，而忽略患者的心理、社会与灵性需求，不能实现真正意义的全人照顾。

随着患者需求的多元化发展及医学模式的转变，将医务社会工作的价值理念和专业方法引入癌痛患者治疗中去，使躯体治疗、心理治疗、灵性照顾并重，能够从根本上提高癌痛患者的治疗效果、生存质量与满意度。

一、医务社会工作及相关概念

（一）医务社会工作

医务社会工作（Medical Social Work）从广义与狭义两方面进行界定。狭义的医务社会工作是指在医疗机构中围绕医疗过程所开展的社会工作，其主要内容是协调医患关系，为患者提供心理支持，发掘与提供患者所需的社会资源等。

广义的医务社会工作是将社会工作的专业知识和技术应用于医疗、卫生、保健领域，协助患者及家庭解决与疾病相关的社会、经济、家庭、职业、心理等问题，积极开发社区与社会资源，促进对疾病的预防和对健康的保护。

（二）医务社会工作者

医务社会工作者（Medical Social Worker）简称医务社工，是医疗卫生机构中为患者提供心理关怀、社会服务和灵性照顾的专业人员，帮助患者及家属解决疾病造成的社会心理问题、恢复社会功能与提高生活质量。

医务社会工作服务，起源于英国，发展于美国，并逐步普及至世界其他国家及地区。在港台地区，医务社工的配备与医院规模、医院层级成正比，平均每100张病床配备一名医务社工。如今，社会工作部已成为港台地区医疗机构中的必备部门。为保证服务效果，医务社工大都经过良好的专业训练，具有社会工作本科以上学历，专业化程度较高。目前，在台湾地区约有注册医务社工1300人，香港地区约有注册医务社工500人。上海地区规定，综合性医院按照每300-500张床位配备1名专职医务社工，儿科、精神卫生、肿瘤、康复等专科医院每100-300张床位配备1名专职医务社工。愈来愈多的医疗机构认识到医务社工的重要作用，开始医务社会工作的专业探索。

（三）社工与义工

社工是社会工作者（Social Worker）的简称，是遵循助人自助的价值理念，运用个案、小组、社区等专业方法，以帮助机构和他人发挥自身潜能，协调社会关系，解决和预防社会问题，促进社会公正为职业的专业工作者。

义工是义务工作者的简称，也称"志愿者"（Volunteer），顾名思义是基于社会责任及义务，自愿贡献自己的时间、精力、技能，为促进社会的改善和发展，无偿参与社会服务的人员。

社工与义工有着本质区别：

1. 专业要求 社会工作作为一门专业，拥有独特的知识、专业理论、价值观、工作方法及技巧。一名社工应接受社会工作专业教育，学习社会工作的基本理论，树立社会工作的价值理想，掌握开展社会工作的技能与方法，具备理论分析、实证研究、社会实践等多方面的基本能力。而义工的选拔主要考察个人素质与能力，并不受专业限制。

2. 职业资格 社工需要有从业资格。2009年，民政部将社会工作者纳入国家专业技术人员范畴。而从事义工服务不需要专业资格的限制，只要是自愿的助人活动都可以看作是义工服务。

3. 工作性质 社会工作是在一定社会制度与福利框架下，根据专业价值观念，运用专业方法帮助有困难的人或群体走出困境的职业活动，也就是说社工是一种职业；而义工是为满足自己精神方面需求的一种短期性或间接性的非职业行为。

4. 服务方法 社工有专业的知识和方法，个案工作、小组工作与社区工作是社会工作三大专业方法，为专业服务提供了技术支撑。而义工，有时候也需要一定的方法和技术，如医务志愿者、心理咨询志愿者，但却有别于社工的专业方法。

5. 薪酬待遇 社工是受薪人员；而义工则是无偿的付出自己的时间、精力、金钱等，没有任何工资等的报酬。

近年来，社工引领义工的服务模式逐渐在医疗机构中蔓延开来，并成为现代健康照顾体系的重要组成部分。通过专业技能与人性化照顾相结合，为提升医疗服务质量，构建和谐医患关系注入新的动力。

二、癌痛患者的需求分析及介入策略

疼痛是癌症患者常见且最难以忍受的症状之一，严重影响患者及家属的生活质量。癌痛患者的需求往往因病情发展和心理状态的变化而呈现多样性和复杂性。因此，在临床治疗中，应综合考量患者生理、心理、社会等不同层次的需求，维持患者的机体平衡。

（一）生理需求

因肿瘤自身的浸润、转移、压迫或肿瘤治疗原因及其他原因导致患者出现躯体上的疼痛。对患者而言，疼痛是机体面临刺激、疾病的信号，也是影响生活质量的重要因素。对医护人员而言，疼痛是机体对创伤和疾病的反应机制，也是疾病的症状。伴随躯体疼痛的加剧，部分患者在疼痛描述过程中会出现模糊不清或拒绝表达的情况。社会工作者应引导、鼓励患者积极表达自身感受，将疼痛说出来，尽量准确描述疼痛部位与感受，以配合医生进行临床镇痛治疗。

患者在肿瘤治疗过程中，会伴随恶心、呕吐、脱发、局部皮肤反应、乏力、白细胞下降等不同程度的副反应。女性患者尤其是乳腺癌，在治疗过程中，会因形象改变产生体相认同危机。这种局部或全身性的损害和反应会加剧患者的身体与心理负担。社会工作者应配合医护人员，针对接受不同治疗的病人，告知可能发生症状，自我监测，并告知如何因应。同时引导患者养成良好生活及饮食习惯并规律运动，并提供可咨询系统及支持团体。

（二）心理需求

疼痛状态下的患者往往会产生恐惧、紧张、悲观、绝望等负面的心理情绪，而人的心理状态与全身生理活动有密切的联系，长期的负面心理情绪可使机体的"免疫监视"作用减弱。反之，良好的心理状态具有治疗价值。伊丽莎白·库伯勒-罗斯（Elisabeth Kubler-Ross）将癌末患者的心理分期分为震惊否认期（Shock/Denial）、愤怒期（Anger）、讨价还价期（Bargaining）、抑郁期（Depression）、接受期（Aceptance）五个阶段，各阶段的心理状态不同，心理需求也会产生相应变化。

1. 震惊否认期（Shock/Denial） 几乎所有病人都会经历短暂的震惊否认期，对患病持有怀疑态度，随时间推移，这种心理会逐渐消弱。少数患者会一直持否认态度，直至生命终点。对于该阶段患者，社会工作者在介入过程中，应采取"二不"原则，即不主动谈及病情、不轻易揭露患者的防卫机制，认真倾听，给患者适应与接受的时间，同时注意非语言交流技巧的使用。

2. 愤怒期（Anger） 当患者经历震惊否认期而确定无望时，一种愤怒、妒忌、怨恨的情绪油然而起，该阶段患者容易将不满情绪发泄到周围其认定的"健康的人"身上，包含家属及医护人员。作为一种正常的适应反应，社会工作者在介入过程中应引导患者倾诉内心的忧虑和恐惧，运用同理心面对患者，而非劝诫式的告知患者该做什么，不该做什么。需要注意的是在引导患者发泄不满情绪过程中应加强患者的防护工作，避免意外发生。

3. 讨价还价期（Bargaining） 该阶段患者会出现"如果能让我好起来，我一定会怎样"的心理。该阶段患者已承认患病事实，同时希望能改变这个事实，而患者会提出种种"协议性"的要求，此期间患者能很好的配合治疗。有些患者对所做过的错事表示忏悔；有些患者寄希望于"医学的重大发现"或"医学奇迹"；有些患者则期望争取一些时间来完成自己的愿望和未竟事业。

该阶段患者的高依从性无疑对医疗工作开展是有利的，一方面社会工作者应在患者中表现出积极努力的态势，肯定医疗手段发展使攻克癌症成为一种可能；同时应引导患者对疾病树立合理的预期，并强调患者配合在治疗疾病过程中发挥的关键作用，引导患者保持乐观心态、合理饮食、充足睡眠，通过自身努力直面疾病挑战。

4. 抑郁期（Depression） 伴随病情恶化，患者的治疗信心受到打击，出现悲伤、退缩、情绪低落、沉默、哭泣等反应，渴望家人的陪伴。此阶段患者通常是沉默的，对周围的事物表示淡漠，此时若企图鼓励患者对周围的事情发生兴趣，通常不会产生积极地效果。

对此期患者，允许其按照自己的方式和需要来表达情感，例如忧郁，悲痛，社会工作者作为聆听者的角色，不应该加以否定和阻挡。

5. 接受期（Aceptance） 经历了努力与挣扎，生命即将走到尽头，这一阶段的患者变得平静，产生"好吧，既然是我，我准备好了"的心理。社会工作者应积极主动地帮助患者了却未完成的心愿，尊重患者的信仰，尽量给予患者精神上安慰和照料，满足他们的需要，如写遗嘱，见最想见的人等，使他们在安静、舒适的环境中有尊严的离开人世。

总之，多数癌痛患者基本符合以上心理变化过程，但不同心理特征的患者在心理变化分期上存在着差异，各阶段持续时间与出现顺序也不尽相同。因此，在服务过程中，社会工作者应该注意个体化差异。

（三）社会需求

癌症是一个家庭事件，癌症的诊断和治疗往往会剥夺患者重要的家庭与社会角色，因患病而导致与家人及社会的疏远、收入减少及家庭的经济负担等问题，因此对癌痛患者的社会工作服务不能摆脱家庭、朋辈群体及社会环境等相关因素。一方面，社会工作者应帮助癌痛患者尽量平衡家庭角色与功能，对家庭常用沟通方式进行评估、提高家庭作决定能力、增强家庭照顾责任。家庭会议是处置家庭关系中常用的一种方式，当家庭因患者陷入危机时，社会工作者召集家庭成员召开家庭会议，讨论如医疗照顾决策、后事安排、矛盾化解等重要议题，统一组员家庭成员，调配人力、物力、财力。

另一方面，拓展患者的社会支持系统，为患者及家庭提供足够的信息支持，承担起链接社区与其他非医疗机构的责任，协助贫病交加的患者及家庭谋取福利，如申请低保、大病救助或获得公益慈善组织的经济援助等。同时，可为有特殊需求的患者家属，如未成年人、老年人寻求相应照顾机构；联络义工上门陪伴，联络社区服务机构提供家务助理、送餐服务、殡葬服务等。

三、社会工作者的角色与功能定位

在癌痛患者的社会工作服务中，社会工作者的核心任务是以爱心关怀、专业知识以及积极的态度为患者及其家属提供全面服务，使患者及其所在家庭得到生理、心理、社会等多方位的照顾与支持，让患者保有尊严的走完生命最后的历程。在综合分析了癌痛患者需求的基础之上，结合社会工作者具体实践，将在癌痛患者服务中社会工作者的角色与功能定位如下：

（一）咨询者

医疗服务具有很强的知识性、专业性和技术性，社会分工和专业化导致医患双方获得信息的能力不对等，此外医疗信息搜寻成本过高、信息传递的闭塞以及信息披露制度的缺失导致患者缺乏足够的信息支持。对癌痛患者及其家属而言，对资讯的需求主要集中在三个方面：第一，疾病的治疗与发展情况及控制疼痛的有效路径；第二，如何战胜恐惧、摆脱心理压力，使患者与家庭能够直面病情，坦然面对生死；第三，如何有效获取医疗与社会资源，增强家庭抵御风险的能力。

只有为患者及家庭提供足够的信息支持，才有可能引导患者建立信心，应对问题。一方面，社会工作者通过对癌痛患者的经常性探访收集资料，将记录患者心理变化的第一手资料传递给医护人员，促进医患沟通，提高治疗效果。另一方面，社会工作者通过宣传彩页、视频音频、网络媒体、团体教育等形式为患者及家属提供所需信息。如与家属讨论病情告知的方法与技巧、为出院后无固定居所的贫困癌痛患者提供政府廉租房信息等。社会工作者也可根据癌痛患者需求自行编写一些实用性材料作为参考。

（二）情绪疏导者

社会工作者在对癌痛患者及其家属情绪状态的把握和缓解中发挥着至关重要的作用。对于癌痛患者，在疾病发展的不同阶段及面临各种压力，如疼痛、治疗、个人生活事件、关系调试等情况下，可能会感到情绪的紧张与恐惧、悲观与绝望。社会工作者可适当传授患者转移注意力和放松训练的方法，主动关心患者，运用同理心，耐心倾听其真实感受，了解患者的需要。鼓励患者积极寻求帮助，消除内心孤寂感，让其体会到他并不是孤立地承担痛苦。同时给予适当的安慰，引导患者正确地认识疼痛。稳定的情绪、良好的心境、放松的精神都可增加患者对疼痛的耐受性。在疼痛发作时，采取渐进性肌肉放松训练等转移注意力的方法缓解疼痛。

（三）心理支持者

对癌痛患者实施支持性心理干预应做到个体化、具体化、人性化、全面化。改善患者心理健康状况，缓解疼痛等躯体症状，增强对疼痛的治疗效果，提高患者的生活质量。对不同年龄、性格、文化水平、社会经历的患者采取不同的教育方式和教育内容，帮助患者正确认识生、老、病、死这一自然规律，认识到生命的真正价值在于质量，最终达到帮助其摆脱对死亡的恐惧和不安、平静面对死亡的目的。

对于丧亲家属，及时电话联络或登门拜访，评估家属丧亲后面临的情感性、实质性与社会性问题，并提供必要的支持；赠予家属哀伤慰问卡和有效咨询；为高危丧亲人群提供哀伤辅导服务或转介给专业机构，引导家属面对和接受事实、体会哀痛、重新适应生活，走出哀伤。

（四）资源链接者

在医务社会工作服务中，资源链接与整合是关系到癌症患者服务的重要议题，只有借助服务对象支持系统中的资源优势将需求满足的可能性扩展到最大，才能达到"助人自助"和"全人服务"的目的。这一过程中，社会工作者通常承担与社区、机关单位、公益慈善组织等非医疗机构联络的责任，以及为患者或家属的利益所采取的特别行动，如为患者及家庭申请低保、大病救助或慈善组织的经济援助；为患者缺乏自我照顾能力的家属，如儿童或老年人、残疾人寻求安置；为有需求患者提供义工服务，如陪送检查、代理家长等；联络社区服务机构提供家政服务、送餐服务、殡葬服务、法律咨询服务等。

（五）公共健康知识宣传者

除为癌痛患者及家庭提供直接服务外，社会工作者在癌症知识的普及与宣传活动中同样扮演者重要角色。在社区等非医疗机构中进行癌痛人群筛查，普及癌痛照顾常识，倡导积极的照顾理念，提升公众对于癌症、疼痛、死亡的认识。

（六）研究与倡导者

作为服务的使用者，癌痛患者及家属的意见对于专业发展至关重要，社会工作者可通过访谈、问卷等形式在患者及家属中征集需求与建议。同时，联合医疗、心理等不同领域专业人士，实现医疗卫生机构、高校及其他相关部门的多向合作，探索并倡导一套完整的适合癌痛患者及家庭的医务社会工作服务模式。

四、社会工作专业方法在癌痛患者中的应用

作为社会工作三大直接服务方法，个案工作、小组工作与社区工作在癌痛患者及家庭的介入过程中体现出一种相辅相成的专业关系。

（一）个案工作

癌痛患者的个案工作有多种介入模式和方法，如危机干预模式、任务中心模式、社会——心理模式、叙事治疗模式等。以危机干预模式为例，当患者处于危机境地思维变得局限和僵持，甚至认为自己已经走入绝境，社会工作者可设法

引导他们多一些角度与方式来看待自身处境与帮助其摆脱局限。常用的变通方法有变通环境支持、变通应对模式、变通思维方式三种。变通环境支持是指社会工作者应该启发患者看到现实中环境支持的渠道并非单一，虽然有些环境状态没法改变，但也不是完全的绝境，只要多加思考和尝试可以发现存在其他环境支持的可能，及其他可利用的环境资源。变通应对模式是指通常患者已习惯固有的应对模式，一旦固有的模式在疾病面前无法奏效时会变得十分茫然。社会工作者应该引导患者走出习惯的行为模式，变通办法，采用其他的应对方法处理当前的问题及困难。变通思维方式是指看法和想法对于人们的情绪会产生明显的影响。为了使患者降低应激状态的焦虑和恐惧的程度，社会工作者应引导患者避免用问题视角看待自己，而是以优势视角出发去看待自身、环境及将来。虽然社会工作者能够提供多个变通的方法供求助者选择，但是由于求助者处在应激的状态，他们对问题的决断能力会有所下降，所以给予求助者的选择方案应该简洁明了，让他们能即刻明白和当机立断。

无论采取何种模式，在具体操作过程中都会经历资料收集、建立专业关系、诊断、制定服务计划和目标、提供服务或治疗、评估、结案/转介六个阶段，每一阶段对应不同的操作技巧。如收集资料阶段可运用会谈法、调查量表、观察法、文献法；会谈阶段可运用专注、倾听、同理心、鼓励等支持性技巧；澄清、对焦、摘要等引领性技巧；提供信息、自我披露、建议、忠告、对质等影响性技巧；评估阶段可运用基线评估、任务完成评估、对象影响评估等方法。

（二）小组工作

癌症患者及家属的小组工作建立在患者及家庭间互动的基础上。在社会工作者的帮助下，小组成员通过游戏、分享等互动和参与的方法，获得小组经验，实现从态度、行为到认知的转变，从而适应社会环境的变化，促进自我成长和发展。针对癌症患者的小组工作议题主要分为三方面：教育团体、减压团体、哀伤辅导团体。

1. **教育团体** 该议题的小组工作主要针对癌痛患者的居家护理、日常饮食等方面进行指导，并对患者及家属进行死亡教育。社会工作者一般邀请医护人员或其他相关人士进行专业讲解与示范，同时通过教育性短片、模拟场景、分组谈论、自由分享等形式，帮助组员更好的掌握所传递的知识与技巧。相比于其他教育内容，死亡教育的挑战性较大，因为受我国传统的生命神圣论及生死观的影响，人们对死亡避犹不及。死亡教育小组的开展需要注意几方面问题：第一，组员的选择必须经过面谈与甄选，评估其是否适合参加该小组；第二，为避免气氛过于压抑，社会工作者应具备掌控现场气氛的能力，可适当加入破冰游戏、热身环节、影音材料；第三，可邀请有成功应对经验的患者或照顾者现身说法，确保效果。

2. **减压团体** 在前面的节次曾介绍过癌症患者面临的生理、心理、社会多重压力，而癌症本身又是一个家庭问题，因此减压小组工作的开展，不仅能为患者减压，同时能为家庭提供一个宣泄渠道，获得环境支持。减压小组的重点在于分享，由社会工作者引导患者及家属讲述自身经历，宣泄负面情绪，使组员从分享中习得经验，共谋解决问题的路径，提升个体与家庭抗逆力。

3. 哀伤辅导团体　该议题的小组主要目的是为丧亲人士提供情绪支持，拓展社交圈。需要注意的是，个别具有严重病态和情绪问题的丧亲人士更适合以个案工作的形式单独接受辅导。在哀伤辅导小组中，由社会工作者引导组员澄清丧亲的有关事实，并为组员提供表达哀伤的环境，让组员共同表达因丧亲导致的各种情绪感受，为丧失寻找情感平衡，共同探讨如何适应丧亲后的社会环境，并对自我进行重新探索，建构新的生活秩序。

（三）社区工作

社区工作的开展能够有效整合社区资源，为癌痛患者及家属提供实质性帮助。同时能够通过有计划的组织社区成员参与社区活动，培养社区居民自助互助的精神，提高社区居民对癌症患者的关注度及自身的健康防范意识。通常与癌痛患者相关的社区活动有以下几种形式：第一，社区讲座与义诊。由专业人士在社区内开展癌症相关健康教育，进行癌症高危人群筛查，同时有针对性地向癌症患者家庭讲授居家护理、日常饮食、减压等相关内容。第二，户外运动。为癌症患者及家属提供郊游、参观等机会，释放压力的同时促进照顾者之间的相互支持。第三，义工服务。由义工团体为社区内的癌症患者提供陪伴、打扫等居家服务，缓解家属照顾压力。第四，社区宣传。在社区范围内，以海报、黑板报、展架等形式向居民普及防癌、抗癌相关常识，从根本上提升公众意识。

医学模式的转变、医疗卫生体制的改革和人们对疾病理解的变化，使得医学不再是一个封闭的科学体系。躯体的疾病，患者及其家属的心理问题，医患关系问题，甚至公共卫生政策等问题，单靠医务工作者本身难以根本解决，社会工作者的融入已成为必然趋势。随着我国医务社会工作的不断完善和成熟，医务社会工作必将在未来的医疗机构中占据重要地位。因此加强人才培养，走学科专业化道路，加强政府的主导地位，动员社会力量广泛参与，是未来医务社会工作发展的必经之路。

癌症患者的医务社会工作服务，具有专业性、科学性和持续性等优势。通过提供必要的条件和运用专业的方法使受助患者发挥潜能以解决自身问题。在医疗服务期盼人性化的今天，我们不仅需要精湛的医疗技术，更需要人文关怀。运用医务社会工作的专业手法，秉承"助人自助"的社会工作理念，以提升患者生活质量为己任，切实走出一条适应生理-心理-社会健康观和当代医疗模式转变的发展道路。

（刘　芳）

第七节　姑息性镇静

姑息性镇静（Palliative Sedation）这一概念最早由 Rober Rnck 于 1990 年提出，其定义是为了治疗患者的难治性症状而有目的的诱导和维持其镇静状态，主要针对的是肿瘤终末期患者。他们在生命末期遭受到常规医疗不能缓解的痛苦，如难治性呼吸困难、难治性呕吐、难治性疼痛、谵妄等一系列症状。这些症状往往不是独立存在，它们互相叠加，从而使所有的常规治疗都归于无效。这时姑息性镇静可能是唯一选择的治疗手段。它通过使用镇静药物降低患者的意识度，达到缓解患者痛苦的目的。

姑息镇静治疗的使用在不同的国家和地区存在较大的差异，在欧洲，姑息性镇静治疗已常规应用于晚期癌症患者的治疗中，而约有 2.5% ~ 8.5%的患者接受长期的持续镇静直至死亡。而国内针对晚期癌症患者的姑息性镇静治疗研究仍处于起步阶段。本章节将主要介绍姑息镇静的定义、指征、常用药物、镇静期间液体管理以及镇静期间病程的评估。

一、姑息镇静的伦理基础

姑息性镇静的伦理学基础源于中世纪罗马天主教的神学家所创立双重作用原则。实施姑息镇静的基本依据是患者和家属签署的书面协议。另外，医生必须明确界定镇静的目的，并向患者和家属解释镇静所存在的潜在的可逆转性。姑息镇静治疗是否会影响患者的生存期一直是姑息治疗中颇有争议的一点，目前多数文献均支持镇静治疗并不影响患者的生存期，这为镇静治疗在姑息治疗中的进一步开展提供了理论依据。

二、姑息镇静的指征

姑息性镇静的指征是患者出现一个或多个难治性症状从而引起难以忍受的痛苦。难治性症状既包括在一定的时间范围内，常规的医疗处理模式仍然难于控制的症状，也包括常规的医疗处理模式给患者所带来的难以忍受的不良反应。终末期肿瘤患者的难治性症状主要包括呼吸困难、呕吐、疼痛、谵妄、便秘等，这些症状往往不是独立存在。难治性症状的确定应由医生与患者共同来完成，并需要谨慎排除一切可逆性因素如烦躁不安、尿潴留、电解质紊乱、低血糖等，以及一些心理因素如焦虑等造成的痛苦症状。事实上，有些患者并不存在难治性的症状，仅是为了避免亲身经历死亡这一过程而选择姑息性镇静，这种情况不属于姑息性镇静指征。

三、姑息镇静决策的制定

姑息镇静决策的制定包括以下三个方面：治疗的初始目的、确定姑息性镇静的适应证、充分与患者及其家属商议。尽管这三个步骤相互关联，但决策制定时每个步骤应单独考虑。在时间上，这三个步骤的决定也不是立即做出的，通常是在姑息性镇静治疗中随着患者病情发展而不断调整，最后经综合评定后做出的。姑息性镇静的需求是随着病情的发展而不断加强的，患者一旦认为自身的病情发展而遭受直接或间接难以忍受的痛苦，这时就已经满足了镇静治疗的初始目的，姑息性镇静成为需要。一旦作出镇静治疗决定后，必须根据医师、护士、患者及患者家属所提供的所有信息对镇静的适应证及条件做全面充分的评估。在获得患者全方位的信息后，通过治疗小组的协调和整合，得出一个全面综合的决定。总之，姑息镇静决策的制定一般遵循以患者意愿为主的原则，决策过程中与患者及其家属的商议亦十分重要，并且需要随着患者病情发展而不断调整，最后经综合评定后做出的。

四、姑息镇静的实施方法和常用药物

姑息镇静具体实施方式主要包括临时性镇静（镇静时间<3天）、间歇性镇静（指患者短期性镇静后停止镇静药物，间隔一定时间又使用）、持续性镇静（镇静时间>3d）。

在姑息性镇静治疗中常用的药物有，咪达唑仑、左美丙嗪、丙泊酚等。当开始镇静时，通常采取循序处理的原则，如果一个合适的剂量治疗失败后，应进入下一步的治疗。一般认为咪达唑仑是比较好的一类药物，因为它的半衰期短且存在相应的拮抗剂，可以快速的调整用药剂量或撤出用药，皮下给药方式优于静脉给药。具体治疗步骤如下：第一步使用咪达唑仑皮下或静脉持续给药，药物的维持剂量为 0.5～2.5mg/h，如果症状未缓解，1～2 小时后可以给予一个 1.5mg/次的冲击剂量。当剂量>20mg/h 后，可以进入第二步治疗。第二步使用左美丙嗪皮下或静脉持续给药，维持剂量 0.5～8mg/h，冲击剂量 10mg/次，同时联合咪达唑仑。当剂量>20mg/h 后可以进入下一步治疗。第三步使用丙泊酚皮下或静脉持续给药，维持剂量为 20mg/h，冲击剂量为 20～40mg。如果有必要可每 15 分钟增加 10mg 剂量。镇静过程中，无论患者何时恢复意识，检查患者是否舒适，是否有症状加重都是非常重要的。另外，药物及药物治疗方案也应当相应检查，是否有其他可能存在的因素影响镇静效果（如膀胱充盈、便秘影响、肠痉挛、镇静不足、

戒断综合征、谵妄）。当这些检查完成后才可以给予下一步（左美丙嗪、丙泊酚）治疗。

五、姑息镇静期间的液体管理

患者液体摄入量的逐渐停止通常是患者邻近死亡的一个标志，大多数患者在停止进食后，一般在很短时间内死亡。相关研究显示：大约85%的患者在这个时期内给予深度持续性镇静，一般在3天内死亡，98%的患者在7天内死亡，因此在这个时间段里只给予基本维持生命体征的营养支持液体。如果患者生命预期较长，能接受液体摄入，此时一旦停止了足够的液体，他很可能因脱水而加快死亡。因此有必要给予肠内与肠外的混合营养。对有能力进食者，医师必须与患者及其家属商讨，并说明一旦开始深度、持续的镇静将不会提供较多的液体；如果患者表示希望继续给予液体的，将选择使用浅度的、间隙性的镇静方案。对没有能力进食者，对于一个深度持续镇静患者使用人工营养支持可能无医学价值。如果治疗带来的疼痛超过了治疗带来的益处，它可能会延长或加重患者的痛苦。如水肿加重，疼痛，支气管分泌物增多，尿量增多、尿失禁。另外，患者任何时候都有权决定停止输液或给药。如果患者不能决定，主管医师必须与他的家属商讨，当患者停止输液并同时存在难治性症状时决定是否给予深度液体镇静。

六、姑息镇静病历记录和病程评估

病历的准确确保治疗的质量以及连续性。①病历应记录患者镇静的原因，镇静治疗的管理，具体信息包括：患者的生命预期及现在病情；镇静治疗的指征；患者、家属及患者法定代理人的意见；姑息性专家商议结果；接受治疗的药物剂量；其他的干预药物及药物管理；②患者的护理记录包括：每天什么时候由谁对患者进行评估；病情观察要有一个清晰的定义；用了哪些医疗器材以及治疗技术，有哪些辅助治疗以及护理框架；③医师与患者之间的交流信息。镇静的有效性评估，镇静药物剂量的调整，镇静症状控制程度，在病历中都应该清楚的记录。

镇静程度一般用患者的意识水平来表示：1级：①清醒、定向力正确；②嗜睡；③应答切题，反应迅速；④仅当有刺激时被唤醒。2级：有刺激时不能唤醒。3级：基本脑功能受影响，如呼吸抑制、血压下降。3级镇静是不良的，一旦出现，应立即降低镇静药物的剂量并使用相关的拮抗剂。主治医师每天至少应观察患者一次，应特别压疮、尿潴留及便秘等的发生。定期与相关的姑息治疗专家、患者家属一起共同讨论治疗方案，评估患者的相关病情，如患者是否舒适、是否有心理突发情况，患者新表达的意愿等。护士也需观察患者镇静状态，监测病情，并向医师报告病情发展。

七、患者家属的护理

姑息医学包括对患者家属的支持理解及舒缓，因为他们在整个治疗过程中担任了不同的重要角色。他们不但是患者的父母、孩子、亲戚、朋友，在治疗中还是护理者、观察者、信息交流者、及法定代理人等。他们都经历了怀疑、内疚、害怕、悲痛等情感过程。医护人员应该用一种简单明确的语言与患者家属进行交流，具体内容包括镇静的指征、镇静决策的制定、具体的镇静方案，在镇静治疗中可能出现的急性症状及产生原因等。镇静开始后，一定要给患者家属提供可靠的信息，具体可分为两大部分：①镇静的程序；②患者濒临死亡时的相关问题。另外姑息镇静治疗团队应该给家属提供合理的建议及心理上的疏导。

　　在我国，针对晚期癌症患者的姑息镇静仍处于起步阶段，相关的临床治疗经验较少。姑息镇静由于其牵涉生存期等伦理问题而存在争议，但不可否认，其能有效的控制晚期恶性肿瘤患者的难治性痛苦症状，最大限度地提高患者生存质量和维护患者的生命尊严，相信随着相关研究的进一步开展以及临床经验的丰富，其必将走向规范化，成为姑息医学模式的重要组成部分。

（刘维帅）

第八章

器官功能障碍与癌痛的治疗

第一节 脑转移患者的癌痛治疗

据统计,大约 10%~30% 的肿瘤患者在其疾病过程中会出现脑转移,而在乳腺癌、前列腺癌、肺癌、结直肠癌患者中,脑转移的发生率更高。随着癌症治疗水平和技术的提高,患者的生存期明显的延长,但脑转移的发生率也明显的增加,现每年约有 170 000 名的新发脑转移患者。头痛是脑转移患者最常见的临床症状,约 50%~71% 的脑转移患者会出现头痛症状。对于脑转移患者疼痛的治疗,不仅需要针对头痛症状的治疗,还包括对原发灶或其他部位转移、压迫等引起的疼痛症状的控制。本章节主要介绍癌性脑转移性头痛的治疗。

一、癌性脑转移性头痛的病因

脑转移肿瘤细胞的直接侵犯、压迫,脑组织发生水肿,或肿瘤细胞分泌的致痛物质作用于疼痛敏感组织时就会出现疼痛,其主要原因有以下几个方面：

1. 血管病变 脑转移瘤侵犯颅内血管，使颅内血管牵拉伸展、挤压移位而产生头痛；癌细胞分泌的致痛物质引起颅内血管发生收缩或痉挛，也会导致头痛。

2. 脑膜受刺激 脑转移瘤本身或者其引起的脑水肿、颅内高压等牵拉脑膜可引起头痛；当转移瘤出现出血、感染等并发症时，脑膜受到刺激也可引起头痛。

3. 对疼痛敏感组织的直接压迫 脑转移瘤进展过程中，肿瘤体积不断增大后直接压迫和牵拉颅内疼痛敏感组织，而引起头痛。

4. 肌肉异常收缩 脑转移瘤在转移过程中，侵犯和浸润头颈部肌肉，使这部分的肌肉发生异常性收缩，可引起头痛。

5. 神经病变 脑转移瘤侵犯、浸润、刺激、压迫含有痛觉纤维的脑神经、脊神经时，产生剧烈的头痛。

二、癌性脑转移性头痛的临床表现

转移性癌性头痛的一般临床表现为：晨起头痛，中等程度的头痛，常出现在双侧颞颚部，呈规律的间歇性与持续性加重，性质为钝痛、胀痛与搏动性痛。除头痛症状外，超过 2/3 的患者还会出现神经系统的症状，如局部性与全身性癫痫发作，部分患者出现高级精神功能异常，如情感淡漠、反应迟钝、语言混乱、行为怪异、抑郁与躁狂等，一些患者还出现大脑定位性损害，如失语、偏瘫、肢体无力等。

80% 的脑转移瘤发生在幕上，15% 发生在小脑，5%发生在脑干。脑肿瘤的初期，由于肿瘤生长速度的原因，仅为局限性的牵引和压迫，产生局限性的头痛与一侧性的头痛，多数疼痛的部位与肿瘤部分同侧。常见转移瘤位置与疼痛部位的关系如下：

1. 天幕上的肿瘤　天幕上的肿瘤疼痛部位多位于额部，也见于耳壳与头顶连线前方区的疼痛，多为双侧性。

2. 额叶的肿瘤　额叶肿瘤尤其是颅前窝的肿瘤，刺激硬脑膜前动脉和筛骨动脉硬膜支，通过三叉神经第一支引起同侧眼眶上侧方的头痛。

3. 脑垂体肿瘤　该部位的肿瘤早期疼痛部位在眼眶的深部和颞部，这是由于蝶鞍鞍膈受到牵引而引起，如果肿瘤浸润发展穿破鞍膈，则疼痛消失。

4. 硬脑膜　由于脑膜瘤与硬脑膜浸润粘连，直接刺激硬脑膜而产生局限性的疼痛。

5. 颅骨的肉瘤　肿瘤浸润侵犯硬脑膜时，则产生剧烈的头痛。

6. 脑桥小脑角的肿瘤　由于枕窝底的硬膜受到肿瘤刺激，产生同侧枕部下方，尤其是耳壳后局限性的疼痛。

7. 颅后窝的肿瘤　颅后窝肿瘤疼痛部位常位于枕部和颈部。

三、常见头部癌痛综合征

1. 鼻咽癌性疼痛　鼻咽癌引起的头痛常为一侧性偏头痛，疼痛部位位于额部、颞部或枕部。头痛的原因有很多，但有脑神经损害与颅底骨破坏是头痛的常见原因。晚期鼻咽癌的头痛可能与三叉神经第 1 支末梢神经节在硬脑膜处受刺激反射引起。鼻咽癌性头痛程度多不严重，轻者头痛不需要特别治疗，重者服用止痛药物或注射止痛针症状即可缓解。

2. 鼻窦恶性肿瘤性疼痛　鼻窦恶性肿瘤有上颌窦恶性肿瘤、筛窦恶性肿瘤、额窦恶性肿瘤和蝶窦恶性肿瘤。鼻窦恶性肿瘤性头痛的特点是疼痛部位位于原发灶处，早期症状较轻，为胀痛、隐痛，一旦肿瘤浸润颅底，破坏颅骨，侵入颅内，则疼痛异常剧烈而持久。患者往往辗转床侧，呻吟不止，夜不能眠，痛苦异常。服用一般的止痛药物和安眠药均不能缓解疼痛，需要强效麻醉性镇痛药物或其他治疗方法才能止痛。

3. 眶部综合征　转移性颅内肿瘤常引起眶部综合征，常表现为眼的眶后以及眶上区的进行性疼痛，可伴有视物模糊和复视。临床表现为突眼，球结膜水肿，眼球外展麻痹，同侧视乳头水肿以及三叉神经眼支感觉减退。MRI 或 CT 扫描可见眶部骨质破坏和浸润征。

4. 蝶鞍旁综合征　蝶鞍旁综合征表现为单侧眶上区和前额部的疼痛，可伴有复视、眼球运动障碍或视乳头水肿，视野检查可发现偏盲或象限盲。蝶鞍旁综合征常由乳腺癌、肺癌和前列腺癌向颅内转移引起。

5. 中颅凹综合征　中颅凹综合征表现为面部麻木、感觉异常或疼痛，通常放散至面颊部或下颌（在三叉神经第 2 支或第 3 支分布区）。疼痛性质一般为持续性钝痛，但也可为阵发性或撕裂样疼痛。检查可见三叉神经分布区感觉减退以及同侧咬肌无力的征象，也可有其他神经异常的体征，如展神经麻痹等。

6. 颈静脉孔综合征　颈静脉孔综合征一般表现为声音嘶哑或吞咽困难。该综合征的疼痛一般牵涉至同侧耳部或乳突区，也可表现为舌咽神经痛，可伴或不伴有晕厥。有关疼痛也可放射至同侧颈部或肩部。颈静脉孔综合征引起的神经体征还有同侧的 Horner 综合征，以及软腭、声带、胸锁乳突肌或斜方肌麻痹。如果肿瘤侵犯舌下管，可发生同侧舌麻痹。

7. 枕骨髁综合征　枕骨髁综合征表现为单侧枕骨痛，疼痛可轻可重，患者常诉颈部僵硬，活动颈部尤其屈曲时疼痛加重。查体可见头部歪斜，颈部活动受限，颈项结合部有触压感。神经系统检查可见同侧舌下神经麻痹以及胸锁乳突肌无力。枕骨髁综合征常由转移性脑肿瘤引起。

8. 枕骨斜坡综合征　枕骨斜坡综合征常为乳腺癌、肺癌、前列腺癌向颅内转移浸润引起。枕骨斜坡综合征的特点是头颈部疼痛，颈部屈曲时加重。随着病情的发展可发生下部脑神经（Ⅵ-Ⅻ）功能障碍常表现为双侧性损害。

9. 蝶鞍综合征　颅外肿瘤转移到蝶鞍区或蝶鞍区原发性肿瘤可引起蝶鞍综合征。蝶鞍转移常表现为前额和（或）眶后疼痛，可放射至颞部，伴有鼻塞和复视。虽然蝶鞍综合征可有单侧或双侧第 6 脑神经麻痹，但早期体检一般无异常。

另外，肺癌引起的上腔静脉阻塞综合征时，可引发头痛；霍奇金病患者可出现一过性类似偏头痛的症状，原因是癌细胞转移侵犯了颅内血管。

四、癌性脑转移性头痛的治疗

1. 激素治疗　肾上腺皮质激素能减轻恶性肿瘤引起的局部与全身性的非炎症性反应，消除水肿，尤其是脑组织水肿，效果确切。对于存在有脑水肿的脑转移性疼痛，可结合其他治疗方法，使用激素治疗和脱水利尿药，但长期应用激素时需要注意其毒副作用。因此，通常需要增加镇痛药物或其他治疗手段以减轻类固醇激素药物的胃肠道毒副作用。尽管阿片类药物的应用存在争议，阿片类药物可能会引起呼吸抑制，使颅内压升高，增加疼痛，但这并不能仅此就将阿片类药物列为禁忌，因为患者已经出现了脑转移。阿片类药物的使用详见 NCCN 癌痛指南。需要注意的是阿片类药物可能会引起脑病变、恶心、便秘，这可能会与化疗或者肿瘤进展的症状相互混淆。

最好避免非甾体抗炎药和激素类药物联合应用，因为会增加胃肠道反应。神经病理性疼痛常常出现在脑膜或颅底转移患者，或者由于免疫抑制出现的带状疱疹，化疗诱发的神经毒性，这时通常需要增加像加巴喷丁、卡马西平、苯妥英钠、氯硝西泮、拉莫三嗪。需要注意的是，加巴喷丁的剂量要高于治疗癫痫时的剂量（高达 3200mg/day）。另外，阿米替林和巴氯芬也可以应用。

应当指出的是，早期的转移瘤可通过口服止痛药物来解除。当癌肿发生进展或浸润到周围组织后，疼痛的性质和程度发生了改变，这时药物治疗已多无效，即使是强效麻醉性镇痛药，也只能暂时、短暂的缓解疼痛，加大剂量也不会带来更好的镇痛效果。

2. 放射治疗　放射治疗止痛是脑转移性疼痛最好，最有效的方法，绝大部分患者均可接受放射治疗。常采用的治疗手段包括常规放射治疗、三维适形、调强放疗以及立体定向放射治疗。

3. 手术治疗　手术治疗可分流脑脊液以缓解颅内高压，切除肿瘤减轻压迫，获得病理诊断。对于原发肿瘤控制良好，而脑转移瘤又仅为单发病灶患者，可争取手术切除。如脑转移瘤为多发性，或原发肿瘤未控制，则为手术禁忌证。

4. 化学治疗　主要用药为能透过血-脑屏障的药物，如卡莫司（BCNU）、环己亚硝基脲（CCNU）、司莫司汀（Me-CCNU）等有一定的疗效。对于脑膜转移者，也可用阿糖胞苷、甲氨蝶呤等药鞘内注射。另外，替莫唑胺口服剂型也比较方便。需要注意的是，尽管化疗能部分杀死血管中的转移癌细胞，对肿瘤治疗有一定的疗效，但因其不能很快的缓解患者脑神经症状，且疗效不确定，并发症较多，故不主张首选化学治疗。

5. 神经阻滞疗法　神经组织疗法对于治疗脑转移性头痛有一定的疗效，主要是针对那些对外周神经产生压迫的肿瘤。如眼部肿瘤侵犯眶神经，面部肿瘤侵犯面神经，耳部肿瘤侵犯颞浅神经等。星状神经节阻滞也有一定的效果。但如果肿瘤破坏骨质，侵犯脑神经引起的疼痛，则外周神经阻滞也不能阻断疼痛的发生和发展。脑垂体破坏术对于那些顽固性的、严重性的头面部和全身癌性疼痛的治疗，有很好的效果，但技术要求高，危险性大。

（刘维帅）

第二节　呼吸功能不全患者镇痛方式的选择

疼痛被喻为继呼吸、脉搏、体温、血压4项生命体征后的第5项生命体征，而癌性疼痛更是影响患者生活质量最重要的因素。在肿瘤终末期患者中，由于原发灶或转移灶引起的呼吸功能不全非常常见，而疼痛作为另一种常见的症状也常常伴随呼吸功能不全。本院资料显示[1]，对于 NRS 评分大于4分的癌痛患者，存在"呼吸困难"症状的比例高达70%以上。临床上需要处理最多的也正是 NRS 评分高于4分的患者。

对镇痛药物不良反应的顾虑在一定程度上影响了临床医生充分实施镇痛。以阿片类药物为例，除了最严重的呼吸抑制外，还影响觉醒状态、呛咳反射、胃肠功能等，进而引起气道保护能力下降、痰液潴留、呼吸道梗阻及腹胀、膈肌升高等，这些均会加重呼吸功能不全。可见，如何在发挥镇痛积极作用的同时降低其负面影响，将是选择癌症镇痛方式的目标之一，特别是对无气道保护的患者更是如此。另外，选择镇痛方式时还要了解镇痛对器官功能恢复的积极作用并非单纯通过缓解疼痛实现，它还通过不同镇痛方式所特有的一些机制来实现，特别是在促进呼吸功能改善方面。针对呼吸功能不全的患者，选择一种对呼吸系统负面影响最小，并能从机制上改善呼吸功能的镇痛方式，将是最理想的镇痛方式。

一、镇痛药物的选择

主要有阿片类中枢性镇痛药、非阿片类中枢性镇痛药、解热镇痛及非甾体抗炎镇痛药（NSAIDs）三类。各类药物的特点及对呼吸的影响见表 8-1。尽管阿片类药物是唯一有足够证据表明可缓解呼吸困难的药物，可通过心脏——呼吸系统以及中枢神经系统等不同部位的阿片类受体来介导，且具有最强的镇痛效果；但是其缓解呼吸困难的剂量较小，远低于终末期癌痛患者控制疼痛所需的剂量，故临床中大剂量阿片类药物对呼吸抑制作用也最明显。而非阿片类不仅对中重度疼痛有良好效果，同时对呼吸中枢影响轻微，是较好的选择。故一般而言，为避免阿片类不良反应，可先选择非阿片类；当效果欠佳时，可选择阿片类中对呼吸影响相对小的药物，如芬太尼等。NSAIDs 主要用于轻度疼痛及多模式镇痛中的联合治疗。另外，近年来在外周神经阻滞（peripheralnerve block，PNB）等方式中以局麻药为主的镇痛方式也取得了长足进步。其用于联合镇痛，大大减少了阿片类药物剂量，显著降低了呼吸抑制的发生率。可见，局部应用局麻药对于合并呼吸功能不全的患者将是一种非常有前景的镇痛方式。

表 8-1 临床常用镇痛药物比较

药物性质	种类	镇痛特点	对呼吸的抑制	其他不良反应	备注
阿片类中枢镇痛药	吗啡	镇痛作用强，适用于中重度疼痛	最常见，与剂量有关	镇静，致欣快，扩血管作用；对胃肠平滑肌及括约肌均有影响，可发生尿潴留	
	芬太尼	短效镇痛药，较吗啡和哌替啶作用迅速，维持时间短（约30分钟）。芬太尼为吗啡的100倍，舒芬太尼为1000倍	弱于吗啡，主要表现为频率减慢，常在静脉注射后5~10分钟出现，持续约10分钟	不良反应少，不释放组胺，对心血管功能影响小	注射过快易发生呼吸减慢，甚至肌僵直。芬太尼贴剂过量也可导致呼吸抑制

药物性质	种类	镇痛特点	对呼吸的抑制	其他不良反应	备注
阿片类中枢镇痛药	哌替啶	为吗啡的 1/10~1/7，作用维持 2~4 小时	弱于吗啡，持续时间较短	镇静、致欣快和扩血管作用与吗啡相当；对平滑肌及括约肌的影响较吗啡弱，大剂量引起支气管平滑肌收缩	局部有刺激不宜皮下注射；与儿童镇用；与异丙嗪合用于人工冬眠，可出现呼吸抑制及低血压
非阿片类中枢镇痛药	曲马多	为吗啡 1/10，适用于中重度疼痛，起效慢，维持 4~6 小时	影响小，治疗剂量一般不出现	不良反应少，不产生欣快感，无致平滑肌痉挛作用。有镇静作用，较哌替啶稍弱	大剂量可引起呼吸频率减慢，但较吗啡轻

续表

药物性质	种类	镇痛特点	对呼吸的抑制	其他不良反应	备注
NSAIDs	对乙酰氨基酚 布洛芬	镇痛效果弱，适用于轻、中度疼痛	外周性镇痛药，无呼吸抑制	常规量不良反应少。在高龄及肝肾功能不良者，影响血小板、出凝血功能及消化道、心肾损害等。如乙酰氨基酚超过4g/d可引起严重肝损和肾小管坏死	有封顶效应，不应超量，不建议两种合用和长期应用

二、给药途径的选择

不仅不同药物对呼吸系统的影响不同，而且同一药物以不同途径给予时对呼吸的影响也不同。为发挥药物最佳的镇痛效果并减少不良反应，选择恰当的给药途径很重要。

对于肿瘤患者，口服给药是首选的全身给药途径。然而全身给药在发挥同等镇痛作用时的剂量明显高于局部用药，而阿片类的呼吸抑制又与剂量相关，故在合并呼吸功能不全的患者，特别是缺乏气道保护能力或必要的保护手段（如人工气道）时，应警惕药物的蓄积。

另一种较好的选择是局部给药，如PNB、硬膜外等。PNB在发挥良好镇痛的同时，对机体影响小，特别是对呼吸的负面影响轻微。同时不需要严密监测；操作简单，减少了神经根损伤、尿潴留，可用于凝血机制异常的患者。该方法通过阻滞臂丛、坐骨神经、腹腔神经丛、肋间神经等，仅使用长效局麻药（如罗哌卡因或布比卡因）就能满足12小时以上的镇痛，避免或减少阿片类药物的使用。近年一项包括358例患者的荟萃分析显示在术后4周、8周时，虽然行腹腔神经阻滞的患者较对照组未见明显疼痛缓解，但是其阿片类药物用量较对照组显著降低，故作者认为与单用阿片类药物对照，行腹腔神经阻滞的患者的不良反应发生会更少[2]。有术后镇痛资料显示局部给药的不良反应，如呼吸抑制、肺部感染、胃肠平滑肌及括约肌的影响均低于全身给药，是合并呼吸功能不全患者镇痛的又一方法。

多篇文献认为，疼痛可通过下列途径直接导

致或间接加重呼吸功能不全：限制患者呼吸，无论是胸廓运动还是腹胀、膈肌升高等，均会导致潮气量、功能残气量降低，进而出现小气道闭陷，引起或加重 CO_2 潴留；疼痛引发排痰无力、肺不张、肺部感染，甚至呼吸道梗阻等加重呼吸功能恶化。这些对基础存在呼吸系统疾病的患者无异于雪上加霜。只有打破这一恶性循环，才有可能阻断上述加重呼吸功能不全的多种因素，从而为改善呼吸功能提供可能。

目前认为，硬膜外途径不仅可调控节段性镇痛，同时达到同等效果时吗啡用量明显低于全身给药途径，近年来被广泛采用。但需注意阻滞平面过高时，仍会发生呼吸抑制，同时在合并凝血异常、接受抗凝治疗、穿刺部位存在感染时应慎用。硬膜外途径在提供有效镇痛的同时，还可通过独特的机制改善呼吸功能。主要如下：

（1）药物作用于相应节段脊神经，阻断来自躯体及内脏的传入神经系统的抑制性反射，从而减少神经中枢对膈肌的抑制。

（2）阻断脊髓前根运动神经或腹部本体感受器，降低腹肌张力，增加腹壁顺应性，从而改善呼吸功能。

（3）阻断交感神经节前纤维，使支配胃肠道的迷走神经相对兴奋，利于胃肠道功能恢复，降低腹胀等对呼吸的影响。

（4）该方式不影响运动神经功能，便于患者活动，降低坠积性肺炎的发生，促进患者呼吸功能的恢复。基于上述独特优势，该方式对合并呼吸功能不全的患者有重要意义。

患者自控镇痛（patient controlled analgesia，

PCA）即采用程序化注射泵，在医生预先设置的范围内（包括药物浓度、给药间隔等），由患者根据自身需要，调控注入药物的时机和剂量，实现个体化。更重要的是，PCA 减少了个体间药代和药效动力学的波动，并能根据疼痛程度调控血药浓度，从而最大限度的降低了阿片类药物对呼吸的抑制，为合并呼吸功能不全的患者提供了更安全、有效的镇痛方式。PCA 可通过静脉、硬膜外、皮下和区域神经实现。对合并呼吸功能不全的患者，硬膜外以局麻药为主，可减少阿片类用量及其不良反应，同时还可通过上文提及的多种机制直接改善呼吸功能，故优于静脉途径。另外，区域神经通过外周神经置管持续输注局麻药，达到长期神经阻滞的目的，同样具有不良反应少，改善患者日常活动，有利于改善呼吸功能等优势。

三、多模式镇痛

不同药物及给药途径在镇痛机制上存在差异，故联合不同的药物或途径可通过作用于不同的位点发挥镇痛作用，此为多模式镇痛。其优势是通过不同机制发挥协同作用，同时降低单一模式的不良反应，是近年来广受关注的镇痛方式。包括联合多种药物、多种途径及选择不同的给药时间等。药物联合中，最常选择的是 NSAIDs、局麻药复合阿片类的多模式镇痛，可减少阿片类药物用量，降低其对呼吸的影响。在给药途径中，当局部给药不能满足镇痛需求时，特别是在硬膜外镇痛平面不能覆盖疼痛区域时，可联合全身途径（如口服或静脉等方式）。研究显示当硬膜外方式再辅以全身口服 NSAIDs 时，可进一步降低镇痛对机体其他器官的不利影响。但联合多种途径时需注意尽量避免同时使用阿片类药物，以防过量，尤其对合并呼吸功能不全的患者。在给药时间上，目前有学者提出超前镇痛，即在疼痛达到一定程度之前对伤害性感受加以阻滞，可选择微创介入治疗手段（如 PNB、粒子植入、骨成形术等）提前阻断患者将来可能发生的严重疼痛。对于体弱的老年患者，特别是对阿片类药物的不良反应高危者（如呼吸功能不全），可考虑超前镇痛。总之，不同形式的多模式镇痛，为合并呼吸功能不全的患者提供了又一选择。

综上所述，对合并呼吸功能不全的癌痛患者，应重视癌痛的药物与非药物治疗相结合。在药物镇痛中，应结合患者特点、疼痛强度、镇痛效果、疾病阶段等尝试序贯性的多模式镇痛，选择一种既能减少镇痛的不良影响，又能从机制上改善呼吸功能的个体化镇痛方式。同时，必须认识到，任何一种镇痛方式都有其缺陷，必须加强患者癌痛管理，才能更好的发挥镇痛在帮助患者恢复中的积极作用。

（姬　凯）

参考文献

[1] Approaching death: improving care at the end of life-a report of the Institute of Medicine [J]. Health Serv Res, 1998, 33 (1): 1-3.

[2] National Institutes of Health State-of-the-Science Conference statement. Improving End-of-Life Care. December 6-8, 2004 [J]. J Pain Palliat Care Pharmacother, 2005, 19 (3): 75-83.

[3] 阿片肽及糖皮质激素与疼痛的神经免疫调节 [J]. 中华老年多器官疾病杂志, 2005, 4 (2): 141-145.

[4] Abdulla A, Adams N, Bone M, et al. Guidance on the management of pain in older people [J]. Age Ageing, 2013, 42 Suppl 1: i1-i57.

[5] Abrams H L, Spiro R, Goldstein N. Metastases in carcinoma: analysis of 1000 autopsied cases [J]. Cancer, 1950, 3 (1): 74-85.

[6] Amato L, Davoli M, Minozzi S, et al. Methadone at tapered doses for the management of opioid withdrawal [J]. Cochrane Database Syst Rev, 2013, 2: D3409.

[7] Annemans L. Pharmacoeconomic impact of adverse events of long-term opioid treatment for the management of persistent pain [J]. Clin Drug Investig, 2011, 31 (2): 73-86.

[8] Arcidiacono P G, Calori G, Carrara S, et al. Celiac plexus block for pancreatic cancer pain in adults [J].

Cochrane Database Syst Rev, 2011 (3): D7519.

[9] Bakhshani N M, Lashkaripour K, Sadjadi S A. A randomized effectiveness trial of methadone, TENS and methadone plus TENS in management of opiate withdrawal symptoms [J]. J Pak Med Assoc, 2008, 58 (12): 667-671.

[10] Balducci L. Supportive care in elderly cancer patients [J]. Curr Opin Oncol, 2009, 21 (4): 310-317.

[11] Barber J B, Gibson S J. Treatment of chronic non-malignant pain in the elderly: safety considerations [J]. Drug Saf, 2009, 32 (6): 457-474.

[12] Basile A, Masala S, Banna G, et al. Intrasomatic injection of corticosteroid followed by vertebroplasty increases early pain relief rather than vertebroplasty alone in vertebral bone neoplasms: preliminary experience [J]. Skeletal Radiol, 2012, 41 (4): 459-464.

[13] Becker R, Gatscher S, Sure U, et al. The punctate midline myelotomy concept for visceral cancer pain control-case report and review of the literature [J]. Acta Neurochir Suppl, 2002, 79: 77-78.

[14] Becker R, Jakob D, Uhle E I, et al. The significance of intrathecal opioid therapy for the treatment of neuropathic cancer pain conditions [J]. Stereotact Funct Neurosurg, 2000, 75 (1): 16-26.

[15] Bennett M I. Effectiveness of antiepileptic or antidepressant drugs when added to opioids for cancer pain: systematic review [J]. Palliat Med, 2011, 25 (5): 553-559.

[16] Bennett M I, Rayment C, Hjermstad M, et al. Prevalence and aetiology of neuropathic pain in cancer patients: a systematic review [J]. Pain, 2012, 153 (2): 359-365.

[17] Body J J, Casimiro S, Costa L. Targeting bone metastases in prostate cancer: improving clinical outcome [J]. Nat Rev Urol, 2015, 12 (6): 340-356.

[18] Bottros M M, Christo P J. Current perspectives on intrathecal drug delivery [J]. J Pain Res, 2014, 7: 615-626.

[19] Bouhassira D, Lanteri-Minet M, Attal N, et al. Prevalence of chronic pain with neuropathic characteristics in the general population [J]. Pain, 2008, 136 (3): 380-387.

[20] Burton A W, Hamid B. Current challenges in cancer pain management: does the WHO ladder approach still have relevance? [J]. Expert Rev Anticancer Ther, 2007, 7 (11): 1501-1502.

[21] Burton A W, Rajagopal A, Shah H N, et al. Epidural and intrathecal analgesia is effective in treating refractory cancer pain [J]. Pain Med, 2004, 5 (3): 239-247.

[22] Burton M A, Burton D L, Simpson M D, et al. Respiratory function testing: the impact of respiratory scientists on the training and support of primary health care providers [J]. Respirology, 2004, 9 (2): 260-264.

[23] Calmels V, Vallee J N, Rose M, et al. Osteoblastic and mixed spinal metastases: evaluation of the analgesic efficacy of percutaneous vertebroplasty [J]. AJNR Am J Neuroradiol, 2007, 28 (3): 570-574.

[24] Candy B, Jones L, Goodman M L, et al. Laxatives or methylnaltrexone for the management of constipation in palliative care patients [J]. Cochrane Database Syst Rev, 2011 (1): D3448.

[25] Caraceni A, Zecca E, Bonezzi C, et al. Gabapentin

for neuropathic cancer pain: a randomized controlled trial from the Gabapentin Cancer Pain Study Group [J]. J Clin Oncol, 2004, 22 (14): 2909-2917.

[26] Chambers W A. Nerve blocks in palliative care [J]. Br J Anaesth, 2008, 101 (1): 95-100.

[27] Chan F K, Graham D Y. Review article: prevention of non-steroidal anti-inflammatory drug gastrointestinal complications-review and recommendations based on risk assessment [J]. Aliment Pharmacol Ther, 2004, 19 (10): 1051-1061.

[28] Chang D S, Lin C L, Lieu A S, et al. High cervical midline punctate myelotomy in the management of visceral pain in the mouse [J]. Kaohsiung J Med Sci, 2003, 19 (4): 159-162.

[29] Charuluxananan S, Kyokong O, Somboonviboon W, et al. Nalbuphine versus ondansetron for prevention of intrathecal morphine-induced pruritus after cesarean delivery [J]. Anesth Analg, 2003, 96 (6): 1789-1793.

[30] Chou R, Fanciullo G J, Fine P G, et al. Clinical guidelines for the use of chronic opioid therapy in chronic noncancer pain [J]. J Pain, 2009, 10 (2): 113-130.

[31] Claridge L C, Eksteen B, Smith A, et al. Acute liver failure after administration of paracetamol at the maximum recommended daily dose in adults [J]. BMJ, 2010, 341: c6764.

[32] Coleman R E. Clinical features of metastatic bone disease and risk of skeletal morbidity [J]. Clin Cancer Res, 2006, 12 (20 Pt 2): 6243s-6249s.

[33] Cortese S, Risso M. [Drug therapy of opioid withdrawal] [J]. Vertex, 2008, 19 (77): 522-526.

［34］Coyne P J. International efforts in cancer pain relief ［J］. Semin Oncol Nurs, 1997, 13（1）: 57-62.

［35］Davies D D. Incidence of major complications of neuro-lytic coeliac plexus block ［J］. J R Soc Med, 1993, 86（5）: 264-266.

［36］Davis M P, Walsh D. Epidemiology of cancer pain and factors influencing poor pain control ［J］. Am J Hosp Palliat Care, 2004, 21（2）: 137-142.

［37］de Leon-Casasola O A. Critical evaluation of chemical neurolysis of the sympathetic axis for cancer pain ［J］. Cancer Control, 2000, 7（2）: 142-148.

［38］Deer T R, Prager J, Levy R, et al. Polyanalgesic Consensus Conference 2012: recommendations for the management of pain by intrathecal（intraspinal）drug delivery: report of an interdisciplinary expert panel ［J］. Neuromodulation, 2012, 15（5）: 436-464, 464-466.

［39］Desai P M. Pain management and pulmonary dysfunction ［J］. Crit Care Clin, 1999, 15（1）: 151-166.

［40］Devulder J, Jacobs A, Richarz U, et al. Impact of opioid rescue medication for breakthrough pain on the efficacy and tolerability of long-acting opioids in patients with chronic non-malignant pain ［J］. Br J Anaesth, 2009, 103（4）: 576-585.

［41］Doyle D, Hanks G W, Macdonald R N. Oxford Text-book of Palliative Medicine, Second Edition ［M］. New York: Oxford University Press, 1998., 310-331.

［42］Edwards L C, Pearce S A, Turner-Stokes L, et al. The Pain Beliefs Questionnaire: an investigation of be-liefs in the causes and consequences of pain ［J］. Pain, 1992, 51（3）: 267-272.

［43］Erdine S. nterventional treatment of cancer pain ［J］. Eur J Cancer Suppl, 2005, 3: 97-106.

［44］Falk S, Dickenson A H. Pain and nociception: mechanisms of cancer-induced bone pain ［J］. J Clin Oncol, 2014, 32 (16): 1647-1654.

［45］Falkmer U, Jarhult J, Wersall P, et al. A systematic overview of radiation therapy effects in skeletal metastases ［J］. Acta Oncol, 2003, 42 (5-6): 620-633.

［46］Fenstermaker R A. Neurosurgical Invasive Techniques for Cancer Pain: A Pain Specialist's View ［J］. Curr Rev Pain, 1999, 3 (3): 190-197.

［47］Fine P G. Treatment guidelines for the pharmacological management of pain in older persons ［J］. Pain Med, 2012, 13 Suppl 2: S57-S66.

［48］Galibert P, Deramond H, Rosat P, et al. ［Preliminary note on the treatment of vertebral angioma by percutaneous acrylic vertebroplasty］ ［J］. Neurochirurgie, 1987, 33 (2): 166-168.

［49］Gangi A, Guth S, Imbert J P, et al. Percutaneous vertebroplasty: indications, technique, and results ［J］. Radiographics, 2003, 23 (2): e10.

［50］Gatti A, Sabato A F, Occhioni R, et al. Controlled-release oxycodone and pregabalin in the treatment of neuropathic pain: results of a multicenter Italian study ［J］. Eur Neurol, 2009, 61 (3): 129-137.

［51］Kalso E, Tasmuth T, Neuvonen P J. Amitriptyline effectively relieves neuropathic pain following treatment of breast cancer ［J］. Pain, 1996, 64 (2): 293-302.

［52］Kamar F G, Posner J B. Brain metastases ［J］. Semin Neurol, 2010, 30 (3): 217-235.

［53］Kane R L, Berstein L, Wales J, et al. Hospice effectiveness in controlling pain ［J］. JAMA, 1985, 253

(18)：2683-2686.

[54] Kassamali R H, Ganeshan A, Hoey E T, et al. Pain management in spinal metastases：the role of percutaneous vertebral augmentation [J]. Ann Oncol, 2011, 22 (4)：782-786.

[55] Kim B, Lee H, Chung H, et al. The efficacy of topical bupivacaine and triamcinolone acetonide injection in the relief of pain after endoscopic submucosal dissection for gastric neoplasia：a randomized double-blind, placebo-controlled trial [J]. Surg Endosc, 2015, 29 (3)：714-722.

[56] Kori S H, Foley K M, Posner J B. Brachial plexus lesions in patients with cancer：100 cases [J]. Neurology, 1981, 31 (1)：45-50.

[57] Kress J P, Pohlman A S, O'Connor M F, et al. Daily interruption of sedative infusions in critically ill patients undergoing mechanical ventilation [J]. N Engl J Med, 2000, 342 (20)：1471-1477.

[58] Kubo M, Onishi H, Kuroki S, et al. Short-term and low-dose prednisolone administration reduces aromatase inhibitor-induced arthralgia in patients with breast cancer [J]. Anticancer Res, 2012, 32 (6)：2331-2336.

[59] Lame I E, Peters M L, Vlaeyen J W, et al. Quality of life in chronic pain is more associated with beliefs about pain, than with pain intensity [J]. Eur J Pain, 2005, 9 (1)：15-24.

[60] Lauretti G R, Rizzo C C, Mattos A L, et al. Epidural methadone results in dose-dependent analgesia in cancer pain, further enhanced by epidural dexamethasone [J]. Br J Cancer, 2013, 108 (2)：259-264.

[61] Li X, Liu D, Wu H, et al. Controlled-Release Oxyc-

odone Alone or Combined with Gabapentin for Manage-
ment of Malignant Neuropathic Pain [J]. CHINESE
JOURNAL OF CANCER RESEARCH, 2010, 22
(1): 80-86.

[62] Lipman A G, Karver S, Cooney G A, et al. Methyln-
altrexone for opioid-induced constipation in patients
with advanced illness: a 3-month open-label treatment
extension study [J]. J Pain Palliat Care
Pharmacother, 2011, 25 (2): 136-145.

[63] Liu C, Tang Z H, Bei H, et al. Treatment of a
patient with multiple cutaneous piloleiomyoma-related
pain with a local injection of triamcinolone acetonide
[J]. Dermatology, 2013, 227 (1): 52-54.

[64] Locklin J K, Mannes A, Berger A, et al. Palliation
of soft tissue cancer pain with radiofrequency ablation
[J]. J Support Oncol, 2004, 2 (5): 439-445.

[65] Lutz S, Berk L, Chang E, et al. Palliative
radiotherapy for bone metastases: an ASTRO evidence-
based guideline [J]. Int J Radiat Oncol Biol Phys,
2011, 79 (4): 965-976.

[66] Macdonald R L, Amidei C, Baron J, et al. Random-
ized, pilot study of intermittent pneumatic compression
devices plus dalteparin versus intermittent pneumatic
compression devices plus heparin for prevention of
venous thromboembolism in patients undergoing craniot-
omy [J]. Surg Neurol, 2003, 59 (5): 363-372,
372-374.

[67] Maltoni M, Scarpi E, Nanni O. Palliative sedation in
end-of-life care [J]. Current Opinion in Oncology,
2013, 25 (4): 360-367.

[68] Mannelli P, Peindl K, Wu L T, et al. The combina-
tion very low-dose naltrexone-clonidine in the manage-

ment of opioid withdrawal [J]. Am J Drug Alcohol A-buse, 2012, 38 (3): 200-205.

[69] Mcdaniel C. Ethical environment: reports of practicing nurses [J]. Nurs Clin North Am, 1998, 33 (2): 363-372.

[70] Mcnicol E, Horowicz-Mehler N, Fisk R A, et al. Management of opioid side effects in cancer-related and chronic noncancer pain: a systematic review [J]. J Pain, 2003, 4 (5): 231-256.

[71] Menten J, Desmedt M, Lossignol D, et al. Longitudinal follow-up of TTS-fentanyl use in patients with cancer-related pain: results of a compassionate-use study with special focus on elderly patients [J]. Curr Med Res Opin, 2002, 18 (8): 488-498.

[72] Mercadante S, Arcuri E. Pharmacological management of cancer pain in the elderly [J]. Drugs Aging, 2007, 24 (9): 761-776.

[73] Mercadante S, Ferrera P, Villari P, et al. Opioid escalation in patients with cancer pain: the effect of age [J]. J Pain Symptom Manage, 2006, 32 (5): 413-419.

[74] Mercadante S, Klepstad P, Kurita G P, et al. Sympathetic blocks for visceral cancer pain management: A systematic review and EAPC recommendations [J]. Crit Rev Oncol Hematol, 2015, 96 (3): 577-583.

[75] Mercadante S, Portenoy R K. Opioid poorly-responsive cancer pain. Part 1: clinical considerations [J]. J Pain Symptom Manage, 2001, 21 (2): 144-150.

[76] Mercadante S, Porzio G, Valle A, et al. Palliative sedation in patients with advanced cancer followed at home: a prospective study [J]. J Pain Symptom Manage, 2014, 47 (5): 860-866.

[77] Mercadante S, Porzio G, Valle A, et al. Palliative Sedation in Patients with Advanced Cancer Followed at Home: A Systematic Review [J]. Journal of Pain and Symptom Management, 2011, 41 (4): 754-760.

[78] Miguel R. Interventional treatment of cancer pain: the fourth step in the World Health Organization analgesic ladder? [J].Cancer Control, 2000, 7 (2): 149-156.

[79] Moore M A. Cancer control programs in East Asia: evidence from the international literature [J]. J Prev Med Public Health, 2014, 47 (4): 183-200.

[80] Nabil D, Eissa A A. Evaluation of posteromedial transdiscal superior hypogastric block after failure of the classic approach [J]. Clin J Pain, 2010, 26 (8): 694-697.

[81] Nagels W, Pease N, Bekkering G, et al. Celiac plexus neurolysis for abdominal cancer pain: a systematic review [J]. Pain Med, 2013, 14 (8): 1140-1163.

[82] Nenke M A, Haylock C L, Rankin W, et al. Low-dose hydrocortisone replacement improves wellbeing and pain tolerance in chronic pain patients with opioid-induced hypocortisolemic responses. A pilot randomized, placebo-controlled trial [J]. Psychoneuroendocrinology, 2015, 56: 157-167.

[83] Nikolaus T, Zeyfang A. Pharmacological treatments for persistent non-malignant pain in older persons [J]. Drugs Aging, 2004, 21 (1): 19-41.

[84] Noble M, Treadwell J R, Tregear S J, et al. Long-term opioid management for chronic noncancer pain [J]. Cochrane Database Syst Rev, 2010 (1): D6605.

[85] Olanders K J, Lundgren G A, Johansson A M. Beta-methasone in prevention of postoperative nausea and vomiting following breast surgery [J]. J Clin Anesth, 2014, 26 (6): 461-465.

[86] Otis J, Rothman M. A Phase III study to assess the clinical utility of low-dose fentanyl transdermal system in patients with chronic nonmalignant pain [J]. Curr Med Res Opin, 2006, 22 (8): 1493-1501.

[87] Palecek J, Paleckova V, Willis W D. The roles of pathways in the spinal cord lateral and dorsal funiculi in signaling nociceptive somatic and visceral stimuli in rats [J]. Pain, 2002, 96 (3): 297-307.

[88] Palecek J, Willis W D. The dorsal column pathway fa-cilitates visceromotor responses to colorectal distention after colon inflammation in rats [J]. Pain, 2003, 104 (3): 501-507.

[89] Paulsen O, Klepstad P, Rosland J H, et al. Efficacy of methylprednisolone on pain, fatigue, and appetite loss in patients with advanced cancer using opioids: a randomized, placebo-controlled, double-blind trial [J]. J Clin Oncol, 2014, 32 (29): 3221-3228.

[90] Pergolizzi J, Boger R H, Budd K, et al. Opioids and the management of chronic severe pain in the elderly: consensus statement of an International Expert Panel with focus on the six clinically most often used World Health Organization Step III opioids (buprenorphine, fentanyl, hydromorphone, methadone, morphine, oxycodone) [J]. Pain Pract, 2008, 8 (4): 287-313.

[91] Podichetty V K, Mazanec D J, Biscup R S. Chronic non-malignant musculoskeletal pain in older adults: clinical issues and opioid intervention [J]. Postgrad Med J, 2003, 79 (937): 627-633.

[92] Polomeni P, Schwan R. Management of opioid addiction with buprenorphine: French history and current management [J]. Int J Gen Med, 2014, 7: 143-148.

[93] Portenoy R K, Lesage P. Management of cancer pain [J]. Lancet, 1999, 353 (9165): 1695-1700.

[94] Raslan A M. Percutaneous computed tomography-guided radiofrequency ablation of upper spinal cord pain pathways for cancer-related pain [J]. Neurosurgery, 2008, 62 (3 Suppl 1): 226-233, 233-234.

[95] Rehni A K, Jaggi A S, Singh N. Opioid withdrawal syndrome: emerging concepts and novel therapeutic targets [J]. CNS Neurol Disord Drug Targets, 2013, 12 (1): 112-125.

[96] Reisner L. Pharmacological management of persistent pain in older persons [J]. J Pain, 2011, 12 (3 Suppl 1): S21-S29.

[97] Ripamonti C I, Santini D, Maranzano E, et al. Management of cancer pain: ESMO Clinical Practice Guidelines [J]. Ann Oncol, 2012, 23 Suppl 7: i139-i154.

[98] Roux P, Sullivan M A, Cohen J, et al. Buprenorphine/naloxone as a promising therapeutic option for opioid abusing patients with chronic pain: reduction of pain, opioid withdrawal symptoms, and abuse liability of oral oxycodone [J]. Pain, 2013, 154 (8): 1442-1448.

[99] Salazar O M, Sandhu T, Da M N, et al. Fractionated half-body irradiation (HBI) for the rapid palliation of widespread, symptomatic, metastatic bone disease: a randomized Phase III trial of the International Atomic Energy Agency (IAEA) [J]. Int J Radiat Oncol Biol

Phys, 2001, 50 (3): 765-775.

[100] Saliou G, Kocheida E M, Lehmann P, et al. Percutaneous vertebroplasty for pain management in malignant fractures of the spine with epidural involvement [J]. Radiology, 2010, 254 (3): 882-890.

[101] Sandner-Kiesling A, Leyendecker P, Hopp M, et al. Long-term efficacy and safety of combined prolonged-release oxycodone and naloxone in the management of non-cancer chronic pain [J]. Int J Clin Pract, 2010, 64 (6): 763-774.

[102] Schildmann E, Vollmann J, Schildmann J. Palliative sedation: further evidence needs to be accompanied by ethical guidance to ensure professional practice at the end of life [J]. J Clin Oncol, 2012, 30 (33): 4176, 4177-4178.

[103] Shao Y J, Ji K, Hao J L, et al. Nonpain Symptom Prevalence and Intensity of Inpatients With Moderate to Severe Cancer Pain in China [J]. Am J Hosp Palliat Care, 2014.

[104] Silva S C, Wilson C, Woll P J. Bone-targeted agents in the treatment of lung cancer [J]. Ther Adv Med Oncol, 2015, 7 (4): 219-228.

[105] Sindou M P, Blondet E, Emery E, et al. Microsurgical lesioning in the dorsal root entry zone for pain due to brachial plexus avulsion: a prospective series of 55 patients [J]. J Neurosurg, 2005, 102 (6): 1018-1028.

[106] Slatkin N E. Opioid switching and rotation in primary care: implementation and clinical utility [J]. Curr Med Res Opin, 2009, 25 (9): 2133-2150.

[107] Slatkin N E, Rhiner M. Phenol saddle blocks for intractable pain at end of life: report of four cases and

literature review [J]. Am J Hosp Palliat Care, 2003, 20 (1): 62-66.

[108] Smith A B, Selby P J, Velikova G, et al. Factor analysis of the Hospital Anxiety and Depression Scale from a large cancer population [J]. Psychol Psychother, 2002, 75 (Pt 2): 165-176.

[109] Smith E M, Pang H, Cirrincione C, et al. Effect of duloxetine on pain, function, and quality of life among patients with chemotherapy-induced painful peripheral neuropathy: a randomized clinical trial [J]. JAMA, 2013, 309 (13): 1359-1367.

[110] Smith H S, Deer T R, Staats P S, et al. Intrathecal drug delivery [J]. Pain Physician, 2008, 11 (2 Suppl): S89-S104.

[111] Somogyi A A, Larsen M, Abadi R M, et al. Flexible dosing of tincture of opium in the management of opioid withdrawal: pharmacokinetics and pharmacodynamics [J]. Br J Clin Pharmacol, 2008, 66 (5): 640-647.

[112] Son H J, Park M. Evaluating the NGC evidence based acute pain management guideline in the elderly for use in Korea [J]. Stud Health Technol Inform, 2006, 122: 916.

[113] Sternberg S, Birklein F, May A. [Ins and outs of neurologic therapy for chronic pain] [J]. Nervenarzt, 2008, 79 (10): 1164-1172, 1174-1179.

[114] Sternini C, Patierno S, Selmer I S, et al. The opioid system in the gastrointestinal tract [J]. Neurogastroenterol Motil, 2004, 16 Suppl 2: 3-16.

[115] Stopeck A T, Lipton A, Body J J, et al. Denosumab compared with zoledronic acid for the treatment of bone metastases in patients with advanced breast canc-

er: a randomized, double-blind study [J]. J Clin Oncol, 2010, 28 (35): 5132-5139.

[116] Strang P. Emotional and social aspects of cancer pain [J]. Acta Oncol, 1992, 31 (3): 323-326.

[117] Strang P, Qvarner H. Cancer-related pain and its influence on quality of life [J]. Anticancer Res, 1990, 10 (1): 109-112.

[118] Swarm R A, Abernethy A P, Anghelescu D L, et al. Adult cancer pain [J]. J Natl Compr Canc Netw, 2013, 11 (8): 992-1022.

[119] Takkouche B, Montes-Martinez A, Gill S S, et al. Psychotropic medications and the risk of fracture: a meta-analysis [J]. Drug Saf, 2007, 30 (2): 171-184.

[120] Tang L L, Zhang Y N, Pang Y, et al. Validation and reliability of distress thermometer in chinese cancer patients [J]. Chin J Cancer Res, 2011, 23 (1): 54-58.

[121] Tasmuth T, Hartel B, Kalso E. Venlafaxine in neuropathic pain following treatment of breast cancer [J]. Eur J Pain, 2002, 6 (1): 17-24.

[122] Tavoli A, Montazeri A, Roshan R, et al. Depression and quality of life in cancer patients with and without pain: the role of pain beliefs [J]. BMC Cancer, 2008, 8: 177.

[123] Thanos L, Mylona S, Galani P, et al. Radiofrequency ablation of osseous metastases for the palliation of pain [J]. Skeletal Radiol, 2008, 37 (3): 189-194.

[124] Titton R L, Lucey B C, Gervais D A, et al. Celiac plexus block: a palliative tool underused by radiologists [J]. AJR Am J Roentgenol, 2002, 179

(3): 633-636.

[125] Tsao M N, Lloyd N, Wong R K, et al. Whole brain radiotherapy for the treatment of newly diagnosed multiple brain metastases [J]. Cochrane Database Syst Rev, 2012, 4: D3869.

[126] Ventafridda V, Bonezzi C, Caraceni A, et al. Antidepressants for cancer pain and other painful syndromes with deafferentation component: comparison of amitriptyline and trazodone [J]. Ital J Neurol Sci, 1987, 8 (6): 579-587.

[127] Vestergaard P, Rejnmark L, Mosekilde L. Fracture risk associated with the use of morphine and opiates [J]. J Intern Med, 2006, 260 (1): 76-87.

[128] Wang G L, Hsu S H, Feng A C, et al. The HADS and the DT for screening psychosocial distress of cancer patients in Taiwan [J]. Psychooncology, 2011, 20 (6): 639-646.

[129] Wang Y, Zou L, Jiang M, et al. Measurement of distress in Chinese inpatients with lymphoma [J]. Psychooncology, 2013, 22 (7): 1581-1586.

[130] Wirz S, Nadstawek J, Elsen C, et al. Laxative management in ambulatory cancer patients on opioid therapy: a prospective, open-label investigation of polyethylene glycol, sodium picosulphate and lactulose [J]. Eur J Cancer Care (Engl), 2012, 21 (1): 131-140.

[131] Wong F C, Lee T W, Yuen K K, et al. Intercostal nerve blockade for cancer pain: effectiveness and selection of patients [J]. Hong Kong Med J, 2007, 13 (4): 266-270.

[132] Wong G Y, Schroeder D R, Carns P E, et al. Effect of neurolytic celiac plexus block on pain relief,

quality of life, and survival in patients with unresectable pancreatic cancer: a randomized controlled trial [J]. JAMA, 2004, 291 (9): 1092-1099.

[133] Wong W S, Jensen M P, Mak K H, et al. Pain-related beliefs among Chinese patients with chronic pain: the construct and concurrent predictive validity of the Chinese version of the Survey of Pain Attitudes-14 (ChSOPA-14) [J]. J Pain Symptom Manage, 2011, 42 (3): 470-478.

[134] Wood J D, Galligan J J. Function of opioids in the enteric nervous system [J]. Neurogastroenterol Motil, 2004, 16 Suppl 2: 17-28.

[135] Wyse J M, Carone M, Paquin S C, et al. Randomized, double-blind, controlled trial of early endoscopic ultrasound-guided celiac plexus neurolysis to prevent pain progression in patients with newly diagnosed, painful, inoperable pancreatic cancer [J]. J Clin Oncol, 2011, 29 (26): 3541-3546.

[136] Wyse J M, Chen Y I, Sahai A V. Celiac plexus neurolysis in the management of unresectable pancreatic cancer: when and how? [J]. World J Gastroenterol, 2014, 20 (9): 2186-2192.

[137] Yennurajalingam S, Frisbee-Hume S, Palmer J L, et al. Reduction of cancer-related fatigue with dexamethasone: a double-blind, randomized, placebo-controlled trial in patients with advanced cancer [J]. J Clin Oncol, 2013, 31 (25): 3076-3082.

[138] Yousef A A, El-Mashad N M. Pre-emptive value of methylprednisolone intravenous infusion in patients with vertebral metastases. A double-blind randomized study [J]. J Pain Symptom Manage, 2014, 48 (5): 762-769.

[139] Zech D F, Grond S, Lynch J, et al. Validation of World Health Organization Guidelines for cancer pain relief: a 10-year prospective study [J]. Pain, 1995, 63 (1): 65-76.

[140] Zhu X C, Zhang J L, Ge C T, et al. Advances in cancer pain from bone metastasis [J]. Drug Des Devel Ther, 2015, 9: 4239-4245.

[141] Zhuo M, Gebhart G F. Facilitation and attenuation of a visceral nociceptive reflex from the rostroventral medulla in the rat [J]. Gastroenterology, 2002, 122 (4): 1007-1019.

[142] 巴建明, 孙启虹. 药源性骨质疏松 [J]. 药品评价, 2014 (11): 22-26.

[143] 程熠, 于世英. 阿片类药物在肝肾功能不全癌痛患者中的选择应用 [J]. 中国肿瘤, 2011, 20 (4): 278-282.

[144] 代凯利, 李孙娅, 彭江梅. 开塞露深部灌肠对阿片类致便秘的疗效对比观察 [J]. 现代预防医学, 2010, 37 (12): 2361-2362.

[145] 丁凌雁. 糖皮质激素与实体瘤化疗耐药关系的研究现状 [J]. 中国癌症防治杂志, 2010, 02 (3): 241-243.

[146] 董爱军. 膝关节腔内注射糖皮质激素的安全性和对软骨的影响 [J]. 临床合理用药杂志, 2014 (22): 180-181.

[147] 范欣荣, 李汉忠, 石冰冰, 等. 多西他赛联合泼尼松治疗激素难治性前列腺癌的近期疗效观察 [J]. 中华医学杂志, 2007, 87 (24): 1666-1668.

[148] 高梁斌, 陈嘉裕, 张亮, 等. 经皮椎体成形术中骨水泥注射量与疗效和并发症的相关性研究 [J]. 中华创伤骨科杂志, 2009, 11 (6): 532-536.

[149] 高寿征, 孙瑞忠, 王欣, 等. 北京地区 215 例癌

痛的调查分析［J］. 北京医学, 1992 （06）: 376-381.

［150］高玉霞, 王瑞霞, 伦冠芬, 等. 长程使用糖皮质激素患者的药学监护［J］. 中国医院药学杂志, 2013, 33 （10）: 830-832, 836.

［151］顾筱莉, 成文武. 晚期癌症患者姑息性镇静治疗现状［J］. 中国癌症杂志, 2010 （09）: 695-698.

［152］国家药典委员会. 临床用药须知2005年版［M］. 北京: 人民卫生出版社, 2005, 96-101.

［153］国家药品监督管理局. 全国癌症止痛姑息治疗培训班［C］. 北京: 1998.

［154］韩柳, 于世英. NCCN儿童肿瘤疼痛临床指引 （2006. 1版）［J］. 循证医学, 2007, 7 （3）: 175-188.

［155］贺婷, 张美芬. 癌症患者的疼痛程度与疼痛信念的相关性研究［J］. 中华护理杂志, 2011, 46 （9）: 909-911.

［156］胡永生, 陶蔚, 张晓华, 等. 癌性内脏痛的脊髓手术治疗研究［J］. 中国疼痛医学杂志, 2011 （09）: 514-516.

［157］黄蓓晖, 李娟, 赵莹, 等. 经皮椎体后凸成形术治疗10例多发性骨髓瘤的临床体会［J］. 临床血液学杂志, 2009, 22 （6）: 582-585.

［158］黄乐天, 熊志宏, 和晓峰, 等. 神经根脉冲射频联合臭氧和糖皮质激素治疗腰椎间盘突出症［J］. 中国疼痛医学杂志, 2012, 18 （6）: 384.

［159］贾廷珍, 汪有蕃, 王宪玲主译. 晚期癌症止痛［M］. 辽宁教育出版社, 1999, 77-100.

［160］姜华, 冯艺. 阿片类药物镇痛治疗中的中枢毒性反应——肌阵挛［J］. 中国医刊, 2007, 42 （10）: 33-34.

［161］蒋建军, 刘艳, 李金祥. 终末期姑息性镇静治疗

[J]. 中国医刊，2005（04）：40-41.

[162] 阚会丽，张宗旺. 糖皮质激素参与疼痛信号调控的研究进展 [J]. 国际麻醉学与复苏杂志，2012，33（6）：416-419.

[163] 李红. 国外硬膜外注射糖皮质激素治疗慢性疼痛研究进展 [J]. 实用疼痛学杂志，2010，06（2）：134-137.

[164] 李继硕，李惠民，易国柱，等. 家兔膀胱传入神经的节段性分布——辣根过氧化物酶（HRP）法研究 [J]. 解剖学报，1980（04）：378-386.

[165] 李林凤，康马飞. 糖皮质激素诱导肿瘤细胞抗凋亡机制的研究进展 [J]. 医药前沿，2013（23）：349-350.

[166] 李奕，张川. 姑息性镇静治疗癌症终末期患者的方法研究 [J]. 中国医药指南，2012（01）：54-56.

[167] 林仲法，熊家兴. 椎间孔注射得宝松联合阿米替林治疗带状疱疹后遗神经痛 65 例疗效观察 [J]. 中国麻风皮肤病杂志，2013，29（4）：291.

[168] 刘端祺，赵雩卿. 关注老年癌症止痛 [J]. 医学与哲学，2009，30（4）：12-14.

[169] 刘劲松，张弓. 地塞米松在晚期癌症疼痛治疗中的应用 [J]. 医学新知杂志，2008，18（1）：55-56.

[170] 刘萍，边强. 癌症引起的厌食症和恶病质的药物治疗 [J]. 中国医院用药评价与分析，2001，1（5）：304-305.

[171] 刘锐克，王娟，季新强. 我国部分地区癌症患者疼痛现状调查 [J]. 中国药物依赖性杂志，2005，14（05）：354-359.

[172] 刘树鹏，刘红. 国外糖皮质激素在疼痛性疾病治疗中的应用 [J]. 实用疼痛学杂志，2009，05

(3)：215-220.

[173] 刘巍.《欧洲癌痛阿片类药物镇痛指南》带来的启示［J］. 中国肿瘤临床，2012（21）：1591-1594.

[174] 罗健，吴艳芳，黄露洲. 妇科恶性肿瘤患者的疼痛治疗［J］. 中国实用妇科与产科杂志，2008，24（7）：515-517.

[175] 马丽梅，张银，钱云，等. 内镜黏膜下注射糖皮质激素联合扩张术治疗早期食管癌内镜黏膜下剥离术后狭窄的初步探索［J］. 中国微创外科杂志，2014（8）：732-734.

[176] 梅伟，刘尚昆，张治国，等. 中文版护理谵妄筛查量表的信度和效度研究［J］. 中华护理杂志，2010，45（2）：101-104.

[177] 孟庆云. 硬膜外和周围神经阻滞疗法的用药问题［J］. 实用疼痛学杂志，2008，4（3）：165-168.

[178] 莫尔 基思 L.，达利 美 阿瑟 F.，李云庆. 临床应用解剖学［J］. 2006：558-559，636.

[179] 庞英，唐丽丽. 肿瘤患者谵妄的诊治原则［J］. 中国疼痛医学杂志，2012，18（10）：586-589.

[180] 邵月娟，王昆. 辅助镇痛药物在癌痛治疗中的应用进展［J］. 中国肿瘤临床，2015（10）：530-534.

[181] 史振军，马海芝，杨振淮. 糖皮质激素在老年结直肠癌并急性肠梗阻急诊一期切除中的应用［J］. 海南医学，2012，23（7）：44-45.

[182] 宋丽莉. 抗抑郁药物在癌性神经病理性疼痛治疗中的作用和临床研究［J］. 中国疼痛医学杂志，2011，17（8）：475-477.

[183] 宋长军，王志军，秦向阳. 局部注射糖皮质激素对跟腱断裂的影响及治疗［J］. 中国实用医药，2011，06（36）：139-140.

[184] 孙伯岩，王新民，周晓军，等. 糖皮质类固醇激

素在带状疱疹治疗中的疗效分析 [J]. 航空航天
医学杂志, 2012, 23 (10): 1205-1206.

[185] 孙燕, 顾慰萍. 癌症三阶梯止痛指导原则 [M].
北京: 北京医科大学、中国协和医科大学联合出
版社, 1999.

[186] 孙燕, 石远凯. 临床肿瘤内科手册 [J]. 2009:
142-145.

[187] 汤龙信. 鞘内注射地塞米松对神经病理性疼痛的
影响 [J]. 临床误诊误治, 2008, 21 (11): 7-11.

[188] 唐丽丽, 李志宇. NCCN 成人临床癌痛指南中心理
问题、精神症状和精神用药的解读 [J]. 医学与
哲学, 2009, 30 (4): 18-20.

[189] 唐丽丽, 王建平. 心理社会肿瘤学 [M]. 北京:
北京大学医学出版社, 2012. 77.

[190] 田庆华, 吴春根, 程永德. 经皮骨成形术治疗椎
外骨肿瘤的现状和展望 [J]. 介入放射学杂志,
2012, 21 (4): 340-343.

[191] 田毅, 柳培雨, 田国刚, 等. 疼痛治疗方法在晚
期癌痛病人中的应用 [J]. 医学与哲学, 2008,
29 (4): 34-36.

[192] 汪国香, 王振, 郑汉光, 等. 上腹下神经丛毁损
对盆腔癌性疼痛患者的镇痛作用 [J]. 中华麻醉
学杂志, 2005 (07): 552-553.

[193] 王贝蒂. PHQ-9 和 GAD-7 在恶性肿瘤患者中的应
用研究 [D]. 中南大学, 2013.

[194] 王朝杰, 周云. 普瑞巴林联合盐酸羟考酮控释片
治疗中重度癌性疼痛临床观察 [J]. 中华实用诊
断与治疗杂志, 2013, 27 (8): 801-802.

[195] 王迪. 糖皮质激素椎管内注射时的注意事项 [J].
实用疼痛学杂志, 2012, 8 (4): 308-310.

[196] 王东, 宋西正, 王文军. 经皮椎体成形术骨水泥
渗漏的原因分析与防治 [J]. 医学临床研究,

2010, 27 (3)：551-552.

[197] 王海，王燕. 中等剂量糖皮质类固醇激素缓解带状疱疹疼痛及肿胀的疗效 [J]. 中国老年学杂志，2014 (11)：2982-2983.

[198] 王昆. 妇科癌痛的诊治 [J]. 中国实用妇科与产科杂志，2003, 19 (10)：581-582.

[199] 王秋石，王铁东，王俊科. 糖皮质激素对坐骨神经分支选择性损伤大鼠神经病理性疼痛的影响 [J]. 中国医科大学学报，2009, 38 (8)：582-585, 588.

[200] 王小磊，孙洪云，谭举朋，等. 糖皮质激素联合玻璃酸钠治疗膝骨关节炎的疗效观察 [J]. 中华临床医师杂志（电子版），2011, 05 (6)：1808-1810.

[201] 王燕，陈玉霞，刁飞，等. 糖皮质激素抑制人前列腺癌 PC-3 细胞系增殖的可能机制 [J]. 第二军医大学学报，2006, 27 (8)：885-887.

[202] 王玉全，刘敬，赵武杰，等. 术前单次应用氟美松对结直肠癌患者腹腔镜术后恶心、呕吐、疼痛的影响 [J]. 中华结直肠疾病电子杂志，2015 (5)：499-504.

[203] 王忠敏，陈克敏. 影像引导下射频消融治疗的现状与进展 [J]. 介入放射学杂志，2009 (5)：321-323.

[204] 王子明，王爱民，吴思宇，等. 短期应用糖皮质激素缓解腰神经根疼痛的效果观察 [J]. 中国临床康复，2006, 10 (28)：23-25.

[205] 魏武，顾柯. 糖皮质激素在慢性疼痛治疗中的应用 [J]. 中国医刊，2012, 47 (11)：6-9.

[206] 翁梅琳，杜冬萍，徐永明，等. 疼痛治疗中糖皮质激素对外周血白细胞、血糖和血压的影响 [J]. 复旦学报（医学版），2014, 41 (4)：516-521.

[207] 吴慧玲，董盛宇，叶耀耀，等. 地塞米松联合人参皂苷 Rh2 对鼻咽癌化疗效果的影响 [J]. 湖北民族学院学报（医学版），2013，30（2）：33-36.

[208] 吴晓明，李宁，朱继庆，等. 阿片类联合激素及抗惊厥药治疗晚期癌痛的临床观察 [J]. 临床肿瘤学杂志，2011，16（1）：58-60.

[209] 伍钢，刘莉主编. 肿瘤科疑难问题解析（主任医师·教授查房丛书），南京：江苏科学技术出版社，2009.，302-304.

[210] 肖文杰. 恶性肠梗阻姑息治疗 20 例体会 [J]. 昆明医学院学报，2010，31（10）：71-74.

[211] 谢蔚影，徐建国. 糖皮质激素在慢性疼痛治疗中的作用 [J]. 医学研究生学报，2007，20（12）：1318-1321.

[212] 熊峰，朱春荣，朱彦博，等. 外源性糖皮质激素对老年消化道恶性肿瘤患者内源性皮质醇水平的影响 [J]. 中国老年学杂志，2013，33（21）：5286-5288.

[213] 杨静翔，罗虎，周向东. 吸入性糖皮质激素对肺癌的化学预防作用及其机制 [J]. 现代肿瘤医学，2014，22（1）：191-194.

[214] 杨廷翰，邰阳，杨光超，等. 地塞米松在结直肠癌根治吻合术后运用的安全性探讨 [J]. 中国普外基础与临床杂志，2010，17（7）：751-754.

[215] 于翠萍，安建雄. 如何防治阿片类药物引起的便秘 [J]. 中国处方药，2008（8）：74-76.

[216] 翟健，蔡雄，吴东，等. 原发性肝癌术后应用糖皮质激素对肝脏功能保护的随机对照研究 [J]. 肝胆外科杂志，2010，18（3）：186-189.

[217] 张兢，顾小萍，马正良. 鞘内联合注射地塞米松和 Akt 抑制剂对背根神经节压迫大鼠的镇痛作用 [J]. 中华行为医学与脑科学杂志，2011，20

(8)：673-676.

[218] 张俊峰，陈规划，陆敏强，等. 甲基强的松龙对人肝癌 HepG2 细胞系增殖影响的研究［J］. 中国普外基础与临床杂志，2005，12（4）：369-370，374.

[219] 赵宝昌，崔秀云主译. 疼痛学. 第 3 版［M］. 辽宁教育出版社，2000，644-672.

[220] 赵雩卿，刘端祺. 癌痛治疗中的辅助用药［J］. 医学与哲学，2008，29（6）：23-24，30.

[221] 中华医学会麻醉学分会. 糖皮质激素在慢性疼痛治疗中应用的专家共识［J］. 临床麻醉学杂志，2009，25（3）：192-193.

[222] 周兵，吴春根，程永德，等. 经皮骨成形术治疗椎体外恶性溶骨性病变的疗效分析［J］. 介入放射学杂志，2009，18（1）：29-33.

[223] 朱永锋. 多西他赛/米托蒽醌联合泼尼松治疗激素抵抗性前列腺癌的临床研究［J］. 中国临床药理学杂志，2015（9）：728-730.

[224] 主译王瑛. 癌症疼痛治疗［M］. 天津：天津科技翻译出版公司，1997.

索　引

P

Q

R

S

T

W

X

Y

Z